权威·前沿·原创

皮书系列为
"十二五""十三五""十四五"时期国家重点出版物出版专项规划项目

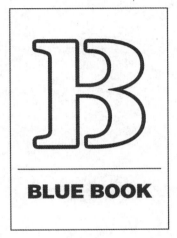

BLUE BOOK

智 库 成 果 出 版 与 传 播 平 台

健康经济蓝皮书

BLUE BOOK OF HEALTHY ECONOMY

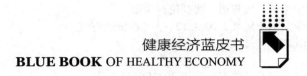

中国健康经济发展报告

（2023~2024）

ANNUAL REPORT ON CHINA'S HEALTHY ECONOMY

DEVELOPMENT（2023-2024）

国家卫生健康委卫生发展研究中心

组织编写／中国保健协会

经济参考报社

主　　编／郝晓宁

副 主 编／周邦勇　张利民

社会科学文献出版社
SOCIAL SCIENCES ACADEMIC PRESS（CHINA）

图书在版编目（CIP）数据

中国健康经济发展报告 . 2023~2024 ／ 国家卫生健

康委卫生发展研究中心，中国保健协会，经济参考报社组

织编写；郝晓宁主编；周邦勇，张利民副主编 .

北京：社会科学文献出版社，2024.12. -- （健康经济蓝

皮书）. --ISBN 978-7-5228-3979-0

Ⅰ.R1-9

中国国家版本馆 CIP 数据核字第 2024D91U97 号

健康经济蓝皮书

中国健康经济发展报告（2023~2024）

组织编写／　国家卫生健康委卫生发展研究中心
　　　　　　中国保健协会
　　　　　　经济参考报社

主　　编／郝晓宁
副 主 编／周邦勇　张利民

出 版 人／冀祥德
组稿编辑／高　雁
责任编辑／颜林柯　贾立平
责任印制／王京美

出　　版／社会科学文献出版社·经济与管理分社（010）59367226
　　　　　地址：北京市北三环中路甲 29 号院华龙大厦　邮编：100029
　　　　　网址：www.ssap.com.cn
发　　行／社会科学文献出版社（010）59367028
印　　装／天津千鹤文化传播有限公司

规　　格／开　本：787mm×1092mm　1/16
　　　　　印　张：28　字　数：417 千字
版　　次／2024 年 12 月第 1 版　2024 年 12 月第 1 次印刷
书　　号／ISBN 978-7-5228-3979-0
定　　价／158.00 元

读者服务电话：4008918866

健康经济蓝皮书
编写指导委员会

主编简介

郝晓宁　博士，国家卫生健康委卫生发展研究中心健康经济与保障研究部副部长、研究员，国家卫生健康委标准委员会老年健康标准专业委员会委员，国家健康科普专家库专家成员。兼任 WHO "将健康融入所有政策" 全球培训讲师，WHO 健康老龄化评价指标体系工作小组成员，中国卫生经济学会副秘书长，中国老年学与老年医学学会老龄产业分会、智慧医养分会副主席，北京大学社会调查中心客座研究员，受聘为山东大学、南京医科大学、山东第二医科大学、广西医科大学、桂林医学院等多个院校的兼职博士生、硕士生导师。长期从事健康老龄化、健康管理与促进、康养产业、公共卫生经济政策等方面的研究。近年来主持联合国儿童基金会项目、南南合作援助基金项目、世界卫生组织双年度项目、欧盟 "地平线 2020"（SENET）资助项目、英国 DEFID 资助项目（DEFID-JOHNHOPKINS 联合资助）、美国 CDC-中美新发与再发传染病合作项目、挪威船级社（DNV）资助项目等多项国际组织资助项目，主持并参与国家社会科学基金重大项目、教育部哲学社会科学研究重大攻关课题、科技部国家重点研发计划项目、科技部中欧双边项目、国家自然科学基金重点项目、北京市自然科学基金项目等十几项重大科研项目，承担国家健康老龄化 "十三五"、"十四五" 与 "十五五" 规划研究项目，完成全国老龄委、国家卫生健康委、财政部、国家发改委、各省市区卫生健康委等委托项目百余项。

副主编简介

周邦勇 中国保健协会副理事长，清华大学经济管理学院企业研究中心研究员，国家发改委、工信部"食品工业发展规划-营养与保健食品'十二五'、'十三五'课题组"组长，国家品牌价值评价评审专家，农业农村部农产品营养标准专家委员会委员，国民营养健康指导委员会专家组成员，中国卫生杂志社编委。长期从事营养食品、保健食品与保健用品产业发展与管理，产业品牌价值研究等，组织并参加国家标准、行业标准、团体标准的制定修订 60 余个，在全国性群众营养与健康管理会议上做科普报告上百场。

张利民 先后任新华社《经济参考报》记者、《文旅周刊》主编、经参研究院副院长、新华社国家高端智库中国企业发展研究中心副主任（主持工作）、新华健康信息服务平台负责人，现任新华社《经济参考报》事业发展中心主任。曾多次参加国家级课题的调研编写，专注健康产业发展研究，组织发起"中国健康经济白皮书（非医）2019~2020""医药适老化报告"等课题，组织策划中国企业改革发展论坛、"中医药文化传播·我们在行动"等系列大型活动，担任多个评级机构、央企项目的专家评委。

摘　要

　　《中国健康经济发展报告（2023~2024）》深入剖析了中国健康经济的宏观格局、行业现状、未来趋势及面临的挑战与机遇，为全面理解并推动中国健康经济的高质量发展提供了重要参考。本书通过跨领域的分析框架，系统梳理了健康经济各领域的最新动态与前沿趋势。

　　总报告指出，在居民健康需求日益增长、政策红利持续释放的背景下，健康经济已成为推动中国经济转型升级的重要力量。报告预测，随着科技进步、消费升级和模式创新，健康经济将朝强化医疗卫生服务基础作用、重视非医疗服务的健康贡献、突出创新驱动和增强全方位健康服务理念等方向发展。

　　报告深入分析了多个健康经济细分领域的发展现状。其中，数字健康领域正加速融合大数据、人工智能等先进技术，推动医疗服务模式不断创新，但数据安全与隐私保护等问题亟待解决；食品行业市场规模持续扩大，消费者对健康、营养食品的需求日益迫切，食品安全监管与技术创新等成为关键；特殊医学用途配方食品的市场需求快速增长，但法规标准与监管体系尚需完善；健康居家产品如环境与健康家电，以其改善居住环境、提升健康生活品质的特点，展现出广阔的市场前景。

　　同时，报告聚焦积极应对人口老龄化战略，专题分析了中国医养结合与智慧健康养老等新兴融合健康经济业态的发展。智慧健康养老产业在政策引导和技术创新下快速发展，但仍需解决产品智慧化、集成化及服务适老化水平有待提高等问题。老年人健康管理服务虽取得一定成效，但个性化、精准

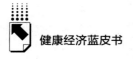

化服务仍需加强。

在互联网健康传播、智能健康产品、商业健康保险等新兴领域，本报告同样给予了高度关注。互联网健康传播创新了健康教育的工具载体与展现形式，智能健康产品如可穿戴设备，为健康管理提供了便捷高效的解决方案，带动了此类产品与服务的蓬勃发展。商业健康保险尤其是惠民保的推出，有效缓解了民众的医疗负担，同时也促进了创新药械的推广使用，但其保障力度仍存在较大提升空间。

此外，报告还对日本应对老年认知症的成功经验，以及德、意、日等国家有关人口老龄化对经济及保费影响的研究成果进行了总结，以为我国制定综合应对策略、促进健康经济与社会的和谐共生提供借鉴。

本蓝皮书是一部能够为政府决策、行业规划、社会参与提供重要参考的智库成果。它不仅展现了健康经济各细分行业的蓬勃生机与潜在问题，还积极探索了应对人口老龄化、提升全民健康福祉的有效路径，可为中国健康经济的可持续发展指明方向。

关键词： 健康经济　健康老龄化　数字健康　健康保险

序

在党中央大力实施健康中国战略和健康优先发展战略的指引下，一个新的经济发展理念和新型经济发展模式正在我国兴起，并以前所未有的速度蓬勃发展，成为维护人民健康和推动经济转型升级的有生力量。这，就是健康经济。

有些同志可能会问，什么是健康经济？健康经济与健康产业是什么关系？如何发展健康经济？针对这些问题，国家卫生健康委卫生发展研究中心、中国保健协会、经济参考报社联合组织编写了《中国健康经济发展报告（2023~2024）》，对健康经济的科学内涵进行了深入解读，对我国健康经济发展现状进行了全面分析，对健康经济的发展前景进行了深刻思考。

什么是健康经济？概括地说，就是以维护人民健康为导向、以推动经济健康发展为目标的发展模式。从实施健康中国战略来看，健康经济致力于普及健康生活、优化健康服务、完善健康保障、建设健康环境，为人民群众提供质优价廉、公平可及的健康产品与健康服务，满足人民群众多元化的健康需求，为实施健康中国战略发挥着不可替代的作用。从推动经济转型升级来看，健康经济优化生产要素配置，摒弃高投入、高消耗、高排放的传统发展方式，采用科技创新、绿色环保、低耗高效的新型发展模式，成为促进我国经济高质量发展的重要引擎。从社会需求来看，健康经济为人民群众提供丰富的健康物质保障，不限于疾病的诊断与治疗，还包括生活健康、学习健康、工作健康、生理健康、心理健康、环境健康等各个方面，涵盖医疗、保健、托幼、养老、文化、娱乐、健身、旅游等各个领域。健康经济既为人民

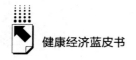

群众提供全面、便捷、质优、高效的健康产品和服务，又推动健康理念和健康文化的传播与普及，提高全民族的健康意识和健康素质。

健康经济与健康产业有着密不可分的联系，两者既保持高度一致，都以维护、促进、改善人民健康为目标，坚持将人民健康放在第一位，又有着明显的区别。健康产业直接承担为人民群众提供预防、保健、医药、康复等健康产品和健康服务的功能，而健康经济的范围更宽更广，它涵盖了所有与维护和促进健康相关的经济活动，既包括健康产业，又包括与人民健康密切相关的其他产业，以促进绿色发展、集约发展、协调发展、共享发展，建设健康的自然环境、生活环境、学习环境、工作环境和社会环境。

回顾我国健康经济发展取得的成就，主要来自三个方面：一是党的领导和政府的大力支持，国家制定了一系列政策措施，为健康经济加快发展奠定了坚实的基础；二是社会各界的积极投入，一大批创新型健康企业脱颖而出，在生物医药、医疗器械、保健产品的研发创造方面取得了重大突破；三是广大民众的热情参与，社会健康消费持续扩大，为健康经济发展注入强大的动力。展望未来，我国健康经济发展的前景将更加广阔。我们相信，在国家创新发展战略的驱动下，健康经济一定能够突破一个又一个技术瓶颈，涌现出一批又一批具有自主知识产权的健康技术和健康产品，为全国人民健康和世界人民健康做出积极贡献。

《中国健康经济发展报告（2023~2024）》深入分析我国健康经济发展取得的成就和存在的不足，对加快健康经济高质量发展提出了可资参考的建议与对策，是我国健康经济研究的第一部力作。从总报告到行业篇、专题篇、热点篇，再到国际篇，环环相扣，层次递进，内容丰富、数据翔实，涉及健康经济的多个领域，可以为有志于健康经济发展的人士提供借鉴与启迪。同时也应当看到，作为健康经济领域的发展报告，还有一些重大问题需要进一步研究和思考，特别是如何将卫生工作的重心由治病转移到维护人民健康上来，如何加快健康经济的高质量发展，如何实施数字健康建设，如何提升基层的健康服务能力和水平，如何贯彻落实健康优先发展战略等等，都应当结合实际进行更加深入的研讨与探索。要做到这一切，既要靠专业人员的艰苦努力，也要靠广大读者提出宝贵意见。我衷心希望，《中国健康经济发展报告》能够成为政府部门、企业、学界和社会民众之间沟通的桥梁，为我国健康经济的繁荣发展和人民健康水平的不断提高贡献智慧和力量。

　　在《中国健康经济发展报告（2023~2024）》即将付梓之际，以上寄语是为序。

2024 年 11 月于北京

目 录

Ⅰ 总报告

Ⅱ 行业篇

Ⅲ 专题篇

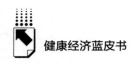
Ⅳ 热点篇

Ⅴ 国际篇

皮书数据库阅读**使用指南**

总 报 告

B.1
中国健康经济发展现状与未来趋势分析

郝晓宁　朱松梅　周邦勇*

摘　要： 目前我国老龄化形势加剧，居民健康意识和健康素养提升，全民健康需求激增，健康经济迎来重大发展机遇。本报告结合最新的政策文件和数据资料进行归纳分析，介绍了健康经济的四方面内容：一是健康经济的内涵、特征、主要业态及发展意义；二是我国健康经济的总体发展现状；三是我国健康经济发展面临的问题；四是我国健康经济的未来发展趋势。基于上述内容，我国的健康经济还有很大的发展空间，建议可以从六方面入手：一是强化以人的健康为中心；二是以技术创新推动健康经济发展；三是提高健康人力资本效率；四是拓展健康产业链条，发展健康产业园区；五是充分发挥宏观调控作用，完善健康经济发展政策；六是坚持协调、绿色、开放、共享的发展理念。

* 郝晓宁，国家卫生健康委卫生发展研究中心研究员，主要研究方向为老龄健康、健康经济及产业发展；朱松梅，中共陕西省委党校（陕西行政学院）副教授，主要研究方向为公共管理、社会保障、健康老龄化政策与实践等；周邦勇，中国保健协会副理事长，清华大学经济管理学院企业研究中心研究员，主要研究方向为健康经济及产业发展。

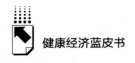

关键词： 健康经济　健康产业　老龄化

一　引言

（一）国民健康意识与健康素养不断提升，健康需求显著提高

1. 大健康时代，全民健康素养提升

随着经济社会的发展和文明程度的提高，我国国民的健康素养不断提升，健康知识和行为日益增加，社会进入"大健康时代"。2021年健康素养监测结果显示：全国城市居民健康素养水平为30.70%，农村居民为22.02%，较2020年分别增长2.62个百分点和2.00个百分点；东、中、西部地区居民健康素养水平分别为30.40%、23.83%和19.42%，较2020年分别增长1.34个百分点、2.82个百分点和2.70个百分点；城乡居民基本知识和理念素养水平为37.66%，健康生活方式与行为素养水平为28.05%，基本技能素养水平为24.28%，较2020年分别提升0.51个百分点、1.61个百分点、1.16个百分点[①]。

在居民人均医疗保健支出和人均消费支出呈现同步增长的趋势下，亚健康人群增加，全民健康保健意识显著增强，催生了各类健康产品和服务需求。

2. 老龄化社会，老年人的健康需求增加

国家统计局公布的数据显示，2022年底，我国65岁及以上人口为20978万人，占全国人口的14.9%[②]。在这一阶段，随着物质文明的进步，我国社会主要矛盾已经发生转变，对健康及其各类衍生品的需求已经成

[①] 《稳步提升！2021年我国居民健康素养水平达到25.40%》，https://www.gov.cn/xinwen/2022-06/08/content_5694585.htm，2022年6月8日。

[②] 《2022年度国家老龄事业发展公报》，https://www.gov.cn/lianbo/bumen/202312/content_6920261.htm，2023年12月14日。

为老年人群的重要需求。换言之，老年人的需求将成为未来新的经济增长动力之一，这就要求转变思想，把人口老龄化视为发展机会。与需求侧的转变相对应，我国经济结构供给侧改革也在关注老年健康产业，老龄产业正逐渐发展为未来我国国民经济的"动力产业"之一。与此同时，在老年人口占总人口比重逐渐增加的背景下，我国老年人健康预期寿命一直较低，全周期生命质量因健康状况受到显著影响。因此，有效保持全周期健康状态、提升老年期生活质量，成为健康产品和服务的重要发展方向之一。

3. 后疫情时期，全民健康需求激增

2020 年，新冠疫情在全球蔓延扩散，不仅影响每个人的生活，而且对经济乃至全球发展格局产生深远影响。全民对健康知识的渴求空前高涨，对健康产品和服务的需求持续增长。民众的健康追求也发生了深刻变化，除了最基本的生理健康外，心态积极、社会适应、道德健康的综合健康观已经基本形成。

新的时代背景，对我国的健康政策提出了新的要求，亟须将健康工作的重点从"医疗为主"转向更符合现代社会需求的"预防为主"，在全面提升疾病诊疗能力的同时，大力推动健康经济行业中疾病预防、健康促进等领域的发展，不断完善产业链条长、发展潜力大、覆盖全生命周期的健康经济体系，进一步满足全民多层次、多样化的健康需求，这也有望成为新的经济增长点。

（二）全球健康产业发展迅速，但我国健康产业发展总体滞后

健康产业是世界各国的"朝阳产业"，其中，欧洲、美国、日本等发达国家和地区走在前列。根据世界银行及世界卫生组织的统计，2015 年全球健康产业市场规模达 7.98 万亿美元，占全球 GDP（77.3 万亿美元）的 10.3%，成为全球最大的产业之一。据测算，2010 年，美国狭义健康产业增加值约为 3.5 万亿美元，对 GDP 的直接贡献达到 8.8%，就业规模 1600

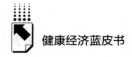
多万人，约占总就业人口的 10%①。2015 年，美国健康产业增加值占 GDP 的比重已经达到 17.8%②，日本健康产业增加值占 GDP 的比重已经超过 10%③。

2016 年，我国健康产业增加值规模达到 72590.7 亿元，占 GDP 的比重提高到 9.76%④。现阶段，我国健康产业以医药产业和健康养老产业为主，市场占比分别达到 50.05%、33.04%；健康管理服务产业比重最小，只占 2.71%，显著低于世界平均水平。整个健康产业的市场集中度较低，虽然企业数量较多，但规模较小，供给的产品品类不足，难以满足人民群众多样化的健康需求。同时，健康服务业的发展还存在产业分工不够细化的问题。这些情况表明，我国健康经济的发展仍处于起步阶段，面对老龄化趋势加快、慢性病高发、亚健康状态普遍存在的现状，我国健康经济产业结构不合理、有效供给不足、发展过程粗放、大众消费激发不够等问题仍然突出。

此外，传统医疗卫生体制的资源配置结构和产业发展结构呈现以治疗疾病为中心的特征，对前端健康预防、降低患病概率重视不够，导致医疗卫生体制参与主体的关注点多放在不断扩大医疗机构的规模上。各个地区的医疗机构条件越来越好、数量越来越多、专业设备越来越先进、病床数不断增加，这在很大程度上说明了医疗卫生事业随着经济发展不断取得成绩，但也从另一个侧面呈现了以治疗疾病为中心的资源配置和产业发展特征。

（三）新时代，我国健康经济迎来重大发展机遇

一是党和国家高度重视。在 2016 年 8 月召开的全国卫生与健康大会上，

① 王禅、杨肖光、白冰等：《美国健康产业发展及对我国的启示》，《中国卫生经济》2014 年第 12 期。
② National Center for Health Statistics. Gross domestic product, national health expenditures, per capita amounts, percent distribution, and average annual percent change: United States, selected years 1960−2015. https://www.cdc.gov/nchs/data/hus/hus16.pdf.
③ 丁小宸：《美国健康产业发展研究》，博士学位论文，吉林大学，2018。
④ 张车伟：《关于发展我国大健康产业的思考》，《人口与社会》2019 年第 1 期。

习近平总书记强调，健康是经济社会发展的基础条件，要把人民健康放在优先发展的战略位置，加快推进健康中国建设，把健康中国上升为国策，这为健康经济发展奠定了总体基调。习近平总书记在党的十九大报告中指出，要实施健康中国战略。会议指出，未来 15 年，是推进健康中国建设的重要战略机遇期。经济保持中高速增长将为维护人民健康奠定坚实基础，消费结构升级将为发展健康服务创造广阔空间，科技创新将为提高健康水平提供有力支撑，各方面制度更加成熟、更加定型将为健康领域可持续发展构建强大保障。2018 年政府工作报告指出，实施健康中国战略。提高基本医疗保险和大病保险保障水平，坚持预防为主，加强重大疾病防控，改善妇幼保健服务。支持中医药事业传承创新发展，提升国民健康水平。党的二十大报告指出，推进健康中国建设。人民健康是民族昌盛和国家强盛的重要标志。2023年政府工作报告指出，深化医药卫生体制改革，促进医保、医疗、医药协同发展和治理。推动优质医疗资源扩容下沉和区域均衡布局。实施中医药振兴发展重大工程。重视心理健康和精神卫生。实施积极应对人口老龄化国家战略，加强养老服务保障，完善生育支持政策体系。

二是顶层设计不断完善。在党和国家的高度重视下，健康产业支持政策逐渐增多。2013 年，印发《关于促进健康服务业发展的若干意见》，把健康经济的发展提升到国家战略层面；同年印发了《关于加快发展养老服务业的若干意见》，完善扶持养老服务业发展的政策。2014 年，出台《关于加快发展商业健康保险的若干意见》，提出要扩大商业健康保险供给，大力开展长期护理保险制度试点。2015 年，发布《关于促进医药产业健康发展的指导意见》，提出要推动医药产业中高速发展和向中高端转型；同年，制定《中医药健康服务发展规划》（2015~2020 年），对中医药健康服务发展进行全面部署。2016 年，中共中央、国务院印发《"健康中国2030"规划纲要》，将健康中国的指导思想、战略主题、目标任务，以国家规划的形式正式确立下来，标志着我国健康经济进入了一个新的阶段，开启了健康中国建设的新征程；同年印发了《关于加快发展健身休闲产业的指导意见》，提出要提高健身休闲产业的发展质量和效益，培育壮大各类市场主体，丰富产品和服务供给，推动健身休闲产业全面健康可持续发展。2017年，正式发布《"十三五"卫生与健康规划》，指出要加快健康产业发展，积极发展健康服务新业态，优化人才队伍结构，完善人才培养体系，加大人才培养力度，创新人才使用、管理和评价机制，推动健康经济可持续发展。2018年，制定《关于促进"互联网+医疗健康"发展的意见》，明确医疗健康创新发展的大方向、具体内容及规范要求；同年印发《关于促进护理服务业改革与发展的指导意见》，提出要发展护理服务市场，探索商业保险公司与护理服务机构的合作机制。2019年7月，印发《国务院关于实施健康中国行动的意见》，提出动员各方广泛参与，凝聚全社会力量，形成健康促进的强大合力；同月发布《健康中国行动（2019~2030年）》；同年9月，国家发改委等21个部门印发《促进健康产业高质量发展行动纲要（2019~2022年）》，提出要解决健康产业存在的优质医疗资源不足、科技含量不高、跨界融合不充分、健康保险发展滞后、人才要素短缺、营商环境和行业监管不够完善等短板弱项问题。2020年3月，印发《关于深化医疗保障制度改革的意见》，有力保障健康产业发展。以上相关政策措施的颁布，涉及健康经济的各个领域，将为健康经济发展带来强大的活力和有利的机遇。

二 健康经济的内涵、特征、主要业态及发展意义

（一）健康经济的内涵

1. 健康经济的基本内涵

"健康经济"是在"经济"这一词语的基础上衍生出来的概念，具有明显的应用属性，是顺应时代发展而产生的。目前，健康经济已经成为国民经济体系的一个重要分支。从本质上来看，健康经济是一种经济活动，其关注的核心是投入与产出。因此，从经济学的角度来分析"健康经济"的基本内涵是一种重要的概念解释途径，即健康经济是健康产品（包括有

形产品和无形产品）的生产、分配、交换、消费等一系列活动的总称①，是健康产品生产以及再生产的活动总和，是以保障和促进健康为导向进行资源配置的一种新型经济形态。

从目标层面来看，健康经济是健康价值的创造、转化与实现过程。在健康中国战略的指引下，以提高全民健康水平为目标开展国民经济活动，发展各类健康产业，并以制度创新和配套政策支持健康经济的发展，实现健康收益最大化、损失最小化，从而提升国家综合竞争力。

健康经济的内涵包括以下三层含义。

第一，以改善国民健康为目标，提高全人群、全生命周期的健康水平，进而促进经济增长。根据马克思政治经济学的基本理论，只有人的身体健康，劳动效率才能提高，从而为国家和社会创造更多的财富。西方主流经济学也始终将人力资本作为一种重要的生产要素，而人力资本的主要构成之一正是健康，也就是说，健康是一种重要的生产力。舒尔茨于 1961 年提出人力资本概念，认为人力资本不仅是对教育进行投资形成的资本，而且包含教育、健康和移民等多方面的投资而形成的资本。美国经济学家费雪在 1909年提交给美国国会的《国家健康报告》中也指出，健康是国家的财富，增加健康方面的投入能减少疾病损失，并有利于经济的增长②。也就是说，健康经济活动要求市场主体和公共主体将人类健康作为行为选择的重要出发点。

第二，通过对健康产品的开发创造财富和就业机会。从健康产品的价值来看，其直接效益在于提升使用者的健康水平，而健康正是人力资本的重要组成部分，从这个角度来说，以促进健康为重要目标的健康经济，通过增加人力资本的健康存量，优化生产要素构成，进而促进经济增长并创造财富。从国民财富的创造过程来看，健康产品从生产到消费的全过程，涉及三大产业，尤其是健康产品中的无形产品，如各类健康管理与服务等，劳动力资源

---

① 新华社经济参考报社、国家卫生健康委卫生发展研究中心、中国保健协会、中国卫生经济学会：《中国健康经济白皮书（2019~2020）》。

② 顾雪兰、刘诚洁：《健康投资与健康经济增长的双重效应》，《上海财经大学学报》2017 年第 3 期。

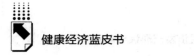
是其重要因素，蕴含着大量就业机会，将为更多的劳动力创造财富提供机会和可能。

第三，健康经济的产出即健康产品（有形产品和无形产品），其具有明显的公共属性。一方面，健康产品的公共属性取决于健康的公共属性。从个体来看，健康具有私人属性，而从社会层面来看，国民健康水平是所有个体健康程度的综合结果，是综合国力的基本体现。因此，国家通过公共政策的方式支持健康经济的发展，正是国家充分保障公民健康权利的基本体现。另一方面，健康产品的公共属性与健康是人的基本需求密切相关。我国政府以"为人民服务"为基本执政理念，是公共利益的维护者，公共利益即全体公民的利益，在当前阶段表现为人民群众对美好生活的需要，其中，健康正是最基本的一项内容。因此，以促进健康为目标的健康经济及其产出健康产品的公共属性明显，这也正是通过供给侧结构性改革不断解决健康经济发展不平衡、不充分问题的重要价值基础。

2. 健康经济概念解析

健康状态是健康产品和服务共同作用的结果。依据健康状态的作用路径，可以对健康经济进行分类，即：作为一种宏观经济形态，健康经济既包括医疗类健康产品和服务的投入产出活动，是以疾病治疗为目标的活动，也包括非医疗类健康产品和服务的投入产出活动，是为健康、亚健康人群或部分患者提供产品和服务，使之更加健康、健美，并延缓其衰老过程或预防疾病，与健康直接或间接相关的经济活动集合①。这两类活动都是健康经济的内核，是中观的经济范畴。

从健康经济的参与主体来看，其包括公共部门、私人部门、第三部门，不同部门在健康产品和服务的投入产出活动中各有分工，扮演不同的角色。其中，公共部门和第三部门不将需求方的支付能力作为是否供给健康产品的依据，而是以健康需求为核心，追求公共价值和公共收益；私人部门在健康

---

① 刘治君、裴敬、罗增永等：《基于产业经济学视角的健康产业概念探析》，《卫生经济研究》2015 年第 11 期。

产品和服务的投入产出活动中则主要追求经济效益，通过市场运作获取收益是其本质属性。

3. 健康经济与健康产业

《促进健康产业高质量发展行动纲要（2019~2022年）》的开篇，对健康产业做出了如下定义：健康产业是全社会从事健康服务提供、相关产品生产经营等活动的集合，涉及面广、产业链长、融合度高。国家统计局发布的《健康产业统计分类（2019）》对健康产业的定义为：健康产业是指以医疗卫生和生物技术、生命科学为基础，以维护、改善和促进人民群众健康为目的，为社会公众提供与健康直接或密切相关的产品（货物和服务）的生产活动集合。健康产业是健康经济的具体表现形式，也是其主体成分。健康产业本身既是一种经济活动，也是一种健康实践活动。作为一种经济活动，健康产业是经济系统中提供各种健康产品和服务的部门总称，为获取经济效益、满足人们的健康需求而提供健康产品和服务是其本质属性；作为一种健康实践活动，健康产业又具有显著的特殊性，它提供的健康产品和服务具有正外部性和公益性[①]。由马歇尔和庇古提出的"外部性"概念，描述了经济主体在从事经济活动的过程中，在获得利润的同时，还能够对旁观者的福利产生影响。正外部性（Positive Externality）即正向效应，是指旁观者并不需要为额外获得的福利承担成本。健康产业的特点造就了健康经济的价值内涵，本报告在提及健康产业时，默认其代表健康经济。

在具体产业分类上，如参照上述国家统计局发布的健康产业分类确定健康经济范围，则从大类上可确定为医疗卫生服务，健康事务、健康环境管理与科研技术服务，健康人才教育与健康知识普及，健康促进服务，健康保障与金融服务，智慧健康技术服务，药品及其他健康产品流通服务，其他与健康相关服务，医药制造，医疗仪器设备及器械制造，健康用品、器材与智能设备制造，医疗卫生机构设施建设，中药材种植、养殖和采集13个大类。

---

① 朱海林：《道德理性的价值引领：健康产业的伦理分析》，《昆明理工大学学报》2023年第3期。

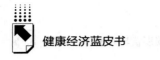

目前这一产业分类实际上涉及国民经济的第一、第二、第三产业，内容非常庞大，且既有分类中仍存在有争议的地方。而且从实际情况看，当前并不存在对应上述分类的完整统计数据。因此，本报告根据主题，结合目前现实发展情况进行数据搜索整理。

（二）健康经济的特征

在国民经济体系中，健康经济是一种全新的经济形态，是我国当前产业结构调整、转型升级的重要途径之一。对健康经济特征的分析，应建立在与国民经济体系中其他构成部分相比较的基础上，具体来说，健康经济的特征主要体现在以下方面。

第一，健康经济的社会效益显著。健康经济的关键发展目标是促进健康，社会效益是健康经济总体效益的重要组成部分，如果健康经济的产出即健康产品无法实现促进健康的目标，就无法在激烈的市场竞争中生存。其他类型经济的核心发展目标是获得经济效益，对其社会效益往往是从外部性的角度进行分析，重点关注如何减少负外部性。这也正是以公共政策支持健康经济发展的重要依据。

第二，健康经济的市场主体具有共同体特征。在健康经济的产业体系和整个产业链条中，受消费习惯尚未完全形成的制约，同类健康产品和服务供给主体的相互依存程度高，公众对同类产品的认知往往较为一致，尤其是对负面认知的趋同性明显。例如，在健康产业中的保健品行业，个别保健品的违法或者虚假宣传会降低公众对整个行业的认可度。再如，在健康养老领域，受传统家庭养老文化观念的影响，老年人入住各类服务机构的意愿较低，同时还存在一个重要的消费认知，即机构服务质量差、虐待老人等现象频发，这对整个健康养老行业的发展造成了严重的负面影响。

第三，健康经济活动更加注重多产业融合。健康经济是健康需求与其他消费需求的叠加，如健康旅游是健康需求与旅游需求的融合，健康管理是健康需求与医疗需求的融合，健康金融是健康需求与保险等金融需求的融合。不同类型市场需求的重叠，加强了不同产业之间的联系，也拓展了产业融合发展的广度，提升了产业融合发展的深度，从而有助于产生协同效应，实现增值。

第四，健康经济的产品和服务呈多元发展趋势，居民消费更具选择性。在传统认知中，健康经济的产品和服务仅指疾病诊疗，这一认知在经济社会发展较为落后的阶段有其存在的现实性和必要性。但是现代健康理念认为，最佳的健康状态是"未病"，即不生病的大健康观。在新时期，健康经济的产品和服务以原有的疾病诊疗为基础，为满足全民健康需求，正朝着疾病预防、健康管理、健康促进、养生保健等多元化发展，并且随着社会的发展，科技创新等要素融入的特点越发明显。我国居民在健康产品和服务的消费上也由原来的被动转向主动，居民对是否消费健康产品和服务具有选择性，不同的健康产品和服务具有可替代性，消费者可以进行比较后再做出消费决策。

（三）健康经济的主要业态

我国当前正处于供给侧结构性改革的重要阶段，健康经济主要以健康产业为表现形式，面临着更加广阔的发展空间。除传统医疗服务外，为顺应多元化、个性化的产品和服务需求，依托技术创新和应用，健康产业不断延伸，从现有的产业和领域中衍生叠加出新环节、新链条、新活动形态，以下将进行具体介绍。

1. 医疗服务

关于医疗服务的定义，《关于医疗卫生机构有关税收政策的通知》指出："医疗服务是指医疗服务机构对患者进行检查、诊断、治疗、康复和提供预防保健、接生、计划生育等方面的服务，以及与这些服务有关的提供药品、医用材料器具、救护车、病房住宿和伙食的业务。"由人民卫生出版社出版的《医院管理词典》指出："现代的医疗服务，已从医院内扩大到医院外，形成了综合医疗的概念，医疗内容也日益广泛，包括增进健康、预防疾病和灾害、健康咨询、健康检查、急救处理、消灭和控制疾病、临床诊疗、康复医疗等。"由此可见，现代医疗服务不再局限于"对疾病的治疗"，而是扩展到包括健康促进的更多领域。

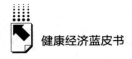

2. 健康新业态

（1）健康管理

健康管理是指以现代健康概念（包括生理、心理健康和健康的社会适应能力）和新的医学理念（生物、心理、社会医学模式）为理论基础，以治未病为指导目标，运用现代医学和管理学的相关理论、技术和方法，对个体和群体的整体健康状况进行检测、评估、有效干预，以及对影响健康的危险因素进行全面采集的行为和过程，包括健康状况监测、健康及疾病风险评估、健康干预等，旨在达到预防和控制疾病的发生与发展、降低医疗费用、提高生命质量的目的[①]。

（2）健康教育

健康教育是指有计划、有组织、有系统的社会教育活动，使人们自觉地采纳有益于健康的行为和生活方式，减少或消除影响健康的危险因素，预防疾病，促进健康，提高生活质量，并对教育效果做出评价。健康教育的核心是教育人们树立健康意识，促使人们改变不健康的行为生活方式，养成良好的行为生活方式，以减少或消除影响健康的危险因素。健康教育能帮助人们了解哪些行为是影响健康的，并能自觉地选择有益于健康的行为与生活方式。

（3）健康食品

健康食品是指采用纯天然材料或纯天然动植物提取物，保留或优化了食品原有的营养价值，而且其营养价值的含量和对危害因素的控制达到规定要求的食品。在我国，健康食品的范畴可以包括满足以上条件的保健食品、特殊膳食用食品、营养补充食品和满足规定要求的普通食品[②]。

（4）健康用品

健康用品主要包括应用于预防、诊断、康复和健康管理的仪器、设备、器具和材料等物品，包括保健辅助器械、保健护理器具、医学护肤品、美容家电、功能性纺织用品、功能性家寝具、健身用品与器材、日用家电、健康智能设备、眼镜类、口腔清洁用品等。健康用品产业是医学、健康管理与多

---

① 赵燕：《健康管理行业体制机制创新发展的重点》，《经济研究导刊》2020 年第 28 期。

② 《健康食品认证》，全球绿色联盟（北京）食品安全认证中心，http://www.ggufc.org/contents/52/1911.html，2018 年 2 月 10 日。

种基础与应用技术学科相结合形成的知识、技术和资本高度密集型的高新技术产业，是健康产业的重要组成部分，也是当今社会需求大、关注度高、发展迅速和充满活力的朝阳产业。

（5）健康旅游

健康旅游是以旅游者的健康需求为出发点和导向，以维护和促进身心健康为目的，以旅游为载体，以健康与旅游深度融合为核心，面向健康人群、亚健康人群、患病人群等，能够从生理、心理或社会适应方面促进旅游者健康的旅游形式[1]。健康旅游通常是利用优势医疗资源、中医药等特色养生保健资源、绿色生态旅游资源等各类资源，提供预防保健、疾病治疗、康复疗养、休闲养生、健康促进等一体化、全方位服务，主要包括温泉、SPA、森林康养、中医养生调理、美容美体等以维护和促进旅游者健康为目的的旅游形式[2]，是一种使游客在快乐的旅游中增进健康的新型服务模式。

（6）健康金融

健康金融既包括金融业与健康产业链的上游企业如养老机构、健康管理机构、健康食品生产企业、健康用品生产企业等相融合，也包括为下游的终端个人消费者提供金融服务。其中，与健康产业链的上游企业相融合，指金融机构（银行、券商、融资租赁公司、商业保理公司、基金公司、保险公司、小贷公司等）以健康产业链上的企业为客户，提供与健康产业深入融合的金融服务。目前，渗透率最高的金融服务是融资租赁，主要针对药械制造与医疗机构。

为下游的终端个人消费者提供的金融服务，主要包括以消费者为客户的健康保险、消费金融等。其中，健康保险服务包括商业健康保险服务和其他健康保险服务，商业健康保险服务是指以健康原因导致的损失为给付保险金条件的人身保险，包括疾病保险、医疗保险、失能收入损失保险和护理保险，以及具有医疗费用补偿责任的意外伤害保险。

---

① 吴之杰、郭清：《我国健康旅游产业发展对策研究》，《中国卫生政策研究》2014年第3期。
② 明庆忠、李婷：《基于大健康产业的健康地理学与健康旅游发展研究》，《学术探索》2019年第1期。

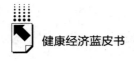

（7）健康养老

健康养老服务是指各级政府、企业和社会力量主要面向老年人、残疾人及疾病终末期患者提供的以健康为目的的长期照料、养护、关爱等服务，包括居家养老照护服务、社区养老照护服务、机构养老照护服务等不同形式，涵盖老年医养结合服务、老年养生保健服务、老年心理健康服务、老年教育服务、老年体育健身服务、老年文化娱乐服务、智慧健康养老服务等内容。

（四）积极发展健康经济的重要意义

现阶段，大力发展健康经济有着多方面的积极意义，能为实现国民经济高质量发展提供有力支撑，尤其是在全球经济及国内经济广泛受到新冠疫情影响的大背景下，健康经济的经济增长效应更加值得关注，将为释放国内市场需求增添新动力，也为今后持续稳定发展提供新支撑、新动能。

1. 健康经济不断衍生新产业，促进产业结构升级

健康经济是一个高知识含量的行业，不断衍生新产业、新业态、新模式，持续创造经济价值和新的增长点。健康经济涉及的产业多种多样，涵盖三次产业的方方面面，随着互联网技术的不断突破，云计算、物联网、大数据、智慧工程等技术融入健康经济发展之中，这些技术的不断突破将从根本上打破健康领域信息不对称的局面。健康经济的供需双方能够进行实时对接，供给侧能够根据需求侧来决定生产什么、生产多少、怎么生产。健康经济的分工化、智慧化、技术化、信息化是行业发展的必然趋势。

一是随着分工的细化，健康经济不断拉长加粗产业链，产业类型不断增加。与其他产业发展一样，健康经济的发展过程也是社会分工不断深化的过程，分工意味着将形成不同的、更加细化的产业类型，这是效率提升和价值创造的源泉。

二是数据成为新的生产要素，健康大数据产业将成为健康经济的新产业类型。大数据收集、整理、分析、应用将改变供需双方的格局，供给方可以根据需求方的实际需求来"量身定做"健康方案，在一定程度上有助于解决局部生产不足和过剩的问题。这个领域可谓是一片"蓝海"，新产业、新模式、新业态层出不穷。

2. 健康经济有助于激发市场活力，发掘新的消费和投资空间

与健康相关的服务业不断发展，成为拓宽消费发展空间的重要方面。与健康相关的各类医疗卫生机构，如康复医院、老年病医院、护理院、临终关怀医院、养老服务机构等，新增投资或改造投资的空间巨大。面对康养产业的巨大消费需求，这个领域的快速发展需要每个利益相关方都积极互动，建立合作竞争机制，将康养产业和医院进行联合规划、建设，打造健康产业综合体，不仅吸引老年人，而且吸引更多的年轻人。在房地产业出现局部过剩之时，利用健康经济发展的机遇，将化解房地产过剩和优化健康服务相结合，既能够积极应对人口老龄化、发掘新的投资空间，又能够解决房地产业的可持续发展问题。此外，在健康经济发展中，始终坚持有效引导和鼓励社会资本进入该领域，提升健康经济的服务效率，引导非公立医疗机构向老年护理、康复等薄弱领域和薄弱环节发力，满足更加多元化的健康服务需求，形成投资主体多元化、投资方式多样化的健康经济发展体制。

3. 健康产品和服务带来持久的社会效益

健康产品和服务的投入产出活动具有明显的经济增长效应，同时正外部性显著。它们满足了广大人民群众的健康消费需求，提高了群众的健康水平，还有助于降低疾病负担，大大提升了群众的生活质量和生命质量。健康产品和服务的发展定位在于疾病预防和健康保持，其作用路径在于通过降低患病风险，减少个体医疗费用支出，提高个体健康水平，并进一步降低国家疾病负担，从而提高全民健康水平。积极发展健康经济，将给国家和社会带来巨大的社会效益。

三　我国健康经济总体发展现状

（一）我国健康经济总体规模与结构

1. 我国健康经济规模与发展趋势

对健康经济当前发展状况的分析受数据可得性所限，本报告基于既有数

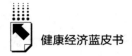

据，对几个主要板块进行分析。

首先，从宏观看，健康支出持续增长。

（1）居民的健康消费支出增长

近些年，在人均消费支出增长的同时，消费内容也发生了变化。总体看，在居民消费结构中，医疗保健消费支出成为继食品烟酒、居住、交通通信、教育文化娱乐之后的第五大项目，且相比2018年，2022年居民人均医疗保健消费支出涨幅超过25%（见图1）。

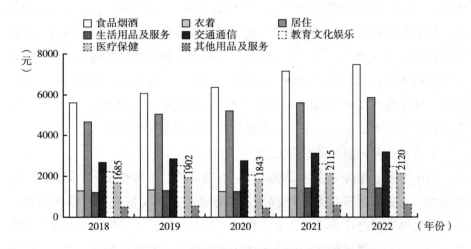

图1　2018~2022年中国居民人均消费支出结构的变化

资料来源：根据国家统计局公布的2018~2022年居民收入和消费支出情况数据整理绘制。

（2）卫生总费用不断增长

我国的卫生总费用逐年增长，2022年卫生总费用相比2016年涨幅超过80%（见图2）。《2022年我国卫生健康事业发展统计公报》数据显示，2022年全国卫生总费用初步推算为84846.7亿元，其中：政府卫生支出23916.4亿元，占28.2%；社会卫生支出38015.8亿元，占44.8%；个人卫生支出22914.5亿元，占27.0%[①]。社会卫生支出是卫生总费用中的主要

---

① 《2021年我国卫生健康事业发展统计公报》，http：//www.nhc.gov.cn/guihuaxxs/s3586s/202207/51b55216c2154332a660157abf28b09d.shtml，2022年7月12日。

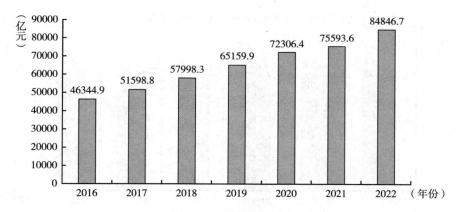

图 2 2016～2022 年中国卫生总费用变化趋势

资料来源：根据国家卫生健康委规划发展与信息化司公布的数据整理绘制。

部分。

其次，从具体健康行业看，呈现不同的发展趋势。

本报告未能全部收集到健康产业 13 个大类的行业数据，这里仅介绍医疗卫生服务、医疗器械、中药材种植、药品流通、商业健康保险、智慧健康养老和健康管理 7 个行业的发展情况。

（1）医疗卫生服务

近年来，我国医疗卫生机构总数稳步增长。截至 2022 年末，全国共有医疗卫生机构 1032918 个。其中：医院 36976 个，基层医疗卫生机构 979768 个，专业公共卫生机构 12436 个。总体来看，我国的医院和社区卫生服务中心（站）数量呈增长态势，乡镇卫生院数量略有萎缩（见图 3）。

在床位数方面，截至 2022 年末，全国医疗卫生机构床位数为 975.0 万张。其中：医院 766.3 万张（占 78.6%），基层医疗卫生机构 174.4 万张（占 17.9%），专业公共卫生机构 31.4 万张（占 3.2%）。在医院中，公立医院床位数占 70.0%，民营医院床位数占 30.0%。每千人口医疗卫生机构床位数为 6.92 张。目前，全国医疗卫生机构床位数逐年增加，年均增速超过 3%（见图 4）。

在卫生人员方面，截至 2022 年末，全国卫生人员总数为 1441.1 万人，

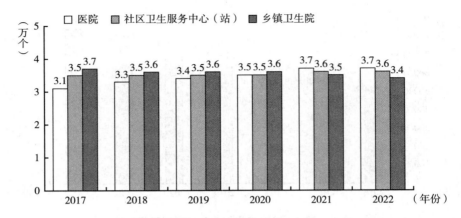

图3　2017~2022年全国医院、社区卫生服务中心（站）、乡镇卫生院数量

资料来源：国家卫生健康委规划发展与信息化司公布的《2022年我国卫生健康事业发展统计公报》。

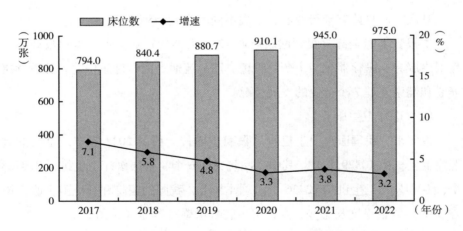

图4　2017~2022年全国医疗卫生机构床位数及增长速度

资料来源：国家卫生健康委规划发展与信息化司发布的《2022年我国卫生健康事业发展统计公报》。

其中卫生技术人员1165.8万人；在卫生技术人员中，执业（助理）医师443.5万人，注册护士522.4万人。2022年，每千人口执业（助理）医师数为3.15人，每千人口注册护士数为3.71人；每万人口全科医生数为3.28

人，每万人口专业公共卫生机构人员数为 6.94 人。全国卫生技术人员以执业（助理）医师、注册护士为主体，每年均有一定数量增长（见图 5）。

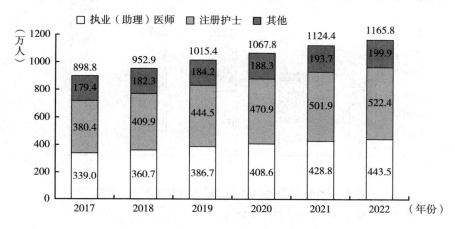

图 5　2017~2022 年全国卫生技术人员数

资料来源：国家卫生健康委规划发展与信息化司发布的《2022 年我国卫生健康事业发展统计公报》。

（2）医疗器械

随着国内经济的不断发展和人民生活质量的提高，居民健康意识增强，催生了医疗器械使用需求，医疗器械行业发展迅速。我国医疗器械可以分为第Ⅰ类、第Ⅱ类、第Ⅲ类。其中，第Ⅰ类包括低值耗材和手术类器械；第Ⅱ类主要有体外诊断、影像诊断所需器械，以及家用医疗器械；第Ⅲ类指的是植入人体的高值耗材。数据显示，2018~2022 年，我国医疗器械行业生产企业数量从 18699 家增长至 37842 家。其中，可生产Ⅰ类医疗器械的企业数量增加了 13127 家，可生产Ⅱ类医疗器械的企业数量增加了 5504 家，可生产Ⅲ类医疗器械的企业数量增加了 512 家（见图 6）。医疗器械行业作为健康服务业的基础支撑行业，显示了巨大的发展潜力和空间。

（3）中药材种植

中药材产业是我国的传统特色产业，也是大健康产业发展的物质基础，在我国国民经济中具有独特的地位。1978~2003 年，我国中药材种植面积增

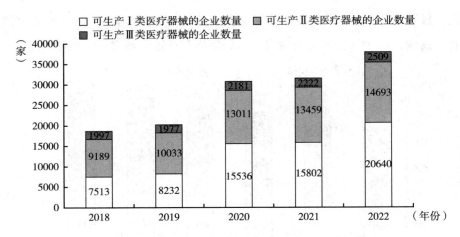

图6　2018~2022年我国医疗器械行业生产企业数量

资料来源：根据国家药监局官网药品监督管理统计年度数据整理绘制。

加了3倍，之后处于平稳上升阶段，2019年达到350万公顷，总产量达450.5万吨（见表1）。目前，我国中药资源品种达12807种，常用的600多种中药材中，有300多种已实现人工种养，栽培、养殖中药材品种的产量占中药材供应量的70%以上①。随着居民消费水平的提高和保健意识的增强，人们对中药的认知和评价更加客观，对中药疗效的信任逐渐提升，市场上对中药的需求持续扩大。中药材种植业的市场潜力巨大，中药材种植面积持续扩大、市场规模稳定增长的趋势将继续保持。

表1　1978~2019年中国中药材生产情况

年份	种植面积（万公顷）	总产量（万吨）
1978	6.67	<10.0
2003	26.70	40.0
2010	143.30	323.3
2011	189.30	305.5

---

① 《我国中药材市场与产业调查分析报告》，http://journal.cnews.net/ncpsczk/2021n/d23q/dcyj/945308_20220303060824.html，2022年3月3日。

续表

年份	种植面积(万公顷)	总产量(万吨)
2012	225.00	315.6
2013	252.30	332.0
2014	272.60	352.0
2015	289.00	363.8
2016	317.87	400.2
2017	336.30	424.3
2018	341.30	436.4
2019	350.00	450.5

资料来源：方雅冰、李全新《中国中药材产业健康发展分析与对策》，《农业展望》2021年第10期。

（4）药品流通

我国老龄化形势的加剧带来不断增加的医药产品需求。医药产品具有品种繁多、更新快、专业性强的特点，医药产品市场则具有参与主体众多、分布广泛的特点。受这些特点影响，医药流通企业在行业上下游的信息传递、品种筛选、资源适配及交易促进等方面起到了核心作用。

近年来，我国药品流通行业总体稳步发展，行业集中度不断提升。商务部市场运行和消费促进司发布的数据显示：2022年，全国药品流通市场销售规模稳步增长，全国七大类医药商品销售总额扣除不可比因素同比增长6.0%，增速同比放缓2.5个百分点（见图7）；前100位药品批发企业的主营业务收入占同期全国医药市场总规模的75.2%，同比提高0.7个百分点，占同期全国药品批发市场总规模的96.1%；前100位药品批发企业的主营业务收入同比增长6.7%，增速下降2.4个百分点[①]。随着互联网与医药的深度融合，医药互联网企业不断创新线上服务模式，进一步延伸药事服务，在用户体验、场景服务、供应链整合方面逐渐实现差异化发展，药品流通行业进入新形态。

---

① 《2022年药品流通行业运行统计分析报告》，http：//opendata. mofcom. gov. cn/front/data/detail？id=F923700F0059D0D0B21B7B772E6CF334，2023年11月17日。

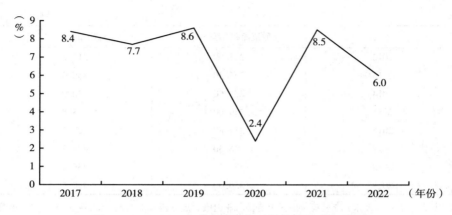

图7　2017~2022年药品流通行业销售同比增长情况

资料来源：根据商务部市场运行和消费促进司发布的《2022年药品流通行业运行统计分析报告》整理绘制。

（5）商业健康保险

我国的商业健康保险发展迅速，具体表现为4个方面。在业务收入上，商业健康保险呈现快速增长势头。根据国家医保局的数据，2017年我国商业健康保险保费收入为4389.46亿元，2022年商业健康保险保费收入达到8653亿元[1]，5年间保费收入增加近1倍，对减少参保群众后顾之忧、释放消费潜力、推动经济发展发挥了重要作用。在产品类型上，商业健康保险的种类和数量不断丰富。商业健康保险包括疾病保险、医疗保险、医疗意外保险、护理保险和失能收入损失保险五大类，共有5000多种产品[2]。在服务领域上，保险业的资金融通和社会管理等核心功能不断完善，不仅提供面向各类人群的商业保险和风险管理服务，还通过参与和经办模式，承接了大量政府委托业务。在人群覆盖面上，保险业的直接参保和间接覆盖人群大幅提

---

① 《2023年中国健康保险市场规模、竞争格局及发展前景》，https：//baijiahao.baidu.com/s?id=1780710531528997791&wfr=spider&for=pc，2023年10月25日。

② 《四方面举措进一步丰富商业健康保险产品》，https：//www.gov.cn/xinwen/2020-01/02/content_5466089.htm，2020年1月2日。

升。2021 年，商业健康保险覆盖 7 亿以上人群[①]。2023 年 5 月，商业健康保险覆盖人数约 7.5 亿人，较 2021 年增长 7.14%，其中，疾病保险和医疗保险分别覆盖 3.9 亿人和 6.6 亿人[②]。

（6）智慧健康养老

随着我国人口老龄化问题的日益严重，养老行业越发受到重视，养老需求迅猛增长，智慧健康养老需求日益突出。智慧健康养老是指融合应用电子健康医疗、物联网、云计算、大数据、移动互联网等信息技术和产品，通过采集和分析人体体征、居家环境等数据，实现家庭、社区医疗机构、健康服务机构、养老服务机构、专业医疗机构间的信息互联互通和分析处理，从而实现数字化、网络化、智能化的健康养老模式。目前，数字孪生技术也被应用到智慧健康养老服务中。天眼查数据显示，截至 2021 年，我国共有 1800 余家智慧健康养老企业，其中 2021 年新增注册企业 230 家。2012～2021 年，我国智慧健康养老企业注册总量从近百家增长至 1800 多家，增长迅速。

近年来，国家针对养老问题密集出台了各类支持政策，鼓励多种形式的医养结合、康养结合，引导行业积极探索智慧养老服务模式。工信部、民政部和国家卫生健康委发布的《智慧健康养老产业发展行动计划（2021～2025 年）》提出，打造智慧健康养老新产品、新业态、新模式，为满足人民群众日益增长的健康及养老需求提供有力支撑。

虽然各地已经出现一些智慧健康养老产业服务模式，但我国的智慧健康养老产业尚处在发展初期阶段。相信随着政策支持、技术革新以及消费观念的转变，未来智慧健康养老市场将迎来全面爆发[③]。

（7）健康管理

我国老龄化人群和亚健康人群较多，慢性病患病率高，催生了巨大的健

---

① 《2021 中国保险业社会责任报告：商业健康险覆盖 7 亿以上人群》，http：//www. zqrb. cn/jrjg/insurance/2022-11-17/A1668685037835. html，2022 年 11 月 17 日。

② 《商业健康险已覆盖 7.5 亿人》，https：//baijiahao. baidu. com/s？id＝1765101855857566781&wfr＝spider&for＝pc，2023 年 5 月 6 日。

③ 《2023 智慧健康养老行业现状及未来前景趋势分析》，https：//www. chinairn. com/scfx/20230425/170952168. shtml，2023 年 4 月 25 日。

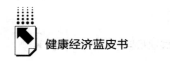

康管理需求。2005 年 10 月，劳动和社会保障部正式发布了第四批 11 个新职业，其中就包含健康管理师。健康管理师是营养师、心理咨询师、体检医生、预防医学医生、健康教育专家、康复学专家、医学信息管理人员的综合体，具有较强的专业性。健康管理在我国刚刚起步，是一个朝阳产业。传统的医疗服务模式已不能满足发展的需要，新兴的健康管理行业将有非常广阔的发展前景。建立一支专业的健康管理队伍，对于提高我国国民的身体素质，实现"健康中国 2030"规划目标有着重要意义。

（二）我国健康经济总体发展方式

随着居民收入的增长、健康意识的增强和政府相关政策的推动，近年围绕提升居民健康水平的产业经济在中国实现了快速发展。总体来看，呈现如下几个特点。

1. 健康经济的内涵不断扩大，产业链条不断延长

伴随着健康中国理念上升为国家战略，一系列扶持促进健康经济发展的政策紧密出台，大量投资加速涌入大健康领域，健康经济的内涵不断丰富。目前，健康经济已不再局限于医疗技术产业，而是将与人们健康相关的各类产业都涵盖其中，并在相关领域的第一、第二、第三产业中都进行了有效的渗透与交融，产业链条延长，且各产业链之间纵横交错，构建起了立体化链式网络结构。目前，我国社会和经济快速发展，居民健康需求不断释放，呈现多层次化的态势，健康经济的发展具有十分广阔的前景。应将产业发展重点落实到健康企业上，加快推进健康产品创新，优化健康管理服务，积极创造新的消费市场，让健康经济能够更好地满足民众的新消费需求，实现大健康产业规模化和体系化发展。

2. 在发展模式上，以传统领域为核心带动外延梯度发展

在过去很长一段时期内，我国的医疗服务产业都是以医疗服务为主，其发展核心为"治病"，而非"预防"。随着社会经济领域的进步、医疗服务领域的逐步发展以及人民群众生活水平的日渐提高，人们自身的保健意识逐渐增强，整个医疗服务产业在"医疗服务"稳步发展的基础上向"健康服

务"延伸。消费者愿意为更好的服务和高质量的健康医疗产品埋单，由此带动了健康体检、健康调理、健康咨询、健康管理、美容护理等预防、保健、康复类健康服务行业的快速发展。

3. 新技术的应用有力推动健康经济发展

在当前健康经济发展过程中，大数据、云计算和人工智能等新技术的应用，对健康经济的智能化和精准化发展起到了促进作用。特别是在人工智能和大数据技术的共同作用下，实现了不同区域内健康数据的收集和分析，让健康产品和服务能够与市场需求实现精准匹配。新技术在健康经济中的应用，提高了医疗服务的诊疗水平，改善了居民的就医体验，降低了健康服务成本，打破了传统的业态模式，拓展了大健康产业的服务疆域，使产品和服务供给更具品质和更加智能化，打造了循环发展的健康经济新态势。

4. 资本市场的快速发展提供了强大助力

国家政策的推进和市场需求的增长引发了资本市场的投资热情，越来越多的资本开始布局大健康产业。资本的介入为健康经济的发展带来资金、技术、管理等方面的支持，促进健康产业规模扩张和竞争力提升。同时，资本市场的发展也为健康产业提供了更多的融资和退出机会。普华永道发布的《2021 年中国医药和生命科学并购市场回顾和展望》报告显示，2021 年中国医药和生命科学行业并购交易数量达到 1253 宗，交易金额达 445 亿美元，交易数量和交易金额均创历史新高[①]。健康经济正开启高质量发展的时代，市场经历着前所未有的改革，资本市场的快速发展现已成为健康经济快速发展的重要推动力。

5. 整合式健康服务模式不断出现

1966 年，世界卫生组织首次提出"医疗卫生服务的整合"这一概念。到 1996 年，世界卫生组织明确提出构建整合型医疗卫生服务体系，并将其

---

① 《2021 年中国医药和生命科学行业并购交易金额 445 亿美元》，https：//baijiahao. baidu. com/s？id＝1729430444464100040&wfr＝spider&for＝pc，2022 年 4 月 7 日。

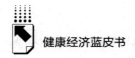
定义为"对体系内卫生服务所涵盖的各项资源进行组织和管理，使人们在需要的时候能够通过'友好'的方式获得其应得的系统性卫生服务，从而得到其想要的结果并产生经济价值"。整合型医疗卫生服务体系有利于提升医疗部门间的协作效率，促进资源合理配置，提升民众所享受医疗服务的系统性①。

健康经济倡导"大健康"的理念实质上也是整合型医疗服务的思想。新时期的健康产业发展要求我们积极转变发展方式，树立大健康观念、防治结合观念、整体协作观念和现代科技观念，更加注重社会资源整合，更加注重让人少生病，更加注重患者，更加注重创新驱动发展，实现由生物医学向社会医学的转变，由以诊疗为中心向以健康为中心转变，由单独竞争向整合协同转变②。

四　我国健康经济发展面临的问题

健康经济的发展不是一蹴而就的，是需求拉动、供给推动、政策催化等因素的共同结果，既取决于生产要素的投入数量，也与生产要素的效率密切相关，还受相关领域公共政策和体制机制的影响。

从我国健康经济的发展现状来看，受传统医疗卫生体制的影响，健康经济发展相对缓慢，健康产业仍然处于发展初期，主动健康消费习惯尚未形成、有效需求不足等需求侧问题，健康产业区域结构失衡、各个行业普遍存在治理困境等供给侧问题，都制约着健康经济的进一步发展。

（一）健康消费需求拉动产业发展不足

我国健康消费市场渗透率和人均消费金额依然比较低，健康产品和服务

---

① 王俊、王雪瑶：《中国整合型医疗卫生服务体系研究：政策演变与理论机制》，《公共管理学报》2021 年第 3 期。

② 《健康中国战略背景下整合型医疗健康服务体系建设探索》，https://www.fx361.com/page/2020/1130/7277971.shtml，2020 年 11 月。

的有效需求不足，拉动产业发展的动力有限，制约着健康经济的全面发展。对于消费者来说，健康产品和服务是一种私人物品，在消费者具有有效需求的情况下，就会产生消费支出。换言之，有效需求是消费发生的前提。有效需求由需求意愿（对需求的主观倾向）和需求能力（对需求的支付能力）共同构成，二者缺一不可。健康产品和服务的潜在需求者包括全人群，涵盖整个生命周期，不同健康状态或者疾病状态的人都是健康需求者，但从当前我国健康产品和服务的消费情况来看，并不是所有的需求都能够转化成有效需求。

1. 健康素养有待提高，需求意愿总体较低

需求意愿的形成与公众健康观尚未完全改变密切相关。"健康就是没有疾病"这一健康观始终存在，需要从根本上转变观念。总的来说，我国居民的健康服务需求意愿不高，具体表现为以下几个特征。

一是对生命的长度更加关注，但对生命质量的关注较少。在中国较早出版的辞书中，将"健康"解释为"生理机能正常，没有缺陷和疾病"[①]。大部分人都知道健康的重要性，却很少有人能够清楚认知自己的健康状况。平常基本不体检或者体检少，对自己的身体状况缺乏足够的认识，更谈不上注意平时的保养，甚至少数人知道自己有一些身体问题，但是讳疾忌医，拖着不治疗或治疗不完全，导致错过治疗的最佳时机，延误治疗。

二是重治疗、轻健康。相当一批群众仍然秉持"重治疗、轻健康"的错误理念，当身体处于基本正常状态时，往往"节衣缩食"，认为没必要为健康花钱，能节省就节省，并不认为这是为健康投资。一旦真正陷入疾病状态，基于对生存的渴望，往往会采取昂贵而痛苦的治疗方法，甚至采取过度治疗、重复就医的方法，导致生命质量低下。

三是对健康的认知不完全。一些人往往认为健康是指生理机能正常，仅注重身体健康。但事实上，健康具有多元化、多层次的含义，除了身体健康，保持一个良好的心理健康和社会健康状态也是至关重要的。在有些情况

---

① 中国社会科学院语言研究所词典编辑室：《汉语词典》，商务印书馆，1983，558 页。

下，疾病治疗的效果取决于心理状态。此外，维持良好的社会关系，对维持人的健康状态也非常重要。如果一个人陷入自我封闭的状态，长期来看对健康也是不利的。这一认知也反映在健康支出上，有研究显示，我国在健康方面的支出仅占总收入的 8%，而西方发达国家在健康方面的支出远远高于我国，健康支出占收入的比例是我国的 6 倍[①]。

2. 收入水平仍然不高，制约健康产品的有效需求能力

收入是有效需求能力的关键支撑要素，这与健康产品的价格弹性密切相关。受传统健康观的影响，在社会公众的需求体系中，健康产品和服务具有不同的层次，其中，医疗类健康产品和服务属于较低层次的基本需求，因此缺乏弹性。与其相比，非医疗类的健康服务和产品属于较高层次的需求，针对健康、亚健康、疾病人群，不具有紧迫性，且健康投入产出效果不能在短时间内显现，具有更高的收入弹性和价格弹性[②]。

随着经济社会的发展，我国国民收入水平已经有了显著提升，但是我国是一个人口众多的发展中国家，人均年收入较低，尤其是农民居民人均可支配收入始终低于全国居民人均消费支出（见表 2），农村居民的消费水平仍然有限。

表 2　2015~2022 年我国居民收入与支出情况

单位：元

指标	2015 年	2016 年	2017 年	2018 年	2019 年	2020 年	2021 年	2022 年
全国居民人均可支配收入	21966	23821	25974	20228	30733	32189	35128	36883
全国居民人均消费支出	15712	17111	18322	19853	21559	21210	24100	24538
城镇居民人均可支配收入	31195	33616	36396	39251	42359	43834	47412	49283
农村居民人均可支配收入	11422	12363	13432	14617	16021	17131	18931	20133

资料来源：根据国家统计局城乡居民收支数据整理。

---

① 蔡娇丽：《国民收入、健康不平等与健康产业发展》，博士学位论文，武汉理工大学，2018。
② 刘艳飞：《健康管理：概念、产业边界及发展动力》，《中国卫生事业管理》2016 年第 9 期。

从我国目前的社会背景来看，人口老龄化程度不断加深，与此同时，老年人口的健康状况堪忧，失能、半失能老年人口超过 4000 万人，对康复、护理、保健等健康服务的需求持续增长。但是从供给侧实际情况来看，我国的养老护理、健康管理、健康保险等相关产业并未得到预期的快速发展。医养结合机构"床位空置率高"与"一床难求"现象并存，正是由于受到了价格机制的影响。换言之，老年人的需求是刚性的，但是经济水平限制了真实需求转化为有效需求的能力。这与我国养老金替代率持续降低、农村老年人口的社会养老保障水平始终较低、城乡和区域之间收入差距不断扩大密切相关，这也是未来一段时间我国健康经济发展面临的重要约束条件。

（二）健康产业供给侧尚需进一步调整

1. 我国健康产业发展呈现区域结构差异

当前我国健康产品和服务主要集中在大城市，中小城市尽管也有一定的健康产业规模，但是健康产品和服务的品牌集中度不够，导致公众对健康产品和服务的认知度和信任度较低，不少人认为健康产品和服务是"无用的"，农村地区对健康产业的认知度则更低。正规品牌的厂商尚未全面覆盖到广大中小城镇和农村地区，这给一些"假冒伪劣"产品提供了空间，形成了逆向选择。另一方面，随着人民群众收入水平的不断上升，消费升级趋势十分明显，对健康产品和服务的需求非常旺盛，但当前的供给难以满足需求。比如，由于信息不对称的存在，食品安全问题非常突出，老百姓在市场上难以辨别哪些是真正的健康绿色产品；再如，随着人口老龄化进程的加快，对养老照料服务的需求不断增加，但是当前整个养老行业的人才缺口非常大，严重限制了行业供给的数量和质量。随着人民群众对自身健康的关心程度越来越高，健康产业的潜在增长率非常高。

2. 我国健康产业结构有待进一步优化

我国健康产业在总体上仍然处于起步阶段，多数企业规模较小，市场结构不合理、效率低，中高端市场份额较小，资源分布不均衡，尚未发挥出规模经济的优势。产业体系不完善，完整的健康产业体系应包含疾病诊治、预防保健、健康管理、健康保险及养老服务、保健食品和用品等，涵盖治疗、预防、修复、维护和改善健康的各领域产业。但目前我国的健康产业，基层疾病诊治能力薄弱，预防保健与养生长寿领域的资源较少，在健康教育、风险评估、疾病筛查、随访干预等方面还不完善，不能为服务对象提供全方位、系统化的健康服务。

在疾病诊治方面，我国基层医疗卫生机构的能力相对较弱，无法有效满足居民的健康需求。基层医疗卫生机构普遍存在从业人员技术水平低、医疗设备配置不足等问题，未能有效承担起基层首诊的责任；上级医院关于疑难重症等罕见病的诊疗平台建设迟缓，高水平的诊疗团队形成困难，对相关疾病的诊治能力不足。

在健康管理方面，我国鲜有高水平的专业健康管理机构，已有的健康管理机构多依托综合医疗机构建设，以承担企事业单位等入职体检为主，尚未充分发挥健康管理功能，忽略了健康管理注重疾病预防和健康风险因素干预的真正内涵。此外，商业保险公司对健康风险的防控主要以年龄约束或组织体检为主，与健康管理机构之间的联动非常有限。

在康养服务方面，面对日益扩大的市场需求，康养服务业的发展压力加大。针对老年人群的康养服务体系虽已初步建立，但是仍处于初级发展阶段，面临产业发展规模不大、服务提供形式单一、服务供给不足、资源地区分布不均匀等问题，同时，目前以"保险""旅游""体验式养老""地产养老"等发展模式为主，在产业方向上存在误区，片面追求高端化，有损康养产业健康发展根基[1]。例如：森林康养、生态康养等服务主要面向高收入的健康老年人群，普惠性康养服务发展不足；中、低端康养机构提供的服务主要集中于生活护理层面，服务内容较为单一；文化娱乐、康复护理、心理咨询等更多基本服务尚未大范围开展，专门为老年人提供特殊服务的"一站式"企业或机构几乎没有[2]。与此同时，针对失能、半失能老年人的

---

[1] 龚张斌、陈以文：《上海康养服务制度体系建设现状、问题及对策》，《科学发展》2020年第9期。

[2] 田甜、张承惠：《台湾地区健康养老产业发展的经验及建议》，《发展研究》2017年第5期。

居家、社区康复护理服务仍然显著不足。

在健康金融方面，目前比较常见的模式是健康产业投融资和健康保险等。受健康产业尚处于初创期、获益周期较长等因素的影响，社会资本投资健康产业的意愿较低，更关注较为成熟的企业和行业，健康产业相关企业往往面临创业难、融资难的困境。与此同时，我国商业健康保险发展缓慢。截至 2019 年，我国商业健康保险保费收入占保险行业总保费收入的比例只有17%，商业健康保险的覆盖率不足 10%①。一方面，公众以保险分担健康风险的意识有待进一步提升；另一方面，目前国内健康保险公司还不能做到对被保险人优先主动管理，维持被保险人的健康状态，从而降低理赔风险。商业健康保险公司主要关注健康保险产品售前的健康风险，如被保险人年龄等问题，对售后的健康管理并未给予更多关注，健康保险产品销售人员也没有对被保险人进行健康管理的激励。

在健康食品方面，"不健康"的隐患增加。食品加工企业为迎合消费者对健康食品的消费倾向，创造并生产"概念产品"，尽管这些产品给人们选购食物带来了更多可能，推动食品产业创新发展，但也给食品安全带来了一定的风险隐患，产品质量参差不齐、虚假宣传等问题始终存在。个别保健品企业和从业人员夸大产品使用效果，宣称具有治疗功效，导致消费者由于信息不对称而盲目采取排他性产品使用方案，以保健品替代药品，进而造成不同程度的健康损失。

在健康旅游方面，目前逐渐衍生出了以康养、医疗为主题的旅游形式，如以医学美容为主题的出境旅游，以气候环境、地理环境为优势开展的境内旅游。但是我国健康旅游起步较晚，投入不足，尚不能准确把握健康需求与旅游项目的有效结合点，项目发展不尽如人意，服务内容不够丰富，健康效果不明显。与此同时，健康旅游主要针对中老年客户群体，但健康需求是全人群、全生命周期的需求，更多的健康旅游需求未得到充分挖掘并得到满足。

---

① 苏洁：《打造健康管理能力，破局健康险挑战》，《中国银行保险报》2020 年 10 月 19 日。

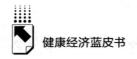

在健康用品方面，虚假宣传、夸大宣传、产品效果无法验证、产品生产过程无法有效监管等问题仍然普遍存在，尽管有很多"健康用品"在售，但并不是所有的"健康用品"都能够达到有益健康的效果。例如，在医学护肤品领域，因夸大使用效果被国家食品药品监督管理总局处罚的医学护肤品屡见不鲜。另外，微商的兴起在带来消费便利的同时，也增加了消费者的安全隐患，"三无"医学护肤品在微信群中大肆售卖，频频出现欺诈案件，导致消费者的健康风险不降反升。

（三）各类生产要素的效率有待提高

1. 技术创新不足

健康产业涉及健康用品、康养服务、健康管理等各个方面，企业将从创新中获得的利润投放到新一轮的创新中，才有助于实现健康产业技术创新的良性循环。我国健康产业尚处于初创期，尽管有部分以创新为导向的企业研发投入较高，但是大部分企业规模较小，总体研发投入仍然较低，导致健康产业领域的研发投入严重不足，自身发展缺乏创新动力，造成大量低技术含量和低附加值产品的重复开发，相关产品与服务的科技属性不强。与此同时，企业与研究机构的合作水平也较低。

2. 人力资本有待提升

作为横跨多领域的综合性产业，我国健康产业各个领域的职业化人才十分缺乏，普遍面临专业人力资源匮乏的风险，"短板"效应明显。长期以来，医疗卫生体制在资源配置方面呈现重医疗、轻健康管理的导向，学历教育体系和职业教育体系的发展重点与之相对应，健康产业中的健康管理、健康养老服务等专业人才缺乏，人才培养、流动和激励等相关制度有待完善，高层次健康管理团队难以形成，制约了健康管理、健康用品等领域的发展，远远不能满足国民对健康的迫切需求。

在康养服务业中，从业人员的服务对象是广大人民群众，既要求从业人员具备基本的服务素质（如交流沟通），还需要掌握康复护理、养老照料、婴幼儿托育等专业技能，应熟悉医疗、护理等基本常识。因此，尽快按照健康和预防导向对现有的学历教育和职业教育体系进行调整、优化，加快应用型健康产业职业人才培养，并建立相应的职业标准体系，已经成为当务之急。

（四）健康经济支持政策体系仍待完善

扶持健康产业发展的政策还需要进一步优化，确保更加精准。当前大家已经充分认识到健康产业发展在经济发展中的重要性，纷纷开始筹划健康产业发展，但是很多地方仍然按照传统思路去发展，无外乎是划定一些健康产业园，给予相关优惠政策（包括用地、财税等政策）。事实上，健康产业的发展瓶颈不是划定产业园、给予相关优惠政策就能够打破的。健康产业是典型的创新驱动型产业体系，产业链条的拉长或分工细化，往往需要以科技创新为基础和前提。政府在支持健康产业发展时，不仅要支持相关基础设施建设，还要运用系统、综合的政策理念，全方位破解健康产业发展的瓶颈。比如：加强传统基础设施健康化改造；建设一批健康产业技术创新平台，有效破解健康产业发展中的共性技术瓶颈；积极引导社会力量加大对健康服务业的投资力度，在融资、财税、土地、监管等方面给予更大的支持；积极引导企业参与到与健康有关的新产业、新业态、新模式中，鼓励数字技术与传统健康产业相结合，更加了解人民群众的需求，降低供给和需求之间的信息不对称程度；加大力量吸引和培养健康产业人才，综合施策，将促进就业和健康发展的政策整合起来。

政府还要在健康企业监管方面创新监管措施，细化监管标准，实行差别化管理，更好地区分健康产业和医疗行为，既要对医疗领域按照最严格的标准实施全流程监管，同时也要对非医疗部分实施事后信用监管，这也是政府创新监管方式必须面对的重要问题。

与此同时，我国现存的市场准入制度和产业发展标准不完善，导致健康相关产品和服务的质量和安全性得不到保证，从而降低了消费者对产品和服务的信任度，影响消费者对健康产品和服务的消费倾向，相关企业难以做大做强。

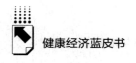

五 我国健康经济未来发展趋势

推进健康事业改革发展、建设健康中国和发展健康经济，是现代化建设的重大战略任务。从以治病为中心，到以人民健康为中心的理念升级，让以预防为核心的健康产业成为健康经济发展的主旋律。未来，要充分落实医疗卫生服务在健康经济中的基础作用，重视非医疗健康服务在维护和促进健康水平中的显著作用，发挥创新在推动健康经济发展中的核心作用，营造全方位、全周期的健康服务理念，让健康经济最大限度地为人民健康服务，助力健康中国建设。

（一）充分落实医疗卫生服务在健康经济中的基础作用

医疗卫生服务是提高全民健康水平、构建和谐社会的重要保障，也是健康经济的基石。目前，我国医疗卫生服务体系碎片化问题突出，各部门机构未能有效进行互联互通，医疗卫生服务难以满足人民全方位、全周期的健康需要。同时，我国仍处于社会主义初级阶段，各地区之间经济社会发展不均衡，医疗卫生服务质量差异明显，医疗卫生资源并未充分得到利用。此外，人口结构变化带来疾病谱的改变，现有的医疗卫生事业发展面临新的挑战。

未来，需充分落实医疗卫生服务的基础保障作用，要构建更为完善的医疗卫生服务体系，优化卫生健康资源的布局，加强卫生健康环境建设，强化卫生健康管理，多方位、多角度地促进医疗卫生服务体系均衡发展。结合各地区、各领域实际，下大力气做好补短板工作，提高医疗卫生服务供给水平，满足人民群众最普遍的医疗需求，进一步推动我国卫生健康事业发展。

（二）重视非医疗健康服务在维护和促进健康水平中的显著作用

《中国健康管理与健康产业发展报告（2018）》指出，慢性病已成为危害我国居民健康的头号杀手，中国因慢性病导致的死亡人数已占到全国总死亡人数的八成以上①。走中国特色发展之路，把预防关口前移，将有限的财政资金用于引导老百姓践行健康生活行为、形成健康生活方式，从卫生经济学角度来看是性价比最高的选择，同时也符合中国作为发展中国家的现实情况。把重心从对疾病的治疗转向同时加强对疾病的预防和诊断，把以治病为中心转变为以人民健康为中心，为人民群众提供全方位、全周期的健康服务，包括提升生活品质和生命质量，成为大健康产业的发展趋势。

第一，财政资金和市场资金加大对预防关口前移的投入，大力发展预防保健方面的相关产业。重视预防和康复，推动健康管理，把健康经济培育成未来经济社会发展新的增长点，有效延长健康预期寿命。第二，充分发挥中医药治未病的优势，加大对中医药保健产品开发和中医适用技术推广的支持力度。在注意保证中医药药材种植质量的同时，促进中医适用技术和中药保健产品的合理增长。提升外界对中医文化的认知程度，在推动中医药市场规范化的同时，让中医及中医药发展适应国民生活变化，真正做到让中医药文化家喻户晓。

（三）发挥创新在推动健康经济发展中的核心作用

1. 聚集创新资源联动发展

发展健康产业是全社会的共同责任，应整合资源、统筹力量、协同推进。制定健康产业发展规划，明确发展目标，强化责任分工，如卫生健康部门的医疗服务与疾病防控、市场监管部门的食品药品安全、环保部门的环境整治与生态保护、民政部门的养老服务、教育体育部门的全民健身和健康教育等。通过系统谋划、整体联动，在审批程序、人才引进、技术创新、资源共享、市场开发、融资引导等方面给予大力扶持。设立健康产业园区招引项目，集聚资金和吸引人才，重点扶持一批技术含量高的战略性新兴产业，构建门类齐全、结构合理、科技水准高、竞争力强的产业集群，实现健康产业发展联合有序推进。

---

① 武留信主编《中国健康管理与健康产业发展报告（2018）》，社会科学文献出版社，2018。

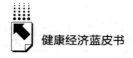

2.全产业链集成创新

涵盖医、药、食、养、游全健康产业链，跨界融合、三产融合，创造多层次、多领域的创新叠加效应。加强医药产业的基础研发、药材种植加工生产、高科技生物医药开发和生命科学研究，优化多元办医格局，探索智慧医疗。发展养老养生、旅游保健、健身休闲、康复疗养、健康食品、健康管理、心理咨询、健康保险等多个产业领域，推动上下游产业协同发展，互相促进，融合创新，形成更为全面多元的产业发展格局。

3.优先培育新兴产业

一是鼓励全民保健产业供给的持续增长，针对亚健康和慢性病人群持续增加，以及心血管疾病、癌症和神经退行性疾病成为三大威胁国民健康和寿命的"杀手"的现实，加快建设覆盖全生命周期、全民参与的大健康产业，大力宣传以健身、旅游、体育、文娱为主体的各类全民健身活动，全面提升国民身体素质。二是开发健康产业前沿领域和新型服务业态，不断挖掘潜力，释放新动能，在生物制药、高端设备制造、医疗药械、数字医疗等领域设立专项支持，推动健康管理、健康咨询、心理健康、健康旅游和健康保险等新兴服务行业的发展。三是有选择性地培育和发展地区特色健康产业形态，根据各地区的区位特征和所处产业链的地位，形成地方特色产业模式，注重打造平台，因地制宜做精、做优、做强特色产品和服务，走高质量发展道路，形成品牌和平台优势。四是探索符合中国人生活习惯的医养、康养服务相结合的中国式养老模式，包含家庭养老、社区养老、康复护理、中医养生、娱乐、社交、互助养老等服务模式。

4.积极拥抱新科技的理念

在政策、市场、科技和投资的共同导向下，健康经济结合传统医药和新科技成果产生的新业态和新模式，将不断释放价值红利，吸引更多的社会资源投入，互联网及地产巨头竞相跨界布局，推动健康产业向创新化、个性化、网络化、数智化、社会化发展。大力推广大数据、人工智能在健康产业中的应用，建立全民电子健康档案。健康医疗大数据是涵盖全生命周期，包括个人健康、医药服务、疾病防控、食品安全和养生保健等多方面数据的聚合，应用价值巨大。通过开放共享、深度挖掘和广泛应用，促进健康产业创新发展。

5. 充分发挥企业创新主体的作用

企业应着重在治未病和解决"症"的方向上多下功夫，创新研发，积极推出相关产品和服务，以此弥补目前我国大健康服务体系中相对薄弱的环节。坚持发展原料创制，鼓励科研，建立中医药的民族自信心，把体现中华民族悠久历史的中医药的好东西通过现代科技挖掘出来。专注科研成果的规模化推广和应用，多角度、多维度培养和提升国民的健康素养。

（四）营造全方位、全周期的健康服务理念

打造符合现代生产和生活养生的新理念，推动健康行业的蓬勃发展，为健康经济的持续发展提供理念支持。

1. 将全养生理念贯穿健康全产业链

健康经济的发展是关系到人们生产和生活各个方面的全产业发展。在全养生理念指导下，健康产业链的全面发展应是包括餐饮业、服装业、保健品业、生物医药业、制造业、家具生活用品业、农副产品业、旅游业、房地产业、娱乐业、电子业、文化教育业等关系到人们衣食住行医各个方面的全产业的共同发展。在全养生理念指导下健康产业链中的各个产业全面发展才能保证人们的健康。

2. 将健康理念贯穿生产经营全周期

健康产业生产过程从种植、选材、加工、检验、包装到销售各环节都要达到养生健康的要求。从选择原料、加工生产到产品销售，都要贯穿全养生理念。依据原料是基础、技术是关键、功效是生命、安全是责任的指导原则，确保各环节都符合养生健康的标准，真正保证产品的健康养生功效。

根据人们的年龄、性别、职业等设计生产更多具有针对性的养生健康产品，根据不同人群的不同需求打造更多个性化、人性化的产品，与养生文化、理念传播相结合，为人民群众的生产和生活提供健康保障。

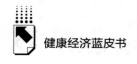

六 发展建议

随着国民收入水平的提高和健康意识的增强，作为健康经济的重要组成部分，健康产业将成为我国经济新的增长极，必须要以促进产业发展和提升竞争力为核心，落实"大卫生、大健康"理念，共同推进健康经济供给侧和需求侧的改革，提升健康经济生产要素的效率，并将公众对健康产品和服务的需求意愿转化为有效需求，同时充分履行政府宏观调控职能，完善健康经济支持政策体系，明确主管部门责任，推动相关体制机制改革，充分发挥健康意识、科学技术、人力资本、政策环境等各类驱动因素的作用，促进健康经济快速、健康发展。

（一）强化以人的健康为中心

世界卫生组织的研究表明，在健康长寿的影响因素中，60%取决于生活习惯、卫生行为、精神面貌、保健意识等个人因素[1]。因此，可以通过倡导主动健康观，继续强化居民的健康意识，使社会公众由被动健康转向主动健康，在全生命周期范围内营造以健康为中心的观念，改变个体不良生活方式，促进健康行为，并引导高质量、多层次的健康需求，为产业提供源源不断的动力。

消费者对健康服务需求层次的提升依赖于健康消费习惯的改变，同时，健康管理过程的实施，也只有消费者的积极参与配合才能发挥作用。应开展广泛的健康文化教育活动，在全社会宣传普及预防保健的重要性，让健康管理成为社会广泛接受的生活理念、生活方式，构建健康经济发展的社会基础。

一是开展全民健康运动计划。由各级文化体育管理部门牵头制定本地区的全民健康运动计划，包括运动项目、实施办法、考核要求等。将体育科目

---

① 邬沧萍、姜向群：《老年学概论》，中国人民大学出版社，2015，第3~4页。

考试纳入小学、初中与高中学业水平考试范围，提高青少年的身体素质。通过行动计划，引导居民参加体育运动项目，如游泳、跑步、单车、球类活动等，让更多居民在平时就注重科学运动。

二是开展科学合理的膳食行动计划。各地设立专门的健康教育机构，制定科学合理的膳食行动计划，包括合理膳食教育、膳食指导、考核要求等。将营养健康教育纳入所有在校学生、在职人员每年的培训计划，宣传科学合理膳食的方法和重要性，同时推动营养健康教育进社区、进农村，向所有居民宣传减盐、减油、减糖的重要性以及科学的方法。开设合理膳食培训学校，向所有家庭传授如何搭配营养、如何合理膳食。推广健康饮食食谱，引导普通人群选择正确的膳食方式。

三是探索建立"特定健康诊疗和保健指导"制度，主要针对慢性病高危人群。一旦在体检中被确认为肥胖或血糖、胆固醇等不达标，就给予其《接受诊疗通知书》，到指定机构接受调整饮食习惯、改变生活方式等健康指导，课程所需费用大部分由政府负担。负责跟踪治疗的人必须是医生、保健师和营养管理师等专业人员，进行大约3个月的跟踪检查，帮助其改善健康状况。从行政、企事业单位的工作人员入手，探讨出台"在职人员体重及健康管理规定"。

四是在社区建立健康管理中心。健康管理中心的主要工作是为社区内的居民定期进行健康检查，并提供全面、全程的健康管理服务和指导。

（二）以技术创新推动健康经济发展

健康经济可持续发展归根结底要靠科技创新的推动，高度的创新精神才能支持健康产业的持续进步，进而实现突破性的进展。这需要以技术创新为核心，发挥创新在优化健康产业结构、提升产品及服务质量以及培育新健康业态方面的作用，在社会发展规划和卫生健康领域发展规划中纳入健康科技相关内容。

一是以科技助力健康产品开发设计。大力开展高端保健辅助器械、便携护理器具、智能护理设备等重大产品攻关，积极建设市场导向的健康产品技

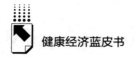

术创新体系，为健康经济持续发展提供内在推力。

二是以科技推动健康食品研发、生产与加工过程。为满足新时代社会公众对营养健康的需求，一方面，应大力研发创新植物基食品，功能性食品，低钠、低盐、低脂食品等；另一方面，应加大投入，研发能够降低营养成分损失、能源消耗及减少污染的食品生产加工技术及新型设备，同时创新具有功能性的食品包装技术[1]。

三是加大人工智能设备在健康服务领域的应用。进一步推动移动互联网、云计算、大数据、物联网等与健康产业相结合，形成"互联网+大健康"的产业模式。加强健康大数据的应用，构建远程健康应用体系。鼓励企业自主创新，支持企业建立创新研发中心和基地。把大健康产业做成创新产业，使技术不断创新、产品不断创新、管理不断创新、服务不断创新。从业态融合的视角来发展大健康产业，通过业态融合来实现盈利[2]。

（三）提高健康人力资本效率

加强对健康相关人才的培养、储备和引进，打造一支数量规模适宜、素质能力优良、结构分布合理的健康产业人才队伍。

1. 加强学历教育，优化培养方案

培养方案是人才培养模式的重点，现有培养方案需要根据时代发展、教育规律以及人才培养目标进行调整、优化、完善。专业院校修订人才培养方案时要充分进行利益相关方调研，广泛听取学生、家长、教师、用人单位的意见，借鉴国内外同类院校的经验，充分考虑学校的人才培养定位、所具备的资源条件、专业对接的社会需求和利益相关方的期望、培养的学生类型，用明确、具体的语言完整表述专业的目标定位和目标预期。梳理后的培养目标经过细化，以健康人才需要具备的职业胜任力的方式表述出来，在此基础上进一步明确学生必须达到的毕业要求，并把毕业要求分解为"明确、公

① 《第三届食品科技创新论坛暨2020大健康食品发展论坛在上海召开》，《食品安全导刊》2020年第28期。
② 张车伟：《关于发展我国大健康产业的思考》，《人口与社会》2019年第1期。

开、可衡量、可支撑"的指标，建立起毕业要求和培养目标的矩阵关系，体现毕业要求对培养目标的支撑①。

2. 重视职业教育，深耕产学研用

高质量的健康人才，既需要具备扎实的专业理论基础知识、广博的文化知识，又需要具备操作技能技巧。职业院校应根据学生的需求和专业特色，积极开展校企合作，深化产教融合，构建多元办学格局，推进学历教育与职业技能教育衔接，推进"书证融通"，提升职业技能人才培养目标与市场需求的契合度。

校企双方要在人才培养规划上达成共识，将企业生产中开发的新技术、新工艺及时融入教学内容之中，并联合建立实习实训基地，在产学研用各个方面建立长期的合作关系。职业院校应科学把握校企合作双方的利益平衡点，建立起凝心聚力、共谋发展的长效机制，为校企双方的资源共享、优势互补提供强有力的制度保障；加强校企深度合作，在职业技能人才培养、教育教学管理机制建设等方面，形成休戚相关的命运共同体；完善校企合作制度体系，以项目为依托开展更加广泛和深入的合作；通过校企合作长效机制建设，促进学校与企业在人才培养方面的深度融合，形成共建共享的校企命运共同体②。

3. 健全继续教育，提高教育质量

成熟的继续教育应具备恰当、有效、公平、可及4个基本特征。随着医学与健康知识的爆炸式增长，受时空的限制，传统的基于课堂传授、以面对面培训为主的学习方式已经不能够满足学习者的需要。互联网、云计算、大数据等信息技术正深刻改变着教育的模式和方法，对人类学习活动的影响广泛而深远。特别是随着移动互联和人工智能技术的发展，微型化、轻便化、网络化的信息通信设备日益丰富，为继续教育的开展带来了革命性的变化。

---

① 徐慧莉、董斌、赵丽莉：《关于医学教育专业人才培养方案修订的几点思考》，《医学教育管理》2020年第5期。
② 贾甜夏：《校企深度合作推进学历教育与职业技能教育衔接》，《职业教育》（下旬刊）2020年第9期。

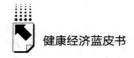

应充分利用互联网便捷、高效、低门槛、灵活自主及信息量大等特点，积极探索符合时代需求的网络培训模式，借助数字资源及移动终端，利用好远程网络、电视会议、微信、QQ群、慕课等手段，开发可随时、随处使用的"数字化、移动式"学习平台和资源。

同时应制定培训指南，健全管理制度。目前，我国各地区继续教育的评估、监测和评价体系各不相同，继续教育形式大于质量，建立健全各项规章制度是保证继续教育有序、有效开展的关键。基层单位要根据国家关于继续教育的政策法规，结合自身的硬件设备、经费开支、人员配置等情况制定适宜本单位的培训制度和计划，卫生健康行政管理部门应根据基层实际情况制定明确的培训指南，对培训目标、培训内容、培训数量、培训考评、培训监督等问题应有具体的规定①。

（四）拓展健康产业链条，发展健康产业园区

以产业集聚为核心特征的健康产业园区是促进健康经济发展的重要方式，不同区域都有各自独特的比较优势，以此为基础，确定定位和重点发展方向，并完善相关支撑产业与服务产业的设计和构建，建设健康产业园区，发展健康产业，推动健康产业集群的可持续发展。

一是建设健康产业公共平台。招引一批国内外知名企业，拓展现有生产链和价值链，完善研发孵化、中试生产、交易展示、物流配送等功能，为生命健康产业孵化企业提供产业化平台。着力扶持一批主业突出、科研实力强、品牌带动作用明显的生产企业，重点发展生物医药、高性能医疗设备和器械等产业，打造先进生命健康制造产业基地。加快完善支持产业发展的政策体系，如财政、土地、税收、人才以及创新引导、投融资等方面的配套政策。

二是以企业孵化器助推健康产业发展。企业孵化器具有很强的兼容性和

---

① 童莉：《重庆市基层护理人员继续教育的问题与对策研究》，硕士学位论文，重庆医科大学，2020。

广大的发展空间，在提供就业机会、带动上下游企业与产业发展等方面具有显著的效益。从各地经济、社会、文化和自然等方面的实际情况出发，发挥特有的资源优势，做好孵化器资源整合工作。构建健全、有效的支持服务体系，注重营造良好的创业氛围，提高孵化服务的能力与水平。设立专项扶持资金，支持企业孵化器建设与发展，完善在孵企业的退出机制，积极推广优秀的企业孵化器。全方位、多手段支持企业孵化器建设，让企业孵化器成为健康产业发展的强大推动力。

（五）充分发挥宏观调控作用，完善健康经济发展政策

在"创新创业"以及"健康中国 2030"战略规划大背景下，医疗和健康领域的创业者们积极响应号召，探索相关领域内的新形式、新内容。为了支持这些新的设想和创意的验证，政府应该发挥牵头作用，对初创期的企业设立产业基金。在投资过程中，政府可以尝试与创业机构就利益分配机制进行协商，在支持健康产业融资的同时维护政府的利益。

针对包括养老在内的重点领域发展不充分的问题，政府应该加强相关的金融支持，在税收、贷款贴息等方面提供优惠，在政策上对相关领域进行引导，同时放宽准入条件，支持养老机构连锁化，在国家允许范围内，允许外资机构享有与本市非营利性养老机构同等的土地政策等待遇，以加强相关领域的建设。

放宽市场准入政策。国家应加大对国内健康产业的支持力度，在政策法规上给予一定的支持，减轻企业负担。在保健品管控政策方面，结合中国实际情况，明确审批流程，对效用良好的保健品开通绿色审批通道，将更多更好的保健品尽快推向市场。加快对国外已有的新原料、新功能产品的审批，国内外生产的产品标签和标准要一致，让中国与世界接轨，让国内企业与海外企业公平地参与国际竞争。

优化投融资引导政策。鼓励金融机构按照风险可控、商业可持续原则加大对健康产业的支持力度，创新适合健康产业特点的金融产品和服务方式，扩大业务规模。积极支持符合条件的健康产业企业上市融资和发行债券。鼓

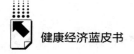

励各类创业投资机构和融资担保机构对健康产业领域的创新业态、小微企业开展业务。政府引导、推动设立由金融和产业资本共同筹资的健康产业投资基金。创新健康产业利用外资方式，有效利用境外直接投资、国际组织和外国政府优惠贷款、国际商业贷款。大力引进境外专业人才、管理技术和经营模式，提高健康产业国际合作的知识和技术水平。

完善财税价格政策。创新财政资金使用方式，引导和鼓励融资性担保机构等支持健康产业发展。将健康产业纳入相关发展引导资金支持范围并加大支持力度。对企业研发、技术进步、功效研究等创新工作加大支持力度，鼓励自主创新，建立试错机制。经认定为高新技术企业的健康产业企业，依法享受高新技术企业税收优惠政策。发挥价格在促进健康产业发展中的作用，清理和取消对健康产业企业不合法、不合理的行政事业性收费项目，纠正各地自行出台的歧视性价格政策。

（六）坚持协调、绿色、开放、共享的发展理念

1.树立健康经济协调发展理念

坚持协调发展，将健康融入所有政策。发达国家都建立了相对完善的健康影响评估体系，在经济社会发展与公共政策出台之前，要进行健康影响评价，评价结果会影响政策能否顺利出台。如今，中国经济社会发展取得了举世瞩目的成就，物质生活需要得到极大满足，但随之而来的自然环境、工作和生活压力等影响老百姓健康的危险因素也越来越多。发展的目的是让人活得更长，活得更久，活得更健康。坚持协调发展，一是健康与经济社会协调发展，建立以维护和促进健康为中心的公共政策体系，建立并完善有利于健康的经济发展模式、管理体系、筹资体系、法制体系等；二是城乡区域协调发展，完善城乡、区域协调发展的体制机制，在投入和政策上重点向农村地区、困难地区、西部地区等倾斜，缩小健康差异。

2.树立健康经济绿色发展理念

空气、水、土壤污染给人们身心健康带来的长短期不良后果正在不断呈

现，其中包括呼吸道疾病、癌症、神经系统疾病、心血管疾病等。中国是一个生态脆弱的国家，易遭受自然灾害、气候变化、极端气候对健康带来的负面影响。假冒伪劣食品和药品及违法添加或滥用化学品问题也有可能加重疾病和死亡负担。在健康发展方面秉持绿色发展理念，意味着要践行绿色低碳的生产、生活和消费方式，最大限度地节约资源，减少污染。这也意味着要加大对水、大气、土壤污染及工农业、生活垃圾和医疗废弃物等的整治力度。提倡绿色理念，从不可持续的传统医疗模式向以人为本的绿色健康维护模式转变。前者的弊端在于浪费资源的过度治疗、多余用药及不必要地使用高端医疗设备等。而后者强调适度治疗和维护，强调人与自然、医患之间、消费者和产业间和谐共处、良性互动。产业发展、城市发展和医疗服务体系建设都应引入绿色理念，健康产业应保证绿色、节能、环保，健康服务行业也要"绿色化"。

3. 树立健康经济开放发展理念

中国在健康领域以前所未有的广度和深度融入世界，并一直以全球视野解决健康问题。坚持开放发展，一是扩大对外开放，制定实施全球健康战略，推进健康领域的开放合作，统筹国际国内两个市场、两种资源，提升健康领域的国际影响力。在"健康中国"建设中要积极"引进来""走出去"，用开放的态度推进建设和发展。在"引进来"方面，中国可以学习借鉴发达国家国民健康服务体系建设的相关经验，在"走出去"方面，我国优秀的医疗和保健服务模式应向外输出。二是扩大对内开放，调动社会力量的积极性和创造性，促进健康服务业发展，满足多元健康需求。在健康服务业的上下游，包括生物医药、康复养老、国际旅游等领域，都应加大开放力度，把一些市场份额让给社会资本。

4. 树立健康经济共享发展理念

坚持共享发展，坚持以人为中心的发展理念。共享需要人人参与、人人尽力，最终也应该是人人享有改革和开展的红利与成果，促进社会公平正义。坚持以人民为中心的发展思想，努力抓好保障和改善民生各项工作，不断增强人民的获得感、幸福感、安全感，不断推进全体人民共同富裕。坚持

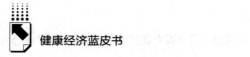

共享发展，一是实现全民健康覆盖，完善健康服务制度，推进从医疗保障到健康保障的转变，强化健康风险保护意识，继续完善健康服务体系，提高服务可及性、公平性和服务质量；二是显著改善健康公平，重点改善老年人、妇幼人口、贫困人口、流动人口、职业人群等重点人群的健康状况，不断缩小健康差异。

行 业 篇 ᗡ

B.2
中国数字健康发展的现状、问题及对策

李星明　过君君*

摘　要： 　　随着健康中国和数字中国建设的提出，数字健康越来越被人们关注。本报告通过文献综述，从数字健康的定义、特征及应用等角度阐述了数字健康的内涵以及数字健康领域的进展情况，分析了制约数字健康发展的难点堵点，发现目前我国数字健康在健康管理技术、智慧医药产业、人工智能技术等方面蓬勃发展，但还存在健康数据互通困难、地区发展不平衡、行业规范性不足以及伦理等问题。本报告建议：完善顶层设计，从技术和政策两方面解决"信息孤岛"问题，推动数据开发共享；制定相关法律法规，强化行业标准建立与行业监管；进一步加强个人信息及隐私保护；组建数字健康伦理委员会，对伦理问题进行监管审查；优化数字医疗服务。

---

* 李星明，流行病学博士，首都医科大学公共卫生学院教授，博士生导师，主要研究方向为健康管理理论与实践；过君君，首都医科大学公共卫生学院在读硕士研究生，主要研究方向为健康管理理论与实践。

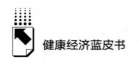
关键词： 数字健康　健康中国　人工智能

一　背景

随着科技的不断发展与进步，全球加速迈入数字化发展快车道，以数字化、网络化、智能化为特征的网络通信技术加速融入和改变着人们的生产生活方式。新冠疫情期间的线上办公与在线教育，快速送货上门的电子商务与物流快递，随时随地的移动支付，替代人工劳作的智能机械，使人们体会到数字化技术带来的便捷和高效。数字化已经深入人们生产和生活的方方面面，改变着人们的思想观念和行为习惯，也成为驱动传统的医疗卫生服务向数字健康发展阶段迈进的动力源，带来了医疗卫生行业的全面革新。

随着计算机技术和网络技术的应用，数字技术已逐渐被应用于医疗健康领域，例如磁共振成像的出现，用 3D 打印技术制作的假肢，医疗信息系统的使用，以及网上问诊、互联网医院、线上购药等各类方便快捷的就医方式。人们获取健康帮助的手段多种多样，而数字技术不仅帮助人们解决健康问题，也改变了人们管理自身健康的理念和方式。通过数字技术，人们可以查询到相关疾病知识、可就诊的医院、优秀的医生，以及更易获得的治疗和药品。数字技术让健康服务和管理变得更加便捷与可及。数字技术是促进健康、维护世界安全和为人类服务的重要工具。① 2019 年世界卫生组织发布了《数字健康全球战略（2020—2025）》，提出在全球范围内推动数字健康发展的战略目标和行动指南，也正式确立了数字健康战略优先地位。

2016 年，中共中央、国务院印发了《"健康中国 2030"规划纲要》，正式把国民健康提到了国家战略水平，以提高国民健康水平为核心，将健康融入所有政策中。2021 年是"十四五"的开局之年，中央网络安全和信息化

---

① World Health Organization, *WHO Guideline*：*Recommendations on Digital Interventions for Health System Strengthening*，2019，Licence：CC BY-NC-SA 3.0 IGO.

委员会印发了《"十四五"国家信息化规划》，将"提供普惠数字医疗"作为重要任务内容，并将"公共卫生应急数字化建设行动"作为优先行动；要求推进数字健康融合发展，在医药卫生领域加快实现数字化、网络化、智能化转型，着力培育行业发展新动能，重塑管理服务新模式，为全面实施健康中国战略、构建优质高效的医疗卫生服务体系提供强劲动力。2023 年，国家互联网信息办公室发布的《数字中国发展报告（2022 年）》指出，当前以信息技术为代表的新一轮科技革命和产业变革突飞猛进，为加快建设数字中国，推进中国式现代化提供了强大的发展动能；2023 年，数字中国发展工作将进一步夯实数字中国建设基础，打通数字基础设施大动脉，畅通数据资源大循环。① 数字健康正处在"健康中国"和"数字中国"两大战略的交汇点上，成为建设健康中国的战略支撑。因此，在新的历史时期，探讨数字健康内涵以及数字健康领域最新进展，可为数字健康发展的相关政策制定和完善提供参考。

二 数字健康的内涵和特征

（一）数字健康的定义

"数字健康"一词源于电子健康，其定义是"利用信息和通信技术支持健康和健康相关领域"②。从广义上理解，数字健康是借助数字技术开展的医疗服务与健康活动，更加强调与健康治理相关的多主体、多层面实现协同发展。③ 从狭义的角度分析，数字健康是数字技术与医疗服务的结合，用以满足健康需求所开展的创新性活动。④ 例如，使用信息化建立个人的健康

---

① 国家互联网信息办公室：《数字中国发展报告（2022 年）》，2023。
② World Health Organization，*WHO Guideline：Recommendations on Digital Interventions for Health System Strengthening*，2019，Licence：CC BY-NC-SA 3.0 IGO.
③ 申曙光、吴庆艳：《健康治理视角下的数字健康：内涵、价值及应用》，《改革》2020 年第 12 期。
④ 邓悦、倪星：《国外数字健康的内涵、应用与发展趋势》，《国外社会科学》2021 年第 1 期。

档案，对健康危险因素及风险进行评估，并借助远程医疗及其他方式进行干预，提升个体健康水平。而 WHO 对数字健康的定义是——与开发和使用数字技术改善健康有关的知识和实践领域，将电子健康（Ehealth）的概念不仅拓展至拥有更广泛的智能和连接设备的数字消费者，还包括利用数字技术改善健康的其他应用，如物联网、大数据、人工智能机器学习与机器人技术等。① 通过总结上述定义，可以认为数字健康是利用数字技术满足人类的健康需求，通过各类创新性活动参与医疗服务，提升医疗卫生服务体系的质量与能力，最终实现提升健康水平和提高生命质量目的的新型服务模式。综上所述，我们可以看到，数字健康不仅拓展了电子健康的内涵和外延，也涉及医疗信息化、移动医疗、智能医疗、远程医疗等多个领域，还包括更广泛的智能、互联设备（见图 1），即利用数字技术来提供基本服务，并不断提升人民健康水平。

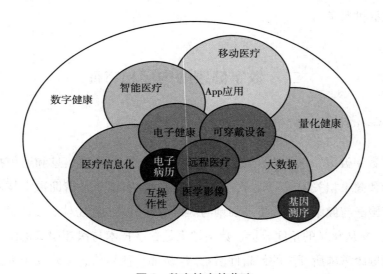

图 1　数字健康的范畴

资料来源：王哲等《数字健康及其面临的机遇与挑战》，《数字医学与健康》2023 年第 1 期。

① World Health Organization, *Global Strategy on Digital Health 2020-2025*, 2021, Licence：CC BY-NC-SA 3.0 IGO.

（二）数字健康的特征

1. 数字技术参与的主动化

数字健康通常是通过电子设备、软件或应用程序来记录和监测个人健康状况的过程，如运动量、饮食习惯、血压、血糖等。随着数字健康的发展，对健康信息的利用，由早期医院及医生掌握全部健康信息，转变为以服务需求方为主。人们可以更清晰地了解自身健康情况，主动参与健康服务的意识有明显提升。

2. 信息管理的自动化和智能化

数字健康的特征之一是自动化，这使用户能够以更加便捷和准确的方式监测和记录自己的健康状况，减少人为干预和误差，提高健康管理的精度和效率。数字技术还可以将医疗服务人员从基础的信息收集工作中解放出来，大大提高了信息的收集处理能力，形成了新的社会生产方式。数字健康的发展趋势是智能化，人工智能技术可以精准处理大量的医学数据和成千上万条健康记录，使其成为临床决策的依据，提高医生诊断和治疗疾病的精度与效率。除此之外，在卫生应急现场处置中应用人工智能技术，还可以减少卫生工作人员的暴露风险，如消杀机器人。

3. 注重数据互联互通

数字健康通常涉及多个平台、设备和服务，这使得用户能在不同系统和应用之间共享和集成健康数据，更好地了解自己的健康状况。例如：新冠疫情期间的健康码、行程码，将用户身份证号、手机号、位置信息、行程轨迹以及流行病学信息进行整合体现；运动类 App 相关数据可以与社交软件共享；等等。当然，健康数据的互联互通目前还存在很多困难，譬如各大医院间电子病历不能实现共享，而且还存在转院后检查结果不被认可等问题。

4. 更加注重数据开发和应用

从个体角度看，数字健康可以收集大量的健康数据，通过分析与开发相应的算法能为用户提供个性化的健康监测、风险评估和健康指导，帮助用户调整饮食和运动习惯，以达到更高的健康水平。从群体角度分

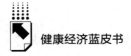

析，数字技术被快速广泛地应用于疾病的监测和传染病的防控，如通过大数据的分析与识别，可以快速地锁定感染者、密切接触者，通过移动设备定位系统、人脸识别系统等实时监测人群流动情况，保障低风险人群的正常生活。

5. 需要注意信息的安全性和隐私

数字健康需要具有高度的安全性和数据隐私保护措施，以保证用户数据不被泄露或滥用。同时为了最大限度地利用和共享相关健康数据，还需要有配套的法律法规体系、行业规范，以减少健康医疗数据泄露可能造成的用户信任危机和存在的伦理问题。

（三）数字健康的作用

随着数字技术在卫生健康领域的不断发展，数字健康对建设健康中国、推动全民健康起到了至关重要的作用。

1. 促进医疗资源整合

数字健康有利于促进医疗资源整合与数据交汇。大型医疗机构对数字技术的应用已久，门诊挂号、住院工作站、电子病历管理、合理用药管理、医保报销等方方面面都离不开医疗信息系统。

2. 提高医疗效率

通过大数据分析及人工智能软件辅助医生进行诊疗，可减轻医生负担，提高诊疗效率。此外，数字健康还通过相应的技术与配套工具，实时监测个人健康数据，形成健康档案。医生可以随时了解患者健康状况、既往病史、治疗情况等健康信息，这些信息更好地为医生提供了诊断依据。

3. 提高个人健康意识及健康管理能力

可通过人工智能识别健康危险因素，并为人们提供个性化的健康管理方案。人们可以通过设备及程序直观地监测自身健康状况，从而增强个人健康意识与自我健康管理能力。并且，数字健康还能对全民健康覆盖起到推动作用，确保卫生服务的质量、可及性与可负担性。

三　数字健康领域发展现状

在建设数字中国战略背景下，数字健康领域呈现蓬勃发展态势。互联网+医疗健康、健康医疗大数据等相关应用均受到相关政策的大力支持，为数字健康创造了良好的发展环境，展现出数字健康领域的活力。

（一）全球数字健康相关策略与倡议

世界卫生组织关于数字健康发展的相关策略主要有：2016 年的《监测和评估数字卫生保健干预措施指南》主要指导各国政府开展数字卫生保健技术评估；2018 年的《数字卫生保健分类标准 v1.0》在于统一和规范数字技术在医疗健康领域应用的通用语言；2019 年的《2020—2025 年数字卫生保健全球战略草案》《关于加强卫生体系数字化干预措施的建议》正式号召全球各国积极制定国家层面数字健康建设与转型计划；2020 年的《数字实施投资指南 DIIG：将数字干预措施纳入卫生计划》等为各国和各地区进行数字健康建设和转型提供系统化指南，并提出一系列推进举措和行动框架。

主要经济发达体在数字健康政策方面进展较快。美国发布了《21 世纪医疗法案》《数字健康创新行动计划》等，其食品药品监督管理局（FDA）成立数字健康卓越中心，旨在推动体系建设；欧盟发布《通用数据保护条例》《评估医疗服务数字化转型的影响》《欧洲数据战略》《数字服务法》《数字市场法》等，重在市场规范建设；德国出台《电子卫生法》《数字供应法案》，推行医疗服务先行；英国出台《2020 年个性化医疗与保健：行动框架》《英国数字化战略》《设计评估：数字健康产品评估指南》《数字健康和数据驱动型医疗技术指南》等，完善数字健康相关技术政策架构。

（二）我国数字健康政策和建设现状

1. 我国数字健康相关政策

党的二十大报告指出，要加快建设网络强国、数字中国。建设数字中国

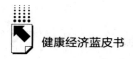

是数字时代推进中国式现代化的重要引擎，是构筑国家竞争新优势的有力支撑。为大力推进数字中国与健康中国两大战略的融合落地，国家颁布了一系列有关数字健康建设的重要文件（见表1）。

表1 "十三五""十四五"期间我国健康数字化建设重要政策

颁布时间	政策名称	主要内容
2016 年	《国务院办公厅关于促进和规范健康医疗大数据应用发展的指导意见》	提出规范和推动健康医疗大数据的融合共享、开放应用
	《全民健康保障工程建设规划》	要求实现六大业务系统的数据汇聚与业务协同
	《"十三五"深化医药卫生体制改革规划》	对医院管理、医疗协同、医疗保障、药品供应等场景信息化发展要求升级
2017 年	《"十三五"全国人口健康信息化发展规划》	强调人口健康信息化和健康医疗大数据应用
	《关于推进医疗联合体建设和发展的指导意见》	鼓励医疗资源上下贯通，医联体高效协作，提升医疗服务体系整体效能
2018 年	《国务院办公厅关于促进"互联网＋医疗健康"发展的意见》	健全"互联网＋医疗健康"加强监管与相关标准的建设
2019 年	《"健康中国 2030"规划纲要》	提出加强推动部门与区域间健康相关信息共享
2020 年	《国家卫生健康委统计信息中心关于印发医院信息互联互通标准化成熟度测评方案（2020 年版）的通知》	确定医院测评工作的 2 个环节 4 个阶段，医院信息互联互通测评 7 个等级
2021 年	《关于进一步完善院前医疗急救服务的指导意见》	提高院前急救基础、配套设施的信息化水平
	《国务院办公厅关于印发"十四五"全民医疗保障规划的通知》	标准化、信息化国家医疗保障平台建设，医保信息业务编码标准和医保电子凭证推广应用
	《公立医院高质量发展促进行动（2021—2025 年）》	建设"三位一体"智慧医院，实现区域医疗信息化
	《"十四五"国家信息化规划》	积极探索运用信息化手段优化医疗服务流程；加快建设医疗重大基础平台及医疗专属云建设，推动各级医疗卫生机构信息系统数据共享及业务协同，建设互通互联的各级全民健康信息平台

续表

颁布时间	政策名称	主要内容
2022 年	《"十四五"全民健康信息化规划》	加大信息化建设统筹力度,加强信息化基础设施集约化建设,巩固政务信息系统整合成果,进一步破除数据共享壁垒,畅通数据共享通道,推进数据全生命周期管理
	《2022 年数字乡村发展工作要点》	继续加强远程医疗服务网络建设,推动优质医疗资源下沉。引导地方探索基层数字健共体建设

2. 我国数字健康建设现状

第一,医疗信息化建设。我国数字健康领域尤其是医疗信息化市场呈现繁荣增长态势,2021 年中国医疗信息化核心软件市场规模达到 323 亿元,2021~2024 年复合增速达到 19.2%,预计 2024 年总规模达 547 亿元。① 医疗信息化建设主要分为三个阶段:医院管理信息化阶段(HMIS)、临床管理信息化阶段(HCIS)和局域医疗卫生服务阶段(GMIS)。

第一阶段为医院管理信息化阶段,目前大部分医院的财务费用系统处于此阶段,包括医院挂号、出入院、药品收费管理、医保报销等。第二阶段为临床管理信息化阶段,包括建立电子病历系统(EMR)、医学影像学系统(PACS)、实验室信息管理系统(LIS)、手术信息系统等,我国部分大型医疗机构已完成第二阶段建设,基本实现无纸化办公、远程医疗救助,可以有效提高诊疗效率及质量,降低医疗成本。第三阶段又称医疗智慧化阶段,需要完成数据互联互通,提高区域医疗信息化水平,进行多平台资源整合和信息标准化处理等重点任务。目前仍处于探索阶段,医疗机构间暂无法实现数据共享。艾瑞咨询于 2022 年 3 月发布的《2022 年中国医疗信息化行业研究报告》对目前我国医疗信息化建设的主要障碍因素进行分析,占比排名前三的因素为:信息技术部门人力资源不足(80%)、缺乏充足的资金支持

---

① 申曙光、吴庆艳:《健康治理视角下的数字健康:内涵、价值及应用》,《改革》2020 年第 12 期。

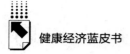

（74%）、管理部门协调不到位（68%）。

第二，远程医疗服务平台建设。2022年，远程医疗服务平台已覆盖全国31个省份及新疆生产建设兵团，地市级、县级远程医疗服务实现全覆盖，全年共开展远程医疗服务超2670万人次。① 截至2021年2月，已有9100多家医院开展了远程医疗服务，2400多个医联体牵头医院建立远程医疗中心，远程医疗服务量超过2000万人次。2017~2021年全国二级以上公立医院开展远程医疗服务占比由43.3%提升至64.6%（见图2）。"十三五"规划结束时，全国建成1700多家互联网医院，7000多家二级以上公立医院接入区域全民健康信息平台，260多个城市实现区域内医疗机构就诊"一卡（码）通"，2200多家三级医院初步实现院内互通。②

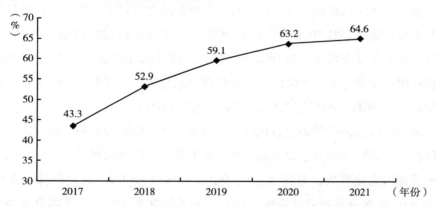

图2 2017~2021年全国二级以上公立医院开展远程医疗服务情况

资料来源：相关年份《我国卫生健康事业发展统计公报》。

此外，截至2022年10月，全国设置超过2700家互联网医院，开展互联网诊疗服务超过2590万人次。1.65万家基层中医馆接入中医馆健康

---

① 池慧、李亚子、郭珉江主编《中国互联网医院发展报告（2021）》，社会科学文献出版社，2021。

② 《关于印发"十四五"全民健康信息化规划的通知》，国家卫生健康委官网，2022年11月9日，http：//www. nhc. gov. cn/cms-search/xxgk/getManuscriptXxgk. htm？ id＝49eb570ca79a42f688f9efac42e3c0f1。

信息平台。①

第三，医保信息化建设。2022 年，全国统一的医保信息平台已全面建成，在全国 31 个省份和新疆生产建设兵团全域上线，接入约 40 万家定点医疗机构和 40 万家定点零售药店，有效覆盖全体参保人，日结算约 1800 万人次，数据实现实时、准时汇集。国家医保服务平台实名用户达 2.8 亿，涵盖100 余项服务功能，医保信息化覆盖范围持续扩大，信息系统互联互通全面覆盖。②

此外，针对医保基金监管对象多、难度大，监管力量相对不足等管理问题，运用现代信息技术寻求破解之道，用新技术赋能医保监控，实现医院前端提醒、经办端事中审核、行政端事后监管的全流程防控，目前已取得一定成效。2022 年，全国各级医保部门通过智能监控拒付和追回医保资金 38.5亿元。③

第四，社区慢病管理。随着家庭医生签约服务的不断推进，我国目前已经搭建了较为完善的互联网+社区慢病管理服务体系，高血压、糖尿病等慢性病患者可以通过信息平台获悉规范化管理目标，利用平台与可穿戴设备等实现预约复诊、在线问诊、健康教育、电子健康档案、检验报告、疾病风险评估、饮食运动管理、病情监测、线上支付、线上购药远程会诊、双向转诊、检查及入院预约等多学科的慢病管理服务。④ 此外，通过App 或企微社区对慢病人群、高危人群、一般人群进行慢性病训练营全覆盖管理，促进慢性病的预防和控制。2023 年 11 月发布的《数字化糖尿病管理研究报告》结果显示，通过应用程序管理工具与企业微信社群控糖训练营相结合的线上管理方式，对血糖控制与改善具有积极作用，尤其是参与企业微信社群控糖训练营对于血糖控制与改善具有长期效果，六个月后

---

① 国家互联网信息办公室：《数字中国发展报告（2022 年）》，2023。
② 国家互联网信息办公室：《数字中国发展报告（2022 年）》，2023。
③ 《国家医疗保障局对十四届全国人大一次会议第 6291 号建议的答复》，国家医保局官网，2023 年 9 月 1 日，https://www.nhsa.gov.cn/art/2023/9/1/art_110_11204.html。
④ 杨小玲、袁丽：《互联网医疗在老年慢性病管理中的应用进展》，《实用老年医学》2021 年第 2 期。

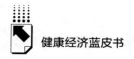
用户血糖达标率为 57.3%。①

第五，市场健康服务。数字化技术的引入改变了传统健康服务模式与健康产品。目前市场上数字健康服务主要集中于在线问诊咨询、线上购药、健康体检及保险的线上销售等。在线零售药房和数字化健康基础设施为市场主要力量。《2022 年度中国数字健康市场数据报告》显示，2022 年，互联网医疗市场规模 3102.0 亿元，同比增长 39.10%。2018~2021 年互联网医疗市场规模（增速）分别为 738.0 亿元（30.38%）、1044.0 亿元（41.46%）、1550.0 亿元（48.47%）、2230.0 亿元（43.87%）；医药电商市场规模 2520.0 亿元，同比增长 36.15%，2018~2021 年医药电商市场规模（增速）分别为 657.4 亿元（43.63%）、964.3 亿元（46.68%）、1350.1 亿元（40.00%）、1850.9 亿元（37.09%），数字大健康市场发展正处于蓬勃发展阶段（见图 3）。

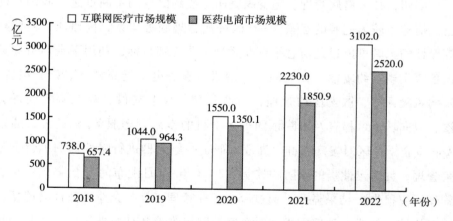

图 3　2018~2022 年全国数字健康市场规模情况

资料来源：《2022 年度中国数字健康市场数据报告》，2023。

---

① 《平安健康〈数字化糖尿病管理研究报告〉重磅发布》，腾讯网，2023 年 11 月 6 日，https://new.qq.com/rain/a/20231106A06CGG00.html。

（三）我国数字健康的常见应用

1. 健康大数据

随着国民对数字医疗卫生服务的接受程度的不断提升。相关数据显示，2019 年仅有 10% 的医疗保健消费者使用远程医疗，服务内容多为互联网医疗服务信息查询。而到了 2020 年末，互联网医疗 App 日活最高峰达到了 671.2 万人，最大日涨幅接近 160 万人，涨幅达 31.28%，[①] 线上医疗服务需求井喷式增加，数字健康快速发展。

新冠疫情期间大数据被广泛应用于疫情防控、监测、趋势预测、防疫物资调配及提高医疗救治效率等方面。如健康码、行程码等都是数字化技术在卫生健康尤其是卫生应急领域的典型应用。此外，大数据分析也是常用的工具。

2. 互联网医疗

互联网医疗是基于互联网信息技术开展的线上诊疗服务，早期主要提供网络挂号、预约，方便辅助线下医疗活动，之后逐步发展为线上互联网医院，进行线上问诊、咨询、开具医疗处方甚至 OTO 药品销售及配送。互联网医疗大大提高了医疗服务的可及性。新冠疫情期间，互联网医疗使用率明显上升，2020 年，国家卫生健康委 44 家委属（管）医院互联网诊疗人次数比 2019 年同期增长了 17 倍。[②]"互联网+健康医疗"为人们提供防疫咨询、心理疏导、慢病管理等各类医疗服务，不仅降低了线下就诊可能存在的聚集接触感染风险，也满足了人们的医疗需求。

互联网医疗发展规模迅速扩大，其服务形式也多种多样，例如各类医疗 App、医院微信公众号、小程序、远程医疗设备监测、医药电商服务等。互联网医疗已渗透到医疗服务全过程，包括诊前咨询、挂号、取药、住院等各

---

① 上海艾瑞市场咨询有限公司：《中国医疗信息化行业研究报告》，《艾瑞咨询系列研究报告》2022 年第 3 期。

② 田晓晨：《发展迅速！我国互联网医院已达 1600 多家》，新华网，2021 年 8 月 23 日，http://www.news.cn/fortune/2021-08/23/c_1127787765.htm。

个环节，实现服务流程全覆盖。而且，自 2022 年底，国家出台相关政策以完善"互联网+"医疗服务价格形成机制，坚持线上线下同类服务合理比价的基本原则，将医药费纳入医保，实行线上直接结算。但目前互联网医疗也存在很多问题，如相关法律法规及制度尚未完善，各大线上医疗机构运营模式单一、没有突出特点、同质化现象严重等，并且不同区域和机构之间数据互联互通困难，信息技术不均衡。除硬件设备要求，老年患者等特殊人群使用要求较高，此类人群服务容易被边缘化。[①]

3. 个性化健康管理

"互联网+健康管理"是指以互联网技术为载体，融合物联网、大数据、智能化等技术，实现对人群健康状况进行监测、分析、评估与干预的医疗健康服务。[②] 常见的健康管理服务内容主要包括健康监测、危险因素分析与干预、健康风险控制、健康指导与咨询等。现有研究显示，有超 50% 的患者对营养指导、远程健康监控或诊疗有较强需求，并且乐于接受互联网健康管理服务。[③]

线下健康管理的开展存在很多困难和阻碍，如人群健康素养水平不高、健康服务可及性差、交通、时间、经济成本等问题造成健康管理在我国开展缓慢。但随着数字技术进入健康领域，互联网为个体信息与健康管理服务提供了重要桥梁，例如可穿戴设备显著推动了老年人健康管理应用，各大健康App（如薄荷健康、Keep、妙健康、好大夫等）拥有着庞大用户群。又如通过个体信息录入、大数据分析可以让个体更加了解自身的健康状况，并且还能够通过低廉的价格获得更加方便和快捷的专业健康指导。尤其对于出行不便的老年人来说，互联网解决了传统监测设备的低利用率和低认知度，让老人在家中也可以得到医生等健康管理人员的指导，服务人员可通过手机、平板、PC 端查看患者健康信息，开具健康处方。此外，还能对个体提供必要

---

① 郭方园：《我国互联网医疗发展的现状、困境与对策》，《新经济》2022 年第 6 期。

② 范子璇等：《我国互联网+健康管理模式发展现状及趋势》，《中国中西医结合皮肤性病学杂志》2023 年第 2 期。

③ 殷维、何小满：《"互联网+"慢性病健康管理模式需求调查及影响因素分析》，《全科医学临床与教育》2019 年第 11 期。

的健康教育，提升其健康素养和自我健康管理的能力。实现以医生为中心的"临床指南"到以患者为中心的服务范式转变，实现健康管理个性化，均依赖于对用户健康信息的全面收集、监测、处理与整合。[①] 这一切都离不开数字健康的迅速发展与应用。

4. 医疗健康人工智能

人工智能（Artificial Intelligence，AI）一词首次出现是在 1956 年 Dartmouth 学会上，是研究、开发用于模拟、延伸和扩展人的智能的理论、方法、技术及应用系统的一门新的技术科学。该领域的研究包括机器人、语言识别、图像识别、自然语言处理和专家系统等。自 2017 年国务院发布《新一代人工智能发展规划》起，人工智能受到广泛关注。相对于其他行业，人工智能在医疗健康领域发展较快，融合程度较深。主要集中在以下几个方面。①门诊辅助诊断：通过人工智能对采集的海量电子病历数据进行处理，辅助临床医生诊断。②医疗影像学智能诊断：通过计算机视觉技术，辅助医师解读医学影像，帮助进行精确诊断。③医疗机器人：指用于医院、诊所的医疗或辅助医疗的机器人。众多种类的机器人中，最广为人知并具有代表性的是"达芬奇"机器人，其拥有人类所不具备的灵巧性、稳定性，同时还有助于推动手术的标准化。④远程诊疗：AI 可以帮助医生收集患者信息，对疾病进行分类，辅助医生诊疗。⑤健康管理：根据大数据和健康管理数据库，采集个体健康信息并进行健康风险评估，提供健康管理方案推荐等。⑥新药物研发：人工智能用于药物分子筛选，可缩短筛选时间，大大降低研发成本。⑦基因测序：应用于异常基因的发现，更加快速、准确地完成 DNA 检测。学习模拟细胞内化学物性质，发现药物及设计靶向药等。

四　数字健康技术的最新研究成果、突破与发展

赵秋怡等将电子健康、移动健康、远程健康、数字健康 4 个关键词所构

---

① 丁可鑫、陈大方：《数字健康助理肿瘤精准健康管理》，《中国癌症防治杂志》2021 年第 6 期。

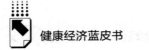

成的领域统称为"数字健康领域"。① 文献可视化分析结果显示，目前医疗健康领域的数字革命多集中于心理健康和慢性病自我管理两大方面。现有研究较多关注数字技术在改善心理健康、以个人为中心的慢病自我管理等方面的应用。有关数字健康的研究成果及文献近年来呈爆发式增长，某种程度上与新冠疫情防控有关。有研究表明，数字健康在疫情期间被广泛应用于远程医疗，参与疫情防控、线上诊疗、电子处方的开具等，提高了医疗服务的可及性与诊疗的效率。② 具体表现在如下几个方面。

（一）最新成果介绍

1. 健康管理技术

健康管理技术进步依赖于信息的自动监测。通过各类生物传感器及微型设备，可以实时监测人体各项生理指标，以帮助人们更好地了解自己的身体状况，及时发现和解决健康问题，并能建立数据库健康档案。通过对信息进行检索、计算机算法学习以及健康指导方案推荐等方式，方便健康管理人员给出科学有效且个性化的健康管理方案。以物联网、医疗大数据和人工智能算法等底层技术为基础，构建了"健康数据解读与分析""健康风险评估""健康膳食方案"等健康管理引擎，根据个人健康危险因素结合健康数据，智能生成健康干预方案，包含膳食营养、运动健康、健康教育，实现健康促进，降低疾病风险。医务人员可通过智能终端及时追踪监测患者的各项功能指标变化，并通过交互式聊天方式为患者提供医疗健康指导，还可应用辅助给药程序给予患者治疗。医生可通过数字疗法改善患者健康状况，提升患者自我管理能力，提高患者治疗的依从性。③

2. 智慧医药产业发展

智慧医疗产业形式多样，也是大家较为关注的研究热点。互联网医院主

---

① 赵秋怡等：《数字健康领域研究进展及热点分析》，《中国数字医学》2022年第4期。
② Doraiswamy, S., Abraham, A., Mamtani, R., Cheema, S., "Use of telehealth during the COVID-19 Pandemic: Scoping review," *J Med Internet Res.*, 2020, 22 (12), p. e24087.
③ 刘雪等：《数字疗法用于慢性病管理的研究进展》，《护理学杂志》2023年第11期。

要是通过互联网技术和大数据分析，收集患者信息、历史病历及健康档案，预测预警疾病风险，并且提供远程医疗服务进行在线问诊。远程诊疗是指医疗机构通过在线方式为患者进行疾病诊断与治疗的过程，它包括从最初的远程视频会诊的 AI 应用（例如病史、健康信息收集和诊疗方案建议等），到复杂的辅助决策、治疗方案选择、远程 ICU 监护管理以及智慧药物配送等。此外，很多药企建立医患沟通平台，患者购药后能与平台医师共同开展疾病管理。从市场角度出发，数字技术赋能线上销售平台，OTO 模式将线上线下结合起来，提高了药品的可及性，增加了患者的获药渠道。通过上述智慧医疗方法，有效提高了医疗机构的服务效率和质量。

3. 人工智能技术

人工智能技术是目前数字健康领域极具潜力的研究方向之一。近年来，人工智能在医疗方面的应用日益突出，可以改善医疗品质、提高患者满意度、提高医疗效率、改善医疗服务、降低医疗成本，实现高效和安全的护理。人工智能技术用于远程医疗服务，比如医疗咨询和诊断，可有效地减少患者到医院就诊的次数，缩短就诊时间，提高就诊质量。此外，人工智能技术还可以帮助医生加快治疗进程，比如自动录入病历信息、自动识别症状，实现更精准的诊断和治疗。同时，人工智能技术在不断应用与更新的辅助建模中，有助于形成可以更好地回应患者需求的医疗体系，比如可以帮助患者更准确地了解他们的病情。

（二）数字健康技术的突破与发展

作为未来产业的重要组成部分，未来健康以"数字赋能、融合创新"为特征，以生物技术与数字技术的跨界融合（BT/IT 融合）为核心驱动力，是引领未来经济社会发展、决定未来产业竞争力的新支柱、新赛道。数字健康技术发展的突破和创新需要关注如下几个方面。

1. 立足重大需求

以解决人民健康的重大需求为出发点，促进人工智能+医药健康应用。立足我国医疗卫生领域的国情背景，重点推进人工智能大模型、生成式人工

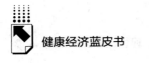

智能在创新药物研发等领域的应用；引导技术创新和转化应用，促进健康产业数字化转型升级。

2. 注重跨界融合

加强跨领域交叉研究和协同攻关，促进技术突破。推进产学研医用合作，组建智慧医药创新联合体产业平台，整合多方资源，突破新理论、新技术和新算法，加强原始、自主创新能力。

3. 优化数字平台

优先建设医疗健康数据基础设施和平台，促进数据流通共享。构建兼具质量和数量的医疗数据集，加快建设电子病历、蛋白质、试验数据、专科病种等多元化数据集；探索多渠道数据的整合和流通机制，引入新的加密技术、行业合作机制、数据资产商业管理机制。

4. 确保患者安全

患者的信息安全、生命安全等问题的解决是未来研究的热点问题，数字化技术带来便利与高效的同时，也要谨慎对待数字健康伴随的伦理问题、安全问题、隐私问题和数据标准化问题等。这些都需要有力的监管、有针对性的法律法规政策以及统一的评估标准等。

五　数字健康行业发展的难点与堵点

虽然数字健康行业发展向好，但仍存在许多技术应用的痛点、难点，亟待我们去解决。

（一）健康数据互通困难

数字化应用离不开数据，而健康数据目前存在诸多问题。第一，现有医疗健康数据很难达到互联互通的要求。互联网医疗机构数据分散，数据所属权责模糊，对数据利用合法性存疑，合作开展困难。第二，未对健康数据进行标准化管理，数据质量较差，投入成本大。第三，在收集健康数据的过程中，多数数据并未得到个人的知情同意及授权，除临床研究展示外很难被在其他产业及领域中应用。第四，网络数据安全与保障体系未完善，网络攻击、无良机构出售医疗数据都可能造成患者健康信息的泄露，进而使人们对隐私泄露带来的风险产生危机感，对数据共享产生信任危机，更加不愿意共享个人健康信息，造成数据流通困难。第五，信息系统产品多样。一家医院存在多个主体运营的信息系统，彼此间接轨困难，数据难以共享。医院在使用符合自身情况的个性化系统的同时，造成了卫生健康领域的数据标准化困难，且统一标准化管理涉及软件开发商及运营商自身利益，改革发展较难推进，甚至存在抵抗情况。

（二）数字健康地区发展不平衡

从数字健康行业发展来看，不同地区地理条件、城市发展水平、数字基础建设和相关投入不同，导致出现发展不平衡问题。尽管数字健康在一定程度上提高了卫生服务的可及性及医疗质量，但由于其对数字设备和网络的依赖性，数字健康发展与互联网经济发展区域差异几乎重合，呈现东高西低、南高北低的特点。中国数字健康管理的用户大部分集中在经济发达地区。

（三）数字健康行业规范性不足

目前数字医疗行业存在规范性不足的问题，部分互联网医疗平台存在医师质量、人员结构及服务内容夸大宣传的情况，例如某些机构为提高接诊量，安排医生同时回复多位患者，导致患者在线上就诊过程中，并未得到机构声称的一对一服务；就诊过程过于模板化，用药随意、诱导治疗、过度推药等行为层出不穷，诊疗质量无法保证。很多健康信息平台建设往往存在"重应用但轻标准，重技术功能但轻管理规范"的问题，[①] 健康数据标准化程度低，导致数据类型复杂、数据质量参差不齐，对数据互通及分析造成很大困难。除此之外，在互联网医疗市场的监管方面也存在诸多不足，包括监管惩处不到位、相关行业服务标准模糊等。

---

① 朱月兰等：《区域卫生健康信息平台数据治理及应用》，《中国数字医学》2023 年第 1 期。

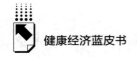

（四）数字健康带来的伦理挑战

数字化除了会推动医疗卫生领域发展，还产生了诸多伦理问题。迈克尔·桑德尔指出："当伦理道德跟不上科技的脚步时，人们的心理就会不安。"[①] 以数据为例，数据量增加会带来更多的错误数据，造成分析结果的不确定。当这些结果应用于辅助医疗诊断和治疗时可能会发生临床事故，事故责任方难以划分。在公共卫生领域，错误的数据可能会对研究人员造成误导，甚至影响疾病防控。此外，很多机构在并未征求知情同意的情况下，利用个人健康信息进行二次开发利用，人们无法保证自身信息安全和基本权益。

对于医务人员来说，数字技术让健康被冷冰冰的数据替代，容易忽视个人整体健康以及诊疗中对患者的人文关怀。医学模式可能再次发生变化，由生物—心理—社会医学模式转变为数据生物医学模式。并且，过度依赖数据，可能会让医生失去独立思考的能力。

六　行业发展趋势与机遇

中国信息通讯研究院发布的《中国数字经济发展报告（2022 年）》显示，我国数字经济规模达到 45.5 万亿元，在国民经济中拥有举重若轻的地位。数字化产业蓬勃发展，数字健康领域存在巨大潜力。研究近期全国各省份发布的卫生政策可以发现，数字信息化在卫生领域的发展备受关注，例如江西试点基层人工智能辅助系统建设；浙江开展卫生健康现代化建设 9 大行动中就包括实施数字健康高地建设；天津进行"数字医联体"探索，搭建慢病管理云平台；四川进一步推进数字化门诊计划，同时预防接种培训基地还借助"高智能医学模拟人"进行专业人员培训等。2023 年 4 月，第十七届中国卫生信息技术/健康医疗大数据应用交流大会暨软硬件与健康医疗产

---

① 〔美〕迈克尔·桑德尔：《反对完美：科技与人性的正义之战》，黄慧慧译，中信出版社，2013，第 56 页。

品展览会在安徽合肥召开，此次大会主题是"以数字化驱动卫生健康高质量发展"，对数字健康行业全民健康信息化高质量发展、健康大数据应用等重点工作及未来发展进行研究讨论。数字健康领域发展前景一片利好。

（一）智慧健康养老

目前我国老龄化程度不断加深，截至 2021 年末，全国 60 周岁及以上老年人口 26736 万人，占总人口的 18.9%；全国 65 周岁及以上老年人口 20056 万人，占总人口的 14.2%。全国 65 周岁及以上老年人口抚养比 20.8%。[①] 为应对老年健康服务需求的不断攀升，建设健全老年健康服务体系，国家出台了一系列政策文件，积极为人口老龄化提供保障。随着数字信息化的不断发展，互联网背景下的养老模式应运而生。

根据龚继红、胡翔凤的研究，武汉市"互联网+"社区居家养老服务试点内超一半比例的老年人对于信息技术嵌入下的社区养老服务有参与意愿。[②] 沈勤、徐越的研究显示，低龄老年人、女性老年人、城市老年人、不太了解慢性病知识的老年人、能独立使用智能设备的老年人、需要非药物治疗的老年人、参加体育锻炼的老年人，以及参加老年社团的老年人，更愿意参与"互联网+慢性病管理"。[③] 可见，老年人对于使用智慧医疗进行慢病管理与养老保健等拥有服务需求。而我国老年人口及慢病人口数量庞大，为智慧健康养老提供了丰富的目标人群。

（二）药品数智发展

进入信息化时代，数字技术赋能生物医药领域，人工智能、云计算、大数据应用、物联网、互联网等技术在药品研发、销售等方面的应用，为生物

---

① 《2021 年度国家老龄事业发展公报》，中国政府网，2022 年 10 月 24 日，http://www.nhc.gov.cn/lljks/pqt/202210/e09f046ab8f14967b19c3cb5c1d934b5.shtml。

② 龚继红、胡翔凤：《试点区域中老年人参与"互联网+"社区居家养老服务意愿影响因素实证分析》，《行政与法》2020 年第 12 期。

③ 沈勤、徐越：《老年人参与"互联网+慢性病管理"意愿影响因素分析——基于 Anderson 健康行为模型的实证研究》，《卫生经济研究》2020 年第 1 期。

医药领域带来巨大变革。对于某些药品来说,高费用体现在漫长的研发时间和昂贵的成本上,而通过人工智能在药物研发过程的应用,可以有效筛选数据,降低药物研发成本,缩短研发时间。在药品销售方面,越来越多的人选择线上购药,线上药店较线下药店品种更为齐全,价格更为低廉。同时随着互联网医院的兴起,人们还可以在线上购买到更多的处方药品,也能够使用个人电子医保进行线上购药,为老年人、慢病患者及行动不便的病人提供购药便利。未来,将会有更多的数字技术被应用于医药健康行业发展中。

(三)数字化心理健康服务

随着国民健康素养的不断提升,人们对心理健康的认知水平也在不断提高。国民对心理健康服务的需求不断释放。《2023 年度中国精神心理健康》显示,我国成人抑郁风险检出率为 10.6%,焦虑风险检出率为 15.8%,学生群体更是心理问题的重灾区。面对不断激增的心理服务需求,传统心理健康服务存在供需不平衡、付费意愿低、服务标准化低、效果不能量化等问题,而通过数字技术在心理健康服务中的应用,如互联网咨询平台、数字疗法产品等,丰富了服务的形式,增加了干预效果,提升了服务的可及性。此外,各类线上心理咨询服务、课程等,让心理知识的获取变得更加容易,提升了个体对自我心理状态的认知和个人情绪的处理能力,对心理健康的维持具有一定帮助。

七 数字健康发展优秀案例

(一)案例一 ——银川市互联网医院监管平台

2018 年银川市上线了首家互联网医院监管平台,并陆续建立了线上医疗费用支付制度。2020 年后,线上问诊咨询服务面向全国开展,选择此类方式就诊的慢性病患者不断增加,居民可通过好大夫在线、丁香医生等 25 家互联网医院在网上进行就诊咨询。银川市不断推进"互联网+医疗示范区"的建设，为规范互联网医院及医师行为，对诊疗病历、用药、医疗数据安全等方面做出细致规定，先后出台了 18 项配套政策。

目前，银川市已引入百度健康、好大夫、上海安翰等"互联网+"或大健康企业 108 家，取得"医疗机构执业许可证"的互联网医院已达 69 家，被纳入医保定点的 9 家，并且仍然积极引导更多落地的互联网医院纳入医保定点范围。[1] 截至 2020 年 12 月底，银川互联网医院共诊疗 2574.1 万人次，总费用 7.22 亿元，药品费用 7485.03 万元；开展"互联网+"医保支付结算机构 3 个，结算 11154 人次，总费用 2149961.53 元；备案注册医生总数达到 6.4 万余名。[2]

对于日益发展的互联网医疗领域来说，需要强有力的监管机制。银川市互联网医院监管平台的建立，不仅建立了较为完善的政策体系，还吸引了更多的优质医疗资源，让群众在小地方也能随时享受到大城市三甲医院的专家远程门诊，推动优质资源下沉，改革就医模式。当然，尽管目前银川互联网医院仍然存在诸如服务内容有待扩大、互联网医院标准规范不足、区域处方流转平台作用待强化等问题，但银川互联网医疗监管平台不失为我国数字健康发展的一例典范。

（二）案例二——北京方庄社区智慧家医健康管理平台

北京市丰台区方庄社区卫生服务中心作为 2010 年北京市首批家庭医生签约服务试点单位，于 2016 年构建"智慧家庭医生优化协同服务模式"，即以社区卫生服务机构的医务人员组建家医签约团队，以居民健康为中心落实"智慧诊断、智慧服务、智慧上门、智慧防疫、智慧绩效"的家医签约服务模式，通过将互联网、物联网、人工智能等数字健康手段应用于居民健康服务过程中，来建立智慧家庭医生签约健康管理平台。平台建设主要包括

---

[1]　池慧、李亚子、郭珉江主编《中国互联网医院发展报告（2021）》，社会科学文献出版社，2021。

[2]　池慧、李亚子、郭珉江主编《中国互联网医院发展报告（2021）》，社会科学文献出版社，2021。

以下五个方面。第一，基于人工智能技术研发的临床服务决策支持系统，帮助医生更高效地进行疾病早期的识别和诊断。第二，构建智能化的全程式慢病管理。第三，以云技术创新医联体协作，构建了全科医生和专科医生协同为居民服务的连续性健康管理闭环。第四，通过移动终端将健康服务信息延伸到了居民家中。第五，通过人工智能语音回访平台使医患沟通以及数据的分析利用更加精准和高效。"互联网+健康服务"在为医务人员赋能的同时，也能极大地提升签约居民的获得感，增加居民对家庭医生服务的黏性，更好地开展家医签约服务。

智慧家医系统针对性解决了基层诊疗能力不强、专科能力不足的问题，帮助基层医务人员高效诊断，促进优质医疗资源"智能化"下沉，并且通过构建诊前居民医疗服务通道，让居民就诊更加便利实惠，促进了医疗资源的合理利用。该系统自上线以来，辅助填写病历 23500 份，为 25223 位患者提供指导建议，在医生书写电子病历时实时智能提示 104472 次，未发生误诊和漏诊，提高了社区居民诊疗规范性和合理用药水平，赋能提升医务人员服务水平。[①]

（三）案例三——鹰瞳 Airdoc AI 辅助诊断软件

我国是世界上眼盲和视觉损伤患者数量最多的国家之一，且存在眼科医疗资源总量不足、质量不高、分布不均的问题。此外，《中国心血管健康与疾病报告 2020》显示，2020 年，我国心血管疾病（Cardiovascular disease，CVD）死亡率仍居所有原因死亡率的首位，农村、城市 CVD 分别占死因的 48.00% 和 45.86%，即每 5 例死亡中就有 2 例死于 CVD。大量的心血管疾病患者不仅挑战着我国医疗卫生服务体系的防控能力，而且对经济和社会发展造成了重大影响。为预防重大致盲性眼病与心脑血管疾病，对高危人群开展早发现、早诊断、早治疗的预防策略至关重要。目前，视网膜影像人工智能能够更加方便、快捷、准确地对早期病变进行筛查。

---

① 《国家卫健委办公厅关于通报表扬数字健康典型案例（第二批）的通知》，中国政府网，2022 年 5 月 31 日，http://www.nhc.gov.cn/guihuaxxs/gongwen1/202205/7879709a521048a7bdbce1a9bee9729b.shtml。

鹰瞳 Airdoc 自主开发的产品能够辅助诊断糖尿病视网膜病变、高血压性视网膜病变、视网膜静脉阻塞、年龄相关性黄斑变性、病理性近视及视网膜脱离等多种疾病。基于眼底照片研发的视网膜人工智能诊断系统对糖尿病视网膜病变、青光眼、年龄相关性黄斑变性、视网膜静脉阻塞及病理性近视等数 10 种常见眼底病的筛查能力堪比资深眼科专家，检测异常眼底的敏感度为 89.8%，区分 10 种眼底病的准确率为 95.3%~99.9%，且筛查用时节省了约 75%。① 2021 年，鹰瞳 Airdoc 研发出适用于国人的、基于眼底照片预测心血管病风险的人工智能系统，该系统在内部验证中估算临界/中等及以上（≥5%/≥7.5%）心血管疾病风险人群的 AUC 值分别为 0.971（95%CI：0.967~0.975）和 0.976（95%CI：0.973~0.980）。②

截至 2022 年，鹰瞳 Airdoc 的 AI 辅助诊断软件在基层药店、体检中心、眼镜店等医院外场景中，累计服务付费用户 500 万人次，其中 2020 年共检测 2664398 人次，检出眼部疾病阳性 328564 例，严重或迫切健康问题 22291 例，帮助了处在健康高风险的用户及时发现疾病并就医。

与人工诊断相比，人工智能视网膜检查的识别速度快，远超人工读片的速度，不再受限于体力和精力，能够长时间持续工作，同时能够批量处理大规模的图像数据，在减轻医生负担的同时，保证了检查的效率与质量。通过引入人工智能眼底检查手段，能够减少不必要的人工时间消耗，弥补行业医生空缺，提高医院的诊疗效率。

八 数字健康行业未来发展思路与建议

第一，完善顶层设计，为数字健康提供良好的发展条件。从技术和政策

---

① Lin, D., et al., "Application of Comprehensive Artificial intelligence Retinal Expert（CARE）system: A national real-world evidence study," *The Lancet Digital Health*, 2021, 3（8）, pp. e486-e495; Dong, L., et al., "Artificial intelligence for screening of multiple retinal and optic nerve diseases," *JAMA Netw Open*, 2022, 5（5）, p. e229960.

② Ma, Y., et al., "Deep learning algorithm using fundus photographs for 10-year risk assessment of ischemic cardiovascular diseases in China," *Science Bulletin*, 2021.

两方面入手，解决医疗健康数据互联互通问题。技术上，对现有医疗机构使用的信息系统情况进行调查，研究制定医疗信息一体化标准，解决"系统孤岛"问题。基于目前发展较好的电子健康档案与电子病历数据库，建设统一、标准、普惠、共享互通、安全便捷的健康数据库及国家数据中心。进一步实现医疗健康数据互联互通以及跨区域、跨部门、跨领域流通，实现数字医疗、公共卫生、医保、健康管理等业态融合。[1] 政策上，依靠国家相关政策支持，明确数据所属权责，由上及下以数据价值创造为激励导向，推动数据开发及共享，为数字健康发展注入持续活力。

第二，制定相关法律规范，强化行业标准建立与行业监管。例如，根据临床规范与数字技术要求，可针对互联网医院的诊疗过程建立清晰的操作标准与行为准则。组建互联网医疗监管部门，建立常态化监测机制，对电子健康档案、电子病历、药物处方、医疗咨询记录等进行随机化抽检，提高互联网诊疗操作规范性。

第三，进一步加强个人信息及隐私保护。基于《个人信息保护法》《网络安全法》《医疗卫生法》《数据安全法》《医疗卫生机构网络安全管理办法》等法律法规，对健康进行分类管理、分级保护，出台包括医疗数据分类、使用主体、使用方式、使用准则等在内的可操作性的实施细则和监管办法，加大惩戒力度，严格治理医疗数据使用中的乱象，[2] 为健康医疗数据的广泛应用保驾护航。

第四，组建数字健康伦理委员会。由医学界、社会学界、法律界等多领域专家共同组成数字健康伦理委员会，[3] 对涉及数字健康的相关产品生产、使用过程以及线上诊疗、远程医疗等均进行监管审查，明晰责任划分。

第五，优化数字医疗服务。①提高数字医疗技术的实用性。通过改进用户界面，提升用户体验，简化流程，不断优化信息系统及平台建设，提高数

---

① 张县等：《数字健康的回顾与展望》，《中国数字医学》2022 年第 3 期。
② 冯文猛、刘福莲：《数字医疗发展中四方面问题亟待破解》，搜狐网，2021 年 12 月 9 日，http：//news. sohu. com/a/506741049_455313。
③ 张县等：《数字健康的回顾与展望》，《中国数字医学》2022 年第 3 期。

字医疗技术的可用性和易用性，使医生和患者更容易使用数字医疗服务。②提高公众对数字健康的知晓度、接受度。数字医疗服务的应用需要医生和患者的积极使用才能发挥其最大的潜力。因此，需要通过宣传、教育、鼓励等方式，增强医生和患者的接受度和使用意愿，进一步推动数字医疗服务的发展。以互联网医院为中心，实现线上线下医疗服务机构深度融合一体发展，有效利用医疗资源，提高患者服务的可及性。③加强数据管理和数据安全。由于数字医疗服务需要处理大量的患者和医疗数据，因此必须确保数据的安全性和保密性。采用数据加密技术、身份验证和访问控制等措施，以确保医疗数据的保密性和完整性。④促进数字医疗服务的标准化和规范化。数字医疗服务的标准化和规范化可以提升服务的操作性和协作性，提高服务质量和效率，更好地满足医疗需求。同时，标准化建设还可以加强数据互联互通，提高健康数据的利用率。有效利用国民健康数据，弥合医药、医保、公共卫生、健康管理等业态存在的数字健康鸿沟，推动数据共建共享。⑤提高数字医疗服务的普及度。数字医疗服务需要得到政策和市场的支持，通过政策引导和市场推广，将数字技术与医疗服务融合，赋能数字健康行业发展，使更多的医生和患者受益于数字医疗服务。

九 小结与展望

数字健康是顺应健康中国发展的战略方向，也是卫生信息化发展的新阶段。数字化技术的发展与国民健康需求的剧增赋予了数字健康的时代使命。希望通过对数字化在健康领域应用的研究与分析，解决目前我国数字健康发展存在的难点堵点，进一步推动数字健康建设，实现医疗数据互联互通及充分、广泛应用。

B.3
中国食品行业的市场规模、
发展机遇及未来挑战

王统帅　周雯虹　王小谦　周邦勇*

摘　要： 党的二十大报告强调推进健康中国建设，把保障人民健康放在优先发展的战略位置。食品行业事关国计民生，应紧跟政策导向，发挥行业引领，平衡产业发展，才能迎接机遇和挑战。本报告通过对我国食品行业近年来的行业规模、产业结构、市场供给及主要细分行业运行概况等进行总结分析，展示了食品行业尤其是健康食品在健康经济发展方面积蓄的强劲潜力与动能。在健康中国战略指导下，食品行业全力保障食品安全，在基础产业、跨界融合和特膳食品等重点领域积极开展技术创新和产品升级，取得了丰硕成果，拓宽了市场新业态。本报告也分析了食品行业在新发展格局下面临的机遇和挑战。通过对国内外形势、产业现状和技术发展等方面的充分调查研究，本报告提出强链补链、加强监管、人才培养、创新驱动等建议，聚力推动食品行业高质量发展，不断满足人民群众对美好生活的需求。

关键词： 健康中国战略　食品行业　食品安全　营养健康

　　食品工业是国民经济的支柱产业，也是标志人民生活水平提升的重要行

---

* 王统帅，中国家用电器研究院、中国轻工业健康家居检验检测中心副所长，高级工程师，主要研究方向为家电、食品营养与健康；周雯虹，中国家用电器研究院、中国轻工业健康家居检验检测中心副部长，高级工程师，主要研究方向为家电、食品营养与健康；王小谦，中国家用电器研究院、中国轻工业健康家居检验检测中心副部长，高级工程师，主要研究方向为家电、食品营养与健康；周邦勇，中国保健协会副理事长，主要研究方向保健食品、营养科学。

业。改革开放 40 多年来，我国食品工业蓬勃发展，品种多样、营养丰富的食品日益增多，极大地丰富了国人的餐桌和饮食，不断满足人民群众对美好生活的需求。

党的十八届五中全会首次提出推进健康中国建设，自此"健康中国"上升为国家战略。党的第二十次全国代表大会上再次强调推进健康中国建设，把保障人民健康放在优先发展的战略位置，完善人民健康促进政策。在健康中国战略指导下，食品工业的使命担当更加凸显，食品工业的发展也因其在国计民生的重要地位和核心位置，受到国家高度重视，食品产业全面稳定推动，线下线上销售业态并行，赢得了市场的广泛认可，产业凝聚了更多的主体，吸引了更多的投入，不断在动态中发展前行。

一 产业发展稳中求进

2022 年我国经济运行受到国际形势、全球新冠疫情、高温干旱等超预期因素冲击，导致需求收缩、供给冲击、预期转弱三重压力持续演化，经济发展环境的不确定性上升。在中央和各级政府的沉着应对下，各地坚持稳中求进的总基调，宏观调控和微观治理相结合，有效应对了外部因素的冲击，经济大盘总体稳定，民生保障持续加强，全社会保持稳定发展。食品工业克服了诸多不利因素，实现了稳定运行和恢复性增长，为国民经济稳步增长、稳定运行做出了积极贡献。

（一）行业规模保持增长

食品工业作为民生的重要供给侧，产业规模不断扩大。2021 年，全国规模以上食品工业企业完成主营业务收入 91409.7 亿元，实现利润 6187.1 亿元①；

---

① 《2021 年全国规模以上工业企业利润增长 34.3% 两年平均增长 18.2%》，国家统计局官网，2022 年 1 月 27 日，https：//www. stats. gov. cn/sj/zxfb/202302/t20230203_1901360. html。

2022 年，全国规模以上食品工业企业累计完成主营业务收入 97991.9 亿元，实现利润总额 6815.3 亿元[①]；2023 年，全国规模以上食品工业企业累计完成主营业务收入 90052.4 亿元，实现利润总额 6168.0 亿元。[②] 食品工业三个子行业营业收入增长在主要工业企业中仍保持较好水平。2021~2023 年食品工业主要经济效益指标见表 1。

表 1　2021~2023 年食品工业主要经济效益指标

行业	2021 年		2022 年		2023 年		2021 年		2022 年		2023 年	
	营业收入（亿元）	同比增长（%）	营业收入（亿元）	同比增长（%）	营业收入（亿元）	同比增长（%）	利润（亿元）	同比增长（%）	利润（亿元）	同比增长（%）	利润（亿元）	同比增长（%）
食品工业	91409.7	—	97991.9	—	90052.4	—	6187.1	—	6815.3	—	6168.0	—
其中：农副食品加工业	54107.6	12.6	58503.0	6.5	54038.6	1.1	1889.9	-9.2	1901.1	0.2	1391.2	-11.0
食品制造业	21268.1	10.0	22541.9	4.0	20497.6	2.5	1653.5	-0.1	1797.9	7.6	1666.8	4.2
酒、饮料和精制茶制造业	16034.0	13.1	16947.0	4.9	15516.2	7.4	2643.7	24.1	3116.3	17.6	3110.0	8.5

资料来源：国家统计局官网。

（二）产业结构基本稳定

2023 年，食品工业产业结构基本稳定。从图 1 可以看出食品工业三个子行业农副食品加工业，食品制造业，酒、饮料和精制茶制造业 2023 年的营业收入分布情况。其中，农副食品加工业，食品制造业，酒、饮料和精制

[①] 《2022 年全国规模以上工业企业利润下降 4.0%》，国家统计局官网，2023 年 1 月 31 日，https：//www.stats.gov.cn/sj/zxfb/202302/t20230203_1901735.html。

[②] 《2023 年全国规模以上工业企业利润下降 2.3%》，国家统计局官网，2024 年 1 月 27 日，https：//www.stats.gov.cn/sj/zxfb/202401/t20240126_1946914.html。

茶制造业主营业务收入分别为 54038.6 亿元、20497.6 亿元、15516.2 亿元，利润总额分别为 1391.2 亿元、1666.8 亿元、3110.0 亿元（见图 2）。作为食品工业主力生产省份山东、广东、河南、湖北、湖南、四川、福建、浙江、江苏、安徽、河北等，在食品产业结构整体稳定中发挥了十分重要的作用（见表 2）。

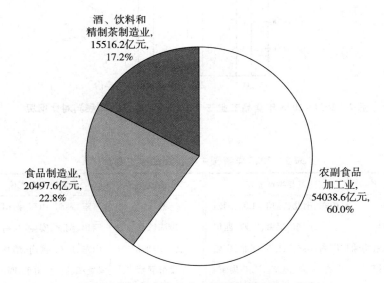

图 1　2023 年食品工业主要行业营业收入分布

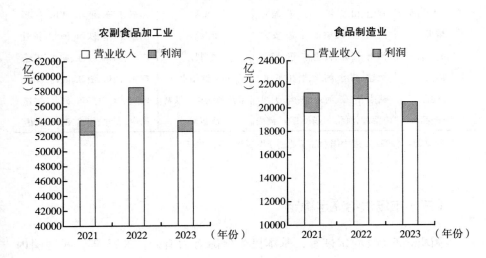

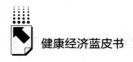

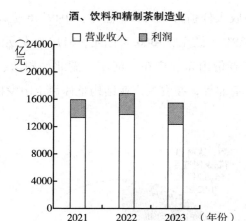

图2 2021~2023年食品工业三个子行业营业收入和利润对比情况

表2 2022年我国主要食品品类主要产区

食品品类	主要生产省份	食品品类	主要生产省份
原盐	山东、湖北、四川、江苏、湖南	酱油	广东、湖南、山东、四川、上海
饲料	山东、广东、湖南、广西、四川	冷冻饮品	四川、湖北、安徽、河南、广东
精制食用植物油	广东、山东、江苏、河北、广西	食品添加剂	山东、广东、河南、湖北、湖南
成品糖	广西、云南、山东、广东、内蒙古	发酵酒精	黑龙江、河南、山东、四川、广西
鲜、冷藏肉	山东、辽宁、河南、湖北、河北	白酒	四川、湖北、北京、贵州、安徽
冷冻水产品	福建、山东、浙江、广东、湖北	啤酒	山东、广东、浙江、四川、江苏
糖果	广东、福建、湖北、上海、安徽	葡萄酒	山东、河南、陕西、河北、新疆
速冻米面	河南、江苏、福建、广东、浙江	饮料	广东、四川、浙江、湖北、福建
罐头	福建、湖南、湖北、浙江、山东	包装饮用水	广东、四川、浙江、陕西、湖南
方便面	河南、广东、河北、湖南、天津	果汁和蔬菜汁饮料	四川、浙江、广东、湖北、福建
乳制品	内蒙古、河北、山东、宁夏、河南	精制茶	湖南、湖北、福建、浙江、安徽

资料来源:《2022年度中国食品工业创新发展报告》,2023。

(三)市场供给充足稳定

中国经济持续稳定恢复,基本民生保障有力有效。2023年,我国国内生产总值持续增长，达到 126 万亿元，比 2022 年增长 5.2%，有效支撑市场供给。食品供应链衔接稳定，食品工业提升了供给体系对国内市场需求的适配能力，优化了食品供给结构，提高了食品供给质量，进一步满足了市场不同层次消费需求和应急保障要求，增强了产业发展张力，提高了供应链运行弹性。

2022 年全国居民人均食品烟酒消费支出为 7481 元，2023 年全国居民人均食品烟酒消费支出增长至 7983 元，占人均消费总支出的 29.8%。① 各地区各部门加大粮油肉蛋奶等基本民生产品的保供稳价力度，居民基本生活消费需求得到有力保障。居民膳食结构进一步优化，从图 3 可见，2022 年人均粮食消费量为 136.8 千克，比 2021 年下降 5.4%；人均肉类消费量为 34.6 千克，比 2021 年增长 5.2%；人均蛋类消费量为 13.5 千克，比 2021 年增长 2.3%。

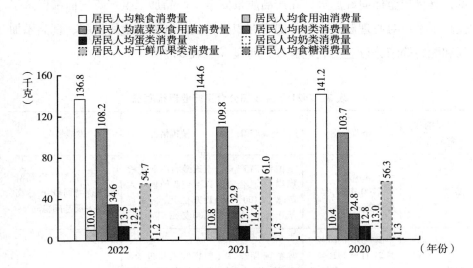

图 3　2020~2022 年全国居民主要食品消费量

资料来源：国家统计局官网。

① 《中华人民共和国 2023 年国民经济和社会发展统计公报》，国家统计局官网，2024 年 2 月 29 日，https://www.stats.gov.cn/sj/zxfb/202402/t20240228_1947915.html。

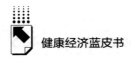

食品行业充分发挥线下线上两个市场的协调作用，确保了市场基本食品需求供应充足，改善性食品需求选择范围加大，高层次食品需求和特殊食品需求得到相对满足。

（四）主要细分食品行业运行概况

食品工业主要细分行业包括酿酒、制糖、乳制品、肉类加工、焙烤食品糖制品、方便食品、生物发酵、食品添加剂和配料、食盐、罐头、饮料、调味品、食品装备等。大多细分食品行业产品都与人民群众的日常生活息息相关，同时也在保障人民身体健康中发挥着重要的作用。比如，盐是化学工业的基本原料，在国民经济和社会发展中占有重要地位。同时，食盐是人民生活的必需品，通过食盐加碘消除碘缺乏危害，保障人民身体健康，是党和国家赋予盐行业的特殊任务。从食品行业各细分领域的产业规模、营销情况可见，其呈现整体向好形势，在产品质量安全、产品加工生产等方面都保持了较高水平，对心理健康、身体健康有积极影响的制糖、生物发酵、食品添加剂和配料等细分行业发展优势日趋明显（见表3）。

表3　2021年主要细分食品行业运行概况

主要细分食品行业	企业数量	企业产量	销售情况	发展情况
酿酒	全国规模以上企业数1700多家，呈减少态势	全国酿酒产业规模以上企业产量5400万千升	全国酿酒产业规模以上企业销售收入近万亿元，利润近2000亿元	酒业经济与社会经济发展保持同步，产业高质量发展基础稳固
制糖	本制糖期(2020年9月21日至2021年7月2日)内，全国开工糖厂186家，原糖加工企业26家	本制糖期全国食糖总产量1000多万吨	销售收入超过660亿元，利润近10亿元	—
乳制品	全国规模以上乳制品企业数量比上年有所增加	乳制品产量3031.7万吨	行业营业总收入近5000亿元，利润总额近400亿元	—

续表

主要细分食品行业	企业数量	企业产量	销售情况	发展情况
肉类加工	—	我国猪牛羊禽肉产量近 9000 万吨	整体营收上涨,利润下降	我国肉类市场供应充足,生猪产能恢复,猪肉价格大幅下降,牛羊禽肉价格保持稳定
焙烤食品糖制品	—		行业规模以上企业营业收入 5500 多亿元	糖果巧克力、蜜饯、冷冻饮品等三个子行业,营业收入增长和盈利情况表现好于焙烤食品行业的整体情况
方便食品	—	—	累计营业收入 3000 多亿元	方便食品行业具有完整的工业链条,相对自主的原料来源,日益提升的市场价值空间,其长期向好的态势愈发鲜明
生物发酵	重点企业 300 余家,主要涉及氨基酸、有机酸、淀粉糖(醇)、酶制剂、酵母、功能发酵制品、生物药物原料、生物美妆原料、食用酵素等行业	主要行业产品产量约 3100 万吨	总产值约 2600 亿元	益生菌行业保持较好增长态势,与整个食品产业处于对接融合的最佳机遇期
食品添加剂和配料	—	主要品种总产量达到 1480 万吨	销售额 1400 亿元,出口额 38 亿美元	全行业继续保持平稳增长的态势
食盐	我国制盐企业约 290 家,食盐定点生产企业 131 家	我国原盐累计产量 9000 多万吨	食盐累计产销量约 1200 万吨,食盐储备约 146 万吨	我国已查明盐矿储量 13000 亿吨,原盐年产能约 12000 万吨
罐头	—	规模以上罐头企业累计完成产量 800 多万吨	营业收入 1000 多亿元,利润总额约 65 亿元	罐头在新冠疫情期间的应急保障属性凸显,餐饮、酒店、家庭储备的罐头需求市场稳步增长
饮料	饮料规模以上企业数持续减少	全国饮料总产量超过 1.8 亿吨	利润增长 7%	—

续表

主要细分 食品行业	企业数量	企业产量	销售情况	发展情况
调味品	—	—	营业收入达到3000 多亿元	—
食品装备	—	—	食品、酒、饮料及茶生产专用设备制造业规模以上企业营业收入超 340 亿元,利润总额 26 亿元。农副食品加工专用设备制造业规模以上企业营业收入超 370 亿元,利润总额 24 亿元	行业总体发展态势良好,在产业链和供应链重构,开拓新消费市场,提升数字化、智能化技术方面,取得了较好的发展业绩,实现了稳中有升的发展局面

资料来源：①《2021 年度中国食品工业创新发展报告》，2022；②食品工业的运行数据来源于国家统计局，进出口数据来源于海关总署，均不含烟草制造业；③部分细分食品行业运行数据来源于相关行业协会统计。

二　健康引领行业发展

食品行业以"健康中国 2030"战略为导向，全面普及膳食营养知识，充分发挥食品营养标识的作用，增进市场消费的原生动力，尤其是在婴幼儿配方食品、保健食品、特殊人群配方食品等方面，使市场对健康食品认知度、识别度、接受度逐步深化和提高。

（一）贯彻健康中国战略指导思想

实现国民健康长寿，是国家富强、民族振兴的重要标志，也是全国各族人民的共同愿望。随着经济社会快速发展，人民生活水平不断提高，我国的食品消费已经从吃得饱转向吃得好、吃得健康、吃得快乐。同时，随着工业化、城镇化、人口老龄化发展及生态环境、生活行为方式的变化，营养不良、慢性非传染性疾病以及老年退行性疾病将持续增长，给国家造成巨大的经济负担，严重影响人口生存质量。这些诸多复杂因素，对未来食品的可持续供给和营养健康提出巨大挑战。

2019 年，《健康中国行动（2019—2030 年）》发布，倡导每个人是自己健康第一责任人的理念，激发居民热爱健康、追求健康的热情，养成符合自身和家庭特点的健康生活方式，合理膳食、科学运动、戒烟限酒、心理平衡，实现健康生活少生病；对每日食盐摄入量、食用油摄入量、添加糖摄入量、蔬菜和水果摄入量以及摄入食物种类等都制定了明确的目标（见表 4），鼓励"三减三健"（减盐、减油、减糖，健康口腔、健康体重、健康骨骼）。

表 4　健康中国行动与食品相关主要指标

领域	序号	指标	基期水平	2022 年目标值	2030 年目标值	指标性质
合理膳食行动	1	人均每日食盐摄入量（g）	2012 年为 10.5	≤5		倡导性
		说明：2013 年，世界卫生组织建议人均每日食盐摄入量不高于 5g。				
	2	成人人均每日食用油摄入量（g）	2012 年为 42.1	25~30		倡导性
		说明：监测人群的每日食用油总消耗量与监测人群总人数之比。《中国居民膳食指南》建议成人每日食用油摄入量不高于 25g~30g。				
	3	人均每日添加糖摄入量（g）	30	≤25		倡导性
		说明：添加糖指人工加入食品中的、具有甜味特征的糖类，以及单独食用的糖，常见有蔗糖、果糖、葡萄糖等。 计算方法：监测人群的每日添加糖总消耗量/监测人群总人数。				
	4	蔬菜和水果每日摄入量（g）	2012 年为 296	≥500		倡导性
		说明：《中国居民膳食指南》建议餐餐有蔬菜，保证每天摄入 300g~500g 蔬菜，深色蔬菜应占 1/2；天天吃水果，保证每天摄入 200g~350g 新鲜水果，果汁不能代替鲜果。				
	5	每日摄入食物种类（种）	—	≥12		倡导性
		说明：《中国居民膳食指南》建议平均每天摄入 12 种及以上食物，每周 25 种以上。				

资料来源：《健康中国行动（2019—2030 年）》，中国政府网，2019 年 7 月 15 日，https：//www.gov.cn/xinwen/2019-07/15/content_5409694.htm。

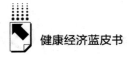

"健康中国，营养先行。"从《"健康中国 2030"规划纲要》到《国务院关于实施健康中国行动的意见》《国民营养计划（2017—2030 年）》，再到《健康中国行动（2019—2030 年）》，以及各部门发布的《食品安全国家标准管理办法》《国家标准管理办法》《卫生健康标准管理办法》《按照传统既是食品又是中药材的物质目录管理规定》《保健食品注册与备案管理办法》等系列政策法规，"以人民健康为中心"的理念已经深入食品产业的各个领域，与营养健康密切相关的特膳食品需求量增加，市场发展加快，这也为食品行业的未来发展和产业布局指明了重要方向。

（二）政策引领，食品安全保障有力

1. 政府市场监管有力

食品安全市场监管能力进一步加强。《市场监管总局关于 2022 年市场监管部门食品安全监督抽检情况的通告》显示，全国市场监管部门 2022 年完成食品安全监督抽检 6563388 批次，发现不合格样品 187572 批次，监督抽检不合格率为 2.86%，较 2021 年上升 0.17 个百分点。[①] 从图 4 可以看出，消费量大的粮食加工品，食用油、油脂及其制品，肉制品，蛋制品，乳制品等 5 大类食品，监督抽检不合格率分别为 0.68%、1.13%、1.06%、0.27%、0.12%，均低于总体抽检不合格率。与 2021 年相比，酒类、蔬菜制品等 28 大类食品抽检不合格率有所降低，但餐饮食品、食用农产品等抽检不合格情况依然严峻，餐饮食品样品不合格率最高，达到 8.07%，其中餐饮具不合格率高达 18.76%。

从图 5 可以看出，不合格项目类别主要包括农药残留超标，微生物污染，有机物污染问题，超范围超限量使用食品添加剂，重金属等污染，兽药残留超标，质量指标不达标，等等。通过监管，全行业产品质量有了大幅提升。

---

① 《市场监管总局关于 2022 年市场监管部门食品安全监督抽检情况的通告》，国家市场监督管理总局官网，2023 年 5 月 26 日，https://www.samr.gov.cn/zw/zfxxgk/fdzdgknr/spcjs/art/2023/art_2c0e4bd592754f43b60bcff7372af7cd.html。

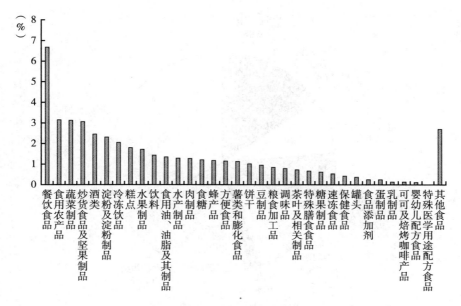

图4 2022年食品安全监督抽检情况

资料来源：《市场监管总局关于2022年市场监管部门食品安全监督抽检情况的通告》，国家市场监督管理总局官网，2023年5月26日，https：//www.samr.gov.cn/zw/zfxxgk/fdzdgknr/spcjs/art/2023/art_2c0e4bd592754f43b60bcff7372af7cd.html。

自新冠疫情发生以来，传统餐饮模式受到冲击，网络供餐发展迅猛，对食品质量管控提出了新的要求，给餐饮行业传统的安全监管模式提出了巨大挑战。针对网络供餐等食品安全风险较高的新业态，各地市场监管部门开展网络餐饮服务食品安全专项治理行动，通过加强线上线下巡查、随机检查、重点环节抽检、实时监控等措施，严管过程、严控风险，有效提高了网络供餐等新业态食品安全。

全国市场监管部门持续开展的食品安全抽检，"双随机"抽查等监管活动，已覆盖全部大类食品，能够有效防范食品供应链"短板"，扎实筑牢食品安全"底线"。

2. 企业强化自我管理

各食品企业坚决贯彻执行国家及地方有关食品安全的各项法律法规、规章制度，强化自我管理，积极响应国家及地方的市场监管。特别是食品龙头

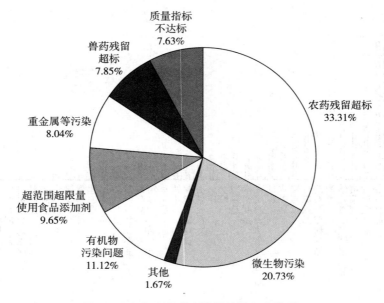

图5　2022年食品安全监督抽检不合格项目

资料来源：《市场监管总局关于2022年市场监管部门食品安全监督抽检情况的通告》，国家市场监督管理总局官网，2023年5月26日，https：//www.samr.gov.cn/zw/zfxxgk/fdzdgknr/spcjs/art/2023/art_ 2c0e4bd592754f43b60bcff7372af7cd.html。

企业，积极带头落实企业主体责任，把质量安全作为企业发展的关键所在，持续升级质量管理体系，将严苛的质量管控标准贯穿全球产业链，对标国际标准。在终端质量管理环节，实行经销商全生命周期管理，以顾客导向过程为核心；日常管理实行食品安全审核评估制度，并通过日常检查、内审、外审、管理评审、分析评价等方式持续改进体系，确保产品质量持续、稳定。

企业进一步加强了对"无人""少人"运作的共享餐厅、机器人咖啡店、无人便利店等新业态的食品安全管理，对所经营的食品、饮品的种类、包装进行了适应性改变，以减少食品安全隐患、减少人为因素、最大限度地避免安全问题发生。

3. 平衡食品产业发展

健康中国战略为食品产业的发展提供了新的机遇和挑战。以糖产业为例，糖具有提供能量，并构成人体抗体、酶、细胞和组织成分等生理功能。此外，糖还具有一系列感官和食品加工方面的特殊作用。近年来，糖的摄入与不良健康效应的关系备受关注，有研究结果显示，糖摄入多与肥胖、龋齿、2型糖尿病的发病风险增加有关。《国民营养计划（2017—2030年）》《健康中国行动（2019—2030年）》《中国防治慢性病中长期规划（2017—2025年）》等重要政策文件中都将"减糖"作为一项重要内容，由此，推动了无糖系列的糖替代品的不断涌现，"低糖"等标签成为新的关注点，给传统制糖企业也带来了新的压力。一方面，提倡城市高糖摄入人群减少食用含蔗糖饮料和甜食，选择天然甜味物质和甜味剂替代蔗糖生产的饮料和食品，尤其关注儿童、青少年的添加糖摄入量问题；另一方面，由于人们对糖的喜爱是与生俱来的，食用糖对心理具有一定的喜悦和慰藉作用，而且对于低血糖、生长发育期等人群，适时适量补充糖分也是有意义的。因此，应从辩证的角度充分分析问题，平衡好健康新理念和产业发展的关系。

（三）行业协会主动作为，引领发展

1. 行业协会主动作为

食品行业协会发挥行业自律的作用，积极参与国家及各地开展的市场监管工作，对食品安全风险的各个环节进行分析，提出监管建议。如中国食品添加剂和配料协会协助开展了营养强化剂、食品添加剂使用规范等一系列调研、专题研究分析工作，提出行业意见建议。

食品行业协会及时了解中央、地方有关食品营养、全民健康政策导向，积极推进"健康中国"建设。紧跟涉及食品发展方向的《中国居民膳食指南》《食品安全国家标准　预包装食品营养标签通则》等政策和标准法规的制修订进展，立足产业稳步发展，为政策方案更加合理有效、环境公平提出行业建设性意见和建议。

2. 发挥行业引领作用

食品行业协会深刻认识和把握为行业服务的精神实质和服务内涵，利用现代化手段将市场动态、行业信息更加快速、有效地通达服务企业。为深入实施健康中国行动，加速推进营养健康食品产业融合创新、高质量发展，

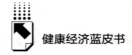

2021 年 7 月，中国保健协会在杭州举办了"HFIC 健康中国·2021 营养健康食品大会"，为营养健康产业搭建多方对话交流的平台。2021 年 9 月，中国食品科学技术学会与国际食品科技联盟（IUFoST）共同主办"2021 年国际食品安全与健康大会"，邀请国内外专家学者，用国际视角和创新实践共话食品安全与营养健康。

（四）技术创新，推动健康食品板块不断壮大

1. 健康食品基础研究不断夯实

健康食品指为机体提供基本营养、具有特定或普适性、能够促进健康或者改善、降低疾病风险的营养品和保健食品，主要包括婴幼儿配方食品、保健食品、特殊医学用途配方食品等。

（1）婴幼儿配方食品

婴幼儿配方食品是以乳类及乳蛋白制品和（或）大豆及大豆蛋白制品为主要蛋白来源，加入适量的维生素、矿物质和（或）其他原料，仅用物理方法生产加工制成的产品。婴幼儿配方食品适用于婴幼儿食用，其能量和营养成分能满足婴幼儿营养需要。其中，婴幼儿配方奶粉、辅食等的市场发展前景较好。现行国家标准[①]对婴幼儿配方食品中蛋白质、脂肪、碳水化合物、维生素、矿物质等含量都有明确的要求。在守护婴幼儿食品安全的同时，鼓励企业对营养健康的研究，使产品更符合婴幼儿消化吸收和营养需要。

（2）适老营养配方食品

20 世纪 90 年代以来，中国的老龄化进程加快，老年人群普遍表现出体质衰弱，咀嚼、吞咽功能障碍或退化和食欲下降等生理特点，以及心脑血管疾病、内分泌营养代谢性疾病、呼吸系统疾病、恶性肿瘤等多发慢性疾病。适老营养配方食品是根据老年人的生理特点、多样化的营养需求，通过调整

---

① 如《食品安全国家标准 婴儿配方食品》（GB 10765—2021）、《食品安全国家标准 较大婴儿配方食品》（GB 10766—2021）、《食品安全国家标准 幼儿配方食品》（GB 10767—2021）等。

食物质地及营养成分，专门配制加工的适宜老年人群食用的预包装成型食品。其多针对老年人因摄入不足而引起的营养不良进行营养素补充，包括调整膳食纤维类、调整蛋白质类、调整脂肪类、调整微量营养素类、益生菌类等，如高蛋白食品、多种营养成分的代餐粉、配餐粉等。

（3）运动营养食品

运动营养食品是为满足运动员、参加体育锻炼人群或体力劳动者的生理、代谢需要和某些特殊营养素的需求，按特殊配方而专门加工或调制的食品或营养补充品。[1] 针对运动人群可分为参加力量运动、速度运动人群，参加耐力运动人群，长时间运动或高温环境下运动且大量出汗的人群，高强度运动后恢复体力人群。根据不同运动人群特点，运动营养食品被适量添加了肌酸、维生素、烟酸、叶酸、矿物质、谷氨酰胺、大豆肽、氨基酸等。

（4）保健食品

保健食品是声称并具有特定保健功能或者以补充维生素、矿物质为目的的食品，即适宜特定人群食用，具有调节机体功能，不以治疗疾病为目的，并且对人体不产生任何急性、亚急性或慢性危害的食品。[2] 不同人群可根据自身需要选择具有不同功能或添加不同营养素的保健食品，包括但不限于蛋白粉、钙片、益生菌、维生素、辅酶 Q10 等。

2. 健康食品跨界领域成果突破

在健康中国战略的驱动下，我国食品产业的多学科交叉汇聚与多技术跨界融合成为常态，不断催生食品大数据、健康食品精准制造、合成生物学、食品精深加工、质量安全控制、食品清洁生产等创新领域。

2021 年，中国载人航天工程成功实施空间站关键技术验证阶段五次飞行任务，神舟十三号航天员乘组太空驻留时间达到 6 个月，航天食品的技术进步，为目标的实现贡献了力量。目前，航天食品已经从之前较为单一的速食食品进化到按照营养化标准并结合航天员个性喜好的定制化食品，包括即

---

① 《食品安全国家标准 运动营养食品通则》（含第 1 号修改单）（GB 24154—2015）。

② 《食品安全国家标准 保健食品》（GB 16740—2014）。

食食品、复水食品、冷冻冷藏食品、热稳定食品、辐射食品、天然食品等品类，实现了荤素搭配、营养均衡、品种丰富、口感良好、长保质期的标准要求，膳食结构和感官接受性都得到增强，保障了航天员在特殊环境下的营养健康。此外，更多食品企业也为在远洋运输、海洋深潜、高原探测等特殊环境中的食品营养特性、工艺难点和功能开发不断研制新品，取得原创性突破。

3. 健康食品领域科技成果丰硕

食品行业积极推动产学研用相结合的发展模式。依托国家重点实验室、中国轻工业重点实验室、国家企业技术中心等产学研用平台，促使创新技术在各个细分行业的引领作用进一步增强，为健康食品领域的创新增添动能。一批食品企业与科研院所联合研制的技术项目分获国家科技进步奖、技术发明奖、中国轻工业联合会科学技术奖、省市科学技术奖。2022 年食品行业获得中国轻工业联合会科学技术奖的项目达到 60 项，其中技术发明奖 6 项，技术进步奖 54 项（典型项目见表 5）。2022 年中国轻工业联合会完成科技成果鉴定 203 项，其中食品行业鉴定项目 75 项。①

表 5　2022 年中国轻工业联合会科学技术奖食品获奖典型项目

序号	奖励类型	奖励等级	项目名称
1	技术发明奖	2	基于系统生物学的啤酒酵母醇酯代谢机制和调控技术的研究及应用
2		2	微生态发酵技术及其在清香型白酒生产中糠味物质精准调控的应用
3		2	生物转化精准制备人参稀有皂苷功效成分的关键技术与应用
4		3	酵母细胞保护剂、冷冻发酵面团及其制备方法和发酵面食制品
5	技术进步奖	1	黄原胶绿色智能制造及产业升级关键技术研发与应用
6		1	生物合成辅酶 Q10 关键技术与产业化
7		1	微生物来源脂质营养素高效生产关键技术及应用
8		1	制糖先进加工关键技术迭代开发及应用
9		1	高品质乳制品加工靶向危害控制关键技术与示范
10		1	甜叶菊绿色高效加工关键技术创新及产业化

① 《2022 年度中国食品工业创新发展报告》，2023。

续表

序号	奖励类型	奖励等级	项目名称
11	技术进步奖	1	肉糜制品高品质加工与储藏关键技术及应用
12		1	大城市蔬菜产后供应链关键技术与应用
13		2	植物源生物活性物研发及功能美妆产品产业化
14		2	菌种高效筛选及工业应用关键技术创新与装备研制
15		2	呈味核苷酸二钠(I+G)高活性酶法转化清洁生产新技术及其产业化
16		2	甘蔗糖厂全生产环节综合效率提升关键技术突破与示范应用
17		2	酵母自溶机理研究及酿造资源深加工体系的建立与应用
18		2	金花菌发酵食品开发与应用
19		2	酱油传统制曲工艺塔式生产的设计研究与应用
20		3	小麦低聚肽制备关键集成技术研究及产业化应用

资料来源：《2022年度中国食品工业创新发展报告》，2023。

4. 健康食品不断创新升级

新一代信息技术、生物技术、新材料技术和制造技术等在食品领域已展现出优越性能和广阔前景，食品原料生产、发酵酿造、贮藏保鲜、营养健康、质量安全等关键环节交汇融合、跨学科纵深发展，如特殊医学用途配方食品产业，涉及食品加工、临床营养、临床医学等多学科的交叉领域，前景看好。

（1）低血糖生成指数（Glycemic Index）食品

低血糖生成指数食品覆盖我国32类食品分类目录明细中大部分的品类，与乳制品、饮料、方便食品、营养与保健食品等均有交叉。根据中国营养学会发布的《预包装食品血糖生成指数标示规范》（T/CNSS 018—2023）规定，使用GI标示的食品应满足每份含有至少7.5g碳水化合物或碳水化合物占所有宏量营养素质量50%以上的食品，并能够供应一定的能量和营养素。血糖生成指数（GI）的测定应采用《食物血糖生成指数测定方法》（WS/T 652—2019），低血糖生成指数（低GI）食品的GI应不大于55。经过血糖生成指数测试的产品数据不断被纳入已汉化的食物GI值国际数据库中，结合文献数据收集，已形成本土食物GI值数据库。

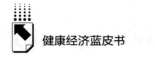

（2）双蛋白食品

双蛋白食品结合了动植物蛋白的双重优势，该产业具有良好的行业基础，发展态势良好。随着国内外双蛋白食品市场不断扩大，越来越多的国内企业开始参与双蛋白食物生产和研发。近年来，党中央、国务院及有关部门提出一系列政策措施，从总体上指出双蛋白食物营养健康产业提质升级的实施路径，为开展双蛋白相关理论和技术研究及产品开发推广工作提供政策支持。2019~2023 年，双蛋白工程连续 5 年被写入国家卫生健康委员会印发的《国民营养计划重点工作》中。2023 年 6 月，双蛋白的重要原料已被批准纳入《保健食品原料目录》中。

（3）强化食品

强化食品是指按照规定加入了标准量营养强化剂的食品。食品营养强化剂主要是指加入食品中的天然的或人工合成的天然营养素范围的食品添加剂，目的是增强食品的营养。目前，我国的营养强化食品主要分为三类：第一类强化食品由国家强制推广，如碘盐；第二类强化食品由国家建议推广，如营养强化小麦粉、大米，铁强化酱油、维生素 A 强化植物油等；第三类强化食品由企业按国家标准自主研发生产，如营养强化的固体饮料、饼干等。近年来我国居民对营养强化食品的需求也呈现多样化、个性化和人群化的差异性。

（4）全谷物及全谷物食品

五谷历来是中华传统饮食精粹。全谷物是指经过清理但未经进一步加工，保留了完整颖果结构的谷物籽粒，或虽经碾磨、粉碎、挤压等加工方式，但皮层、胚乳、胚芽的相对比例仍与完整颖果保持一致的谷物制品。全谷物食品是指配方中含有全谷物原料，且其质量占成品质量的比例不少于51%的食品（以干基计）。中国营养学会发布的《全谷物及全谷物食品判定及标识通则》（T/CNSS 008—2021）中对糙米、全麦粉、小米、黄米等全谷物原料的营养成分（灰分、膳食纤维和维生素 B1）含量要求进行了规定。全谷物及全谷物食品具有高膳食纤维、低脂肪、低饱和脂肪酸、低胆固醇和低热量等特点，也能够极大地增加饱腹感，更好地控制血糖。

（5）益生菌

益生菌是指当摄取足够数量时，对人体健康有益的、符合国家食品用菌种相关规定的活的微生物。人体许多健康问题都是由体内菌群失衡引起的，比如腹泻、便秘、阴道感染等综合症状，通过使用特定的经临床证实的益生菌，可使体内菌群重新达到生态平衡来实现缓解与治疗。

（6）新品食盐产品研发升级版

盐业改革后涌现出拥有地理标志、原生态、功能型、营养型等的众多盐品，创新成果颇丰。中国盐业股份有限公司全面推进食盐健康盐品升级工作，围绕人民追求健康生活有关盐的需求，在新产品开发中贯彻"减钠"理念，采用咸鲜协同增效减盐技术，完成了减钠盐、低钠盐、低钠调味盐、中空食盐等新产品的研发。

（7）方便速食、预制菜肴

方便面产业成熟度高，而冷冻调理食品进入创新活跃期，以2%的优势超越方便面成行业主力；螺蛳粉、自加热食品、预包装食品、预制菜肴等，正激活行业创新，拉开价值。近年来，独具地域风格、有颜、有料、有趣、有味的自热食品，帮助都市年轻人从厨房中解放出来，以特有的食品形态冲击市场，加速品类成长。挂面行业也正在推进主食向餐食的突围，以传统饮食文化为本，具有营养搭配、方便健康的新一代方便食品，不断在供应侧加大投入，由此带动速冻、冻干、炙烤、包装工艺不断创新，新链条以"中华餐饮标准化"为契机，在迭代创新中快速成长。

（8）植物提取物与植物基食品

植物提取物是以植物全部或者某一部分为原料，经过提取、浓缩和（或）分离、干燥等过程，定向获取和浓集植物中的某一种或多种成分，一般不改变植物原有成分结构特征的产品。[①] 植物基食品是以植物原料（包括藻类和真菌类）或其制品为蛋白质、脂肪等来源，添加或不添加其他配料，经一定工艺制成的，具有类似某种动物来源食品的质构、风味、形态等品质

---

① 《植物提取物 术语》（GB/T 43808—2024）。

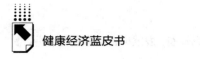

特征的食品。① 植物基食品包括植物基肉制品、植物基乳制品、植物基蛋制品、植物基冷冻饮品及制作料和其他植物基食品。当今消费者对天然、功能和健康的饮料保持强烈诉求，对风味、内容、品质等提出了更高的要求。饮料行业推崇的 HPP 超高压技术、冷萃技术、新型研磨和植物提取技术，就是希望在保证风味的同时，能最大限度地保留产品营养。

（9）健康烹饪

高盐、高糖、高脂等不健康饮食是引起肥胖、心脑血管疾病、糖尿病及其他代谢性疾病和肿瘤的危险因素，且食物经过高温烹调，也极易产生苯并（a）芘、丙烯酰胺、杂环胺等有害物质。

人们对健康饮食的追求也催生了健康烹饪的概念，促进了厨房电器的技术革新和产品升级。近年来，烤箱、蒸烤箱等头部厨电企业纷纷投入到脱脂、减盐、减糖、减杂环胺、减丙烯酰胺等烹饪方法的研究中来，通过使用过热蒸汽、程序升温、热风循环、结构优化等多种方式组合，为用户提供了方便、美味、健康的多重烹饪享受。健康烹饪的目标，在保证口感和味道的前提下，摄入更少的脂肪、盐、糖，有效地保留营养物质、降低有害物质生成，有助于降低肥胖、糖尿病、高血压、脑卒中、冠心病、癌症等疾病的患病风险。

（五）标准先行，保障食品行业健康发展

伴随食品工业创新速度加快，与之相适应的行业标准、团体标准、技术规范快速跟进，食品标准体系建设进一步推进，健全了现有食品行业标准体系，拓展了水产食品、水果蔬菜制品、素食（肉）食品行业标准，完善了冷冻食品、坚果与籽类食品、方便食品标准。各细分行业积极参与政府各主管部门组织开展的食品标准法规制修订工作，根据行业发展需要，积极开展食品行业国标、行标、团标的立项和制修订工作。

2021 年，全行业加强了预制菜肴、素食、冷冻产品等行业标准和绿色

① 《植物基食品通则》（T/CIFST 002—2021）。

工厂、绿色设计产品、素食等团体标准的制定、审定；"三新食品"的安全风险评估等方面进度加快，鉴于不同新型食品业态的风险控制点不同，对食品安全控制的专业要求较高，着手引入第三方评估机构，对新型食品业态相关产品的质量、标准，开展有针对性的食品安全风险评估，为许可和监管提供依据，为规范拓宽食品市场积极助力。

中国盐业协会组织生态海盐认证，制定了《生态海盐评价技术规范》，并按技术规范完成4家企业的评审工作，生态海盐产自优良生态海域，在生产加工全生命周期内，按照《生态海盐评价技术规范》生产，实行全程质量控制，实现"绿色""生态"生产，有力地推动食盐行业技术水平和产品质量提升；食品机械行业发布实施10项新的装备标准，新食品标准与技术发展的适配性更强，产品创新的规范化推广得到较好保障。

完善食品安全标准体系，制定以食品安全为基础的营养健康标准，推进食品营养标准体系建设。

（六）不断拓宽新型业态，促进市场全方面发展

1. 创新能力不断增强

食品行业依托国家重点实验室、中国轻工业重点实验室、国家企业技术中心等平台，致力于食品新品的研发、技术创新和工艺改进，不断突破技术难题，成为传统食品迭代升级的有力保障。

支撑现代食品研发的生物发酵技术，其研发深度和工艺广度不断突破，被广泛应用于食品、医药、饲料、日化、农业、化工等各个领域。各企业对菌种优化、新型酶研发、工艺改造、资源综合利用等方面的深入研究，提升了企业核心竞争力。酿酒行业以酒的属性为根本，开启了由宏入微的风味物质体系结构与功能解析、从物质到精神的营养理论和从拙到巧的智能制造，从风味、营养、微生物以及智能制造等全方位的科技创新，成为传统酒类产业升级发展的重要引擎。

2. 消费模式不断创新

食品市场的传统经营模式面对诸多挑战，快速开启了新一轮科技革命和

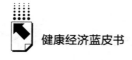

产业变革，促进了人工智能、大数据、生物技术等前沿技术的集聚，催生了新产业、新业态和新模式。"懒人经济"强化了市场对半生鲜食品、微波食品的需求；基于物联网技术，重新定义智慧健康厨房美食场景，提供全流程厨房场景解决方案，食品企业将菜品标准化，加工成半成品，从"统产统销"进入"个性化定制"新阶段。传统食品标准化、产业化的市场道路被打通，产品创新周期和创新频率不断加速；通过线上、线下全渠道布局，既把大江南北的食材输送到消费者手中，又把生活的激情带入食品市场，展现出集生产、餐饮、零售、文化体验等为一体的食品新业态。

三　新发展格局下的机遇和挑战

当今世界正经历百年未有之大变局。2020 年全球经济增速下行，2021 年全球能源价格上涨引发运输生产成本增加，涉及食品工业的主要农产品期货大幅上涨，直接影响饲料加工、植物油加工、氨基酸、有机酸等产品生产，石油涨价也提高了运输成本，直接增加包装材料的价格，挤压了企业利润空间。2022 年俄乌冲突导致全球市场动荡，大国之间的博弈呈现激烈的交锋局面，全球供应链秩序被打乱。

今后一段时期，中国需要稳定的增长环境，需要中国食品工业以稳定、安全的状态，以健康为目标，进入"价值提升"关键期，为中国经济整体复苏奠定基础，为国家稳定保驾护航。

（一）把握经济恢复期，稳住食品"基本盘"

2023 年以来，市场预期得到很好的释放，经济恢复由持续推进进入"小步快跑"阶段，一方面，要牢牢把握市场空间的恢复，加快内循环的运行和保障；另一方面，要在逐步恢复活跃的过程中对有可能产生的新矛盾、新问题提早发现，防范应对。

1. 提高食品自给水平，严把进口食品质量

立足国内生产、适当进口补充的原则，保障较高的食品自给率水平。加

密加细对重点原材料进口的计划预期、仓储库存、市场变动情况的统筹安排和协调落实，加大进口依赖性辅料的计划安排，扩充进口渠道和资源储备。对进口食品原辅料监管关口前移，加大各口岸进口食品的检测力度，守好国门，严把质量。

2. 统筹食品行业发展布局，提升研究应用能力

加强食品产业科技的战略定位与顶层设计，统筹集聚创新资源开展重点领域战略布局，持续构建和完善产、学、研、用的独立自主科技创新体系，促进多学科交叉融合发展，建立政府引导、市场驱动、大型食品企业参与的"多渠道投融资机制"和"技术成果市场评价与风险投资支持机制"，提升应用基础研究能力和新兴技术的应用转化能力。

树立"大食物观"，力求食物供给在数量上保障国家食物安全，在质量上提升食品的功能与营养，满足人民群众对美好生活的需求。

（二）保护产业主体，引导良性发展

1. 保护产业主体，注重强链补链

2020~2022年，企业经营遭遇诸多困难，对企业造成的直接损失较大，从企业经营的实际困难出发，各级政府给予了很多政策性支持。全力做好生产用能源、重要原辅材料和初级产品保供稳价，稳定市场主体，最大限度地激发大企业生产制造潜能、减轻中小微企业经营负担、提升高新技术企业竞争活力。

加快提升传统产业、改造落后产能，加大技术改造和设备更新力度，提高全行业生产效能。注重全产业链的稳定和补齐短板，增加强链补链投入，推动原料基地、产区的土地流转、生产资料保障稳价和风险控制机制的完善，立足底线思维做好应对风险准备。

2. 加大市场监管力度，维护市场秩序稳定

食品安全监督抽检发现问题仍需进一步重视。鼓励企业的合法生产经营行为，加强市场价格监管，稳定市场预期。强化协调机制，平衡上下游行业利益，防范个别企业不法行为对行业整体的伤害，规避系统性风险。

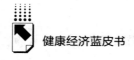

引导企业有序竞争、良性发展。提升高质量发展的责任担当，提升全行业尊重知识产权，避免因同质化倾向和相互模仿导致的低价竞争、内耗严重。积极探索新形势下的行业自律工作，实现共促发展。

（三）补齐人力资源缺口，加强行业人才培养

食品工业作为劳动密集型行业，在几十年的人口红利期保持持续快速发展态势。第七次全国人口普查结果显示，我国老龄化进程明显加快，未来人口红利将持续衰减，对经济增长造成了较大的抑制作用。面对食品行业更加突出的"整体性缺人"现象，补"人才短板"、提高创新能力已经成为企业战略发展的重要共识。

1. 加强行业人才培养，完善教育人才机制

尊重科技人员创造精神，激发创新活力，营造创新氛围；大力引进国内外专业技术拔尖人才，全方位推进高素质人才培养，加强专业队伍年轻化人才接续；加强我国食品行业、企业与国际同行的合作交流，学习借鉴产业发展先进经验；优化和建立高等院校专业课程，加快人才队伍培养和人才繁育基地建设，完善教育人才机制，建设一支相当规模、梯度合理、素质全面的食品工业科技创新人才队伍。

2. 推进人才队伍建设，提高职业人才储备

截至 2021 年，我国已开设食品类专业的院校共有 300 余所，其中，70 余所院校设有食品科学与工程一级学科硕士点，30 余所院校设有食品科学与工程一级学科博士点，从事食品或者农产品加工相关的科研院所有 100 余家，为支撑食品行业专业人才奠定了坚实的基础。全面推进行业科技人才队伍建设，加强职业技能培训，既是全行业科技创新的需要，也是提升行业素质、储备技术人才的需要。

（四）健康消费需求持续高涨，创新驱动进一步激发

1. 健康消费市场潜力巨大，推动行业"健康"发展

随着人民群众健康意识的不断提高，健康消费需求迅速增长，人们也更

加愿意为健康投入。因此，无论是居民健康消费意愿，还是消费能力和消费信心，都在进一步释放和提高。在健康生活理念和生活方式普及的大背景下，健康食品和营养产品的消费热度持续高涨。

应进一步加强科普宣传，树立"大食物观"，让广大消费者更加科学地理解营养健康新理念，合理膳食、保障健康、增强体质；建议进一步规范市场广告宣传的严肃性，倡导正确认识，科学消费、合理消费；增强市场保供和应急处置的宣传和引导，鼓励消费升级和高品质食品进入家庭消费；继续鼓励城市居民进行必要的、合理的食物储备，建立家庭应急管理物资基础，如瓶装饮用水、罐头、奶粉、高温奶、干制蔬菜、调味料和米面油等，提高全社会对突发事件可能的承受能力；针对病后人群免疫力恢复给予营养指导，适度提供高蛋白、高营养饮食。

2.科技创新面临挑战

食品产业遵循市场需求不断调整，细分产业开始进行结构性重建，产区建设提速，消费持续升级，品质稳健提升，市场营销变革，科技创新提速，积聚了强大势能，但管理层面推动力不足，食品工业自主创新的核心驱动能力仍需增强。在行业交织、领域交叉、知识交融等方面的进步相对于制造业整体仍显缓慢，特别是中小企业在项目、基地、人才、金融等科技创新要素方面存在流通不畅的现象。

下一步应鼓励食品跨界协同发展，加大科技创新力度。食品消费多元化在世界范围已成为共识，单纯依靠内部研发已经无法满足多元化的市场需求。建立国家级产业技术创新联盟，提高行业竞争力。在人才培养、技术创新、产学研等方面给予支持，通过优势互补，形成合力开展行业急需攻克的关键共性问题，帮助和指导产业发展，提高食品行业综合竞争力。

食品与医学、生命科学等领域的交叉融合已经成为不可阻挡的趋势。食品行业应尽快建立食品跨界协同发展的创新机制和体系，在交叉学科、前沿技术的创新引领方面积蓄动力，加快对生物学、合成生物学、物联网、人工智能等未来食品高质量发展重要构成的探索研究，进一步加大科技创新力度，全面实现新技术突破、新产品创制、新格局形成和新业态支撑。

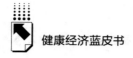

3. 新型营养健康食品迎来发展新机遇

2017 年 7 月，国务院办公厅印发《国民营养计划（2017—2030 年）》提出针对不同人群的健康需求，着力发展双蛋白食物等新型营养健康食品。新型营养健康食品涉及双蛋白食品、营养强化食品、保健食品等。在政策支持、市场需求增加、技术创新水平提升、应用领域扩大等多方面利好因素支撑下，我国新型营养健康食品产业将从原料、理论、技术、产品、标准、市场、认知等多个层面快速发展。在原料方面，随着农业和食品科技的进步，新型营养健康食品产业将获得更多优质、高效、安全的原料来源。例如，通过基因编辑技术改良作物品种，提高营养价值；通过智能农业技术提高种植、养殖效率，确保原料的质量和供应稳定性。在理论和技术方面，随着营养学、食品科学、生物技术等学科的发展，新型营养健康食品产业将不断突破传统的理论和技术瓶颈。例如，通过深入研究食物中的营养成分与人体健康的关系，开发更符合人体需求的新型食品；通过应用先进的加工技术，保留食物中的营养成分，提高食品的营养价值。在产品方面，新型营养健康食品产业将推出更多种类、更多功能的产品，满足不同人群的健康需求。例如，针对不同年龄段、不同生理状态的人群，开发个性化的营养食品；针对特定疾病或健康状况，开发具有辅助治疗作用的保健食品。在标准和市场方面，随着产业规模的扩大和市场竞争的加剧，新型营养健康食品产业将更加注重产品质量和安全性。政府将加大监管力度，制定更加严格的标准和规范，确保产品的质量和安全性；企业也将更加注重品牌建设和市场营销策略，提高产品的市场竞争力。在认知方面，随着健康知识的普及和消费者健康意识的提高，新型营养健康食品将逐渐被人们接受和认可。消费者将更加关注食品的营养成分和健康效益，选择更加健康、美味的食品。总的来说，我国新型营养健康食品产业将迎来更加广阔的市场前景和发展空间。

为满足人民日益增长的健康消费需求，国家正在大力推动健康产业发展，出台了一系列促进健康产业发展的政策，食品行业也将进一步探索如何使产业发展从过去的分散、粗放状态变得更加有序、均衡，推动行业以创新、高效、健康为方向实现高质量发展，为人民美好生活需求、人民生命健康提供保障。

专题篇 ▷

B.4

医养结合：健康老龄化的中国实践

郝晓宁　郑研辉　李岩静 *

摘　要：　本报告系统梳理了我国医养结合政策的发展沿革情况，指出 2013 年以来我国医养结合政策无论在广度还是深度方面都有了明显发展。本报告结合典型案例，介绍了我国养办医、医办养、医养合（协）作及上门服务等医养结合服务模式，并从服务主体、服务客体、服务内容、特征等维度对其进行对比分析，进而分析我国医养结合的发展现状和趋势：机构规模持续增加；人才队伍建设不断加强；服务能力明显提升；多元化服务模式不断形成；多方参与的医养结合服务格局基本形成；社区居家医养结合服务不断发展。但目前仍存在相关支持政策有待完善、筹资与保障机制亟待健全、服务内容和模式亟待丰富、专业化人才培养体系有待完善等问题。因此，应从加强顶层设计、完善相关政策，促进筹资渠道多元化，丰富医养结

---

* 郝晓宁，国家卫生健康委卫生发展研究中心研究员，主要研究方向为老龄健康、健康经济及产业发展；郑研辉，民政部社会福利中心助理研究员，主要研究方向为老龄健康；李岩静，南京医科大学医政学院硕士研究生，主要研究方向为医药卫生方针政策与法律法规。

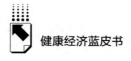

合服务内容及模式，加强人才队伍培养等层面发力，进一步推进我国医养结合的高质量发展。

关键词： 健康老龄化　医养结合　养老服务

截至 2022 年末，全国 60 岁及以上老年人口为 2.8 亿人，占总人口的19.8%，其中 65 岁及以上老年人口为 20978 万人，占总人口的 14.9%①。人口老龄化已成为我国面临的重大挑战之一。"健康老龄化"理念对我国积极应对人口老龄化有着重要的指导意义。在该理念背景下，我国提出医养结合策略来促进健康老龄化的实现。医养结合服务强调将医疗卫生服务与养老服务相结合，不仅要向老年人群提供传统的生活护理服务，更重要的是要提供健康咨询、预防保健、健康检查、疾病诊治、康复护理等一系列医疗健康相关服务。作为一种新型养老模式，医养结合将医疗资源和养老资源有效结合在一起，实现社会资源利用的最大化，能最大限度地满足老年人的多层次健康和养老需求，是积极应对人口老龄化、增强老年人获得感和幸福感的重要途径。

一　医养结合政策发展沿革

为加快老龄事业和老龄产业发展，引导鼓励各地深入推进医养结合发展，更好地满足老年人的健康养老服务需求，我国出台了多项医养结合支持政策，并大力开展医养结合示范工作，探索构建适宜的医养结合服务模式（见表 1）。我国医养结合政策的发展过程总体呈现渐进式发展的特征。2013年 9 月，"医养结合"这一概念在《国务院关于加快发展养老服务业的若干意见》中被首次正式提出，该政策文件可以认为是我国医养结合政策的开端。同年 10 月，《国务院关于促进健康服务业发展的若干意见》首次明确

---

① 中华人民共和国民政部：《2022 年民政事业发展统计公报》，2023。

将积极推进医疗卫生与养老服务相结合纳入未来养老服务发展的六大主要任务之一，该政策是我国医养结合工作推进的指导性文件。2014 年，多部门发布了《关于加快推进健康与养老服务工程建设的通知》，由此医养结合的服务形式得到了正式的确立。2015 年 11 月，《关于推进医疗卫生与养老服务相结合的指导意见》发布，在医养结合服务体系建设方面初步提出了较全面的指向性意见，并明确提出要规划建设一批特色鲜明、示范性强的医养结合试点项目，为后续医养结合政策的落实提供了前提条件，成为医养结合政策发展史上重要的里程碑。

2016 年是加快推进医养结合发展的重要年与转折年，这一年出台的《"健康中国 2030"规划纲要》是推进健康中国建设的行动纲领，随后发布了《医养结合工作重点任务分工方案》，将医养结合相关工作具体化，明确各个部门的职责边界，确保政策内容落到实处。同年 5 月，国家卫生计生委与民政部发布了《关于遴选国家级医养结合试点单位的通知》，决定遴选一批国家级医养结合试点单位。随着两批共计 90 个国家级医养结合试点单位被确定下来，我国医养结合的实践工作正式拉开序幕。同年 12 月，国务院印发的《"十三五"卫生与健康规划》指出，要"推动医疗卫生与养老服务融合发展，重点发展社区健康养老服务"，这是首次在国家的卫生事业规划中进行医养结合的相关布局。随后我国的医养结合政策陆续出台，政策数量与政策内容都有了明显增加，医养结合政策覆盖面更广，政策服务内容也更丰富。

医养结合政策在 2018 年得到进一步强化，政策的侧重点开始从方向性引导向评估与监管医养结合政策的具体实施工作转变，并首次将医养结合工作纳入医改重点工作。《深化医药卫生体制改革 2018 年下半年重点工作任务》强调了健康养老领域的质量与评价标准，提出要"制定医养结合机构服务和管理指南，开展安宁疗护试点"。2019 年，国务院颁布《关于实施健康中国行动的意见》，要求构建多层次的老年健康服务体系，推进医养结合养老。2020 年，出台《关于促进养老托育服务健康发展的意见》《关于开展医养结合机构服务质量提升行动的通知》，指出要深化医养有机结合，提升医养结合机构的服务质量。2021 年出台的《关于加强新时代老龄工作的意见》强调要更深层次地将养老资源与医疗资源整合起来，提供更加优化的养老与医疗服务，并提出"创建一批医养结合示范项目"。2022 年 4 月，国家卫生健康委印发了《医养结合示范项目工作方案》，明确了医养结合示范项目创建工作的创建目标、创建范围、创建标准、工作流程等。同年 7 月，国家卫生健康委等 11 个部门印发《关于进一步推进医养结合发展的指导意见》，推动各地破解难点、堵点问题，促进医养结合发展。

表1 我国医养结合相关政策

年份	文件	主要内容
2013	《国务院关于加快发展养老服务业的若干意见》	首次正式提出"医养结合"这一概念。我国医养结合政策的开端
2013	《国务院关于促进健康服务业发展的若干意见》	首次明确将积极推进医疗卫生与养老服务相结合纳入未来养老服务发展的六大主要任务之一。我国医养结合工作推进的指导性文件
2014	《关于加快推进健康与养老服务工程建设的通知》	医养结合的服务形式得到了正式的确立
2015	《关于推进医疗卫生与养老服务相结合的指导意见》	在医养结合服务体系建设方面初步提出了较全面的指向性意见，是医养结合政策发展史上重要的里程碑
2016	《关于遴选国家级医养结合试点单位的通知》	决定遴选一批国家级医养结合试点单位
2016	《"十三五"卫生与健康规划》	首次在国家的卫生事业规划中进行医养结合的相关布局
2018	《深化医药卫生体制改革 2018 年下半年重点工作任务的通知》	强调健康养老领域的质量与评价标准
2019	《关于实施健康中国行动的意见》	要求构建多层次的老年健康服务体系，推进医养结合养老
2020	《关于促进养老托育服务健康发展的意见》《关于开展医养结合机构服务质量提升行动的通知》	深化医养有机结合，提升医养结合机构的服务质量
2021	《关于加强新时代老龄工作的意见》	更深层次地将养老资源与医疗资源整合起来，创建一批医养结合示范项目

年份	文件	主要内容
2022	《医养结合示范项目工作方案》	明确了医养结合示范项目创建工作的创建目标、创建范围、创建标准、工作流程等
2022	《关于进一步推进医养结合发展的指导意见》	推动各地破解难点、堵点问题，促进医养结合发展

由此可见，自 2013 年以来，我国医养结合政策的广度明显扩大、深度明显提升，医养结合政策体系初步形成，医养结合服务体系也得到了快速的发展，在我国老年人的晚年生活中发挥着举足轻重的作用。不断提升医养结合服务能力是落实推进健康中国建设、积极应对人口老龄化国家战略的重要任务，也是健康老龄化的中国实践。

二　医养结合服务模式与典型案例

自 2016 年起，原国家卫生计生委会同民政部组织开展了国家医养结合试点工作，先后遴选确定了两批 90 个国家级试点单位，涵盖全国 29 个省、直辖市。在政策的支持下，各地区不断探索不同的医养结合养老服务模式与实现路径，涌现出一批典型案例。

（一）养办医模式

1. 模式介绍

养办医模式，即养老机构通过自办医疗机构，或在养老机构内配套设置医务室、护理站、门诊部等形式，为老年人提供疾病预防、治疗、康复等医疗服务。在该模式下，可以将医疗服务和养老服务有机结合，除为老年人提供基本养老服务外，还可为其提供更全面、更专业的医疗护理服务，一站式满足老年人需求。在养办医模式下，需要养老机构在建立专业养老照护团队的基础上，引入医生、护士及其他医疗人员，并不断提升服务水平和服务质量。

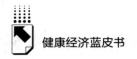

2. 典型案例：江门市社会福利院开设江门江海福利医院

江门市社会福利院是一家主要负责收养安置江门市直及蓬江、江海两区的"三无"（无生活来源、无劳动能力、无法定抚养义务人）人员、孤寡老人、残疾人员、孤儿、残童、弃婴等政府供养对象，为他们提供衣、食、住、行、教、医等生活保障服务的综合性社会福利机构。为更好地满足入住老年人有病治病、无病疗养的双重需求，江门市社会福利院内开设了一家一级综合医院——江门江海福利医院，该医院以老年病保守治疗为医疗特色，且能开展多种康复治疗服务。由此，江门市社会福利院成为一家集养老、医疗、康复、护理、娱乐为一体的综合性健康养老机构，入住对象也扩展到有需要的社会老人，并成功入选广东省医养结合示范机构。

（1）服务模式

在生活照料方面，根据服务对象体能的不同，提供转陪、特级和一级、二级、三级共5个等级的日常生活起居服务。福利院内设电视室、文娱室、麻雀棋艺室等娱乐设施，按天、周、月、季等组织学习、娱乐、健身、游园以及外出旅游等活动。根据服务对象的年龄、身体状况、口味需求等，在医生指导下制定周菜谱、日菜谱。开展对各种常见病、多发病的治疗，特设老年病专科。设置康复理疗室，各种康复器材俱全，病残人员可在医护人员的指导下，享用各种康复理疗服务。针对危重病人、癌症晚期病人提供安宁疗护等服务，妥善处理老人辞世后的有关事项。

（2）医养结合特色

江门江海福利医院逐步推进老年医学科建设，加强老年医学专业人才培养，规范老年病诊治，并建立了老年友善医院分级诊疗、规范管理的运行机制，以及完善的评价机制与持续改进机制。利用多学科综合管理团队为老人提供个性化、有针对性的医疗照护，建立提供连续性医疗、康复、护理和安宁疗护服务的工作机制。

（3）服务内容

为入住老人提供综合评估、医疗保健、康复护理等医疗卫生服务，以及生活照料、文化娱乐、精神慰藉、临终关怀等各类养老照护服务。

（4）运行成效

有助于更好地满足老年人身体、精神和社会等层面的健康需求，切实保障老年人的医疗安全。同时，该服务模式和运行机制也有助于提高老年人的生活质量，提升老年人的健康水平和幸福感。

（二）医办养模式

1. 模式介绍

医办养模式，是指在医院内部设置独立的养老机构或相对独立的养老区域，如开设老年专病区、康复护理区、安宁疗护病区等，定期提供保健、康复、护理、养生等服务，或者是部分医疗机构转型为护理机构，或者是民营资本投资成立护理院、养老中心等，为老年人提供基本养老服务和医疗照护服务，同时也可为病后老人提供接续性服务，使老年人不必来回奔波于医院和养老机构之间，在机构内便可获得一体化服务。

2. 典型案例：淄博淄建老年医院开设养护中心

淄博淄建老年医院是一所科室部门齐全、医疗服务规范的综合性医院。为满足老年人的养老服务需求，按照集团具体改革规划，淄建集团投资4000 多万元将医院对面的一栋办公楼改建为养护中心，实现前院就医、后院养老。淄博淄建老年医院采用医养结合的养老模式，整合了医疗和养老两方面的资源，可为老年人提供持续性的照顾服务，满足有病治病、无病疗养、慢病康复等需求。

（1）服务模式

采用"分区管理、动态转换"的服务模式，打造养老照护的闭环。

（2）医养结合特色

医护人员 24 小时轮守，一旦发现老年人出现不适症状，就能够及时启用绿色通道，实现从养护到医疗的转换，让老人第一时间得到最佳治疗，免除了老年人在医院和养老机构之间的奔波之苦。此外，定期医生检查和快速诊断也是其运行机制的一部分。

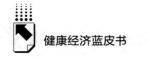

（3）服务内容

除了提供基本的医疗护理服务，还包括健康教育、疾病预防、急救科诊治、进一步诊断、安宁疗护等多个方面的服务内容，以满足老年人的全面需求。

（4）运行成效

通过医养结合服务模式，淄博淄建老年医院养护中心实现了"医中有养、养中有医"的目标，提供了更加精准的医养结合服务。同时，24 小时轮守、快速诊断等措施，使老年人能够在第一时间得到治疗，提高了老年人的生活质量。淄博淄建老年医院先后被评为山东省医养结合示范单位、淄博市医养结合示范单位。

（三）医养合（协）作模式

1. 模式介绍

养老机构与医疗机构签订相关合作协议，由医疗机构的医务人员为入住养老机构的老年人定期提供各项医疗服务，该服务模式可以实现不同机构间的功能互补，为入住老人提供必需的养老和医疗服务，同时也减少了机构建设和运营成本，成为目前实践最为广泛、效果最为明显的模式之一。

2. 典型案例：大连市沙河口区医院与工人养老院签约协作

大连市各级部门推动医疗机构与养老机构积极合作，促使大连工人养老院和沙河口区医院合作，建立沙河口区医养结合示范基地。该服务模式可以利用双方的优势，弥补各自的不足，满足老年患者的基本生活和医疗服务双重需求。

沙河口区医院通过与工人养老院签约，可以将医院的医疗服务直接带到老年人身边，提供便捷的医疗服务，提高医疗服务的可及性。同时，沙河口区医院通过和工人养老院的合作，可以充分利用对方的养老资源，为沙河口区医院的患者提供更好的生活保障。

（1）服务模式

沙河口区医院与工人养老院建立了医养结合示范基地。该模式通过医疗机构与养老机构的签约合作，实现资源共享、优势互补，为老年人提供全面、便捷的医疗养老服务。

（2）医养结合特色

沙河口区医院与工人养老院通过签订合作协议，明确双方在合作中的职责和义务。双方通过合作，共同管理和运营医养结合示范基地，实现资源共享、优势互补。

（3）服务内容

沙河口区医院为入住养老院的老年人提供定期巡诊、健康体检、健康知识培训等服务，对符合条件的老年患者开展家庭病床服务。同时为入住养老院的老年人开通就诊绿色通道，确保老年人突发疾病时能够得到及时救治。沙河口区医院与上级医院建立双向转诊通道，当养老院内的老年人突发危重症时，能够及时转诊至上级医院救治。医院提供专业的康复护理服务，养老院提供日常护理和生活照料服务，包括饮食、起居、清洁等方面。

（4）运行成效

医疗机构与养老机构签约合作，提高了医疗服务的可及性，解决了老年人就医难的问题。医养结合示范基地的建立，满足了老年人基本生活和医疗服务的双重需求，提高了老年人的生活质量和健康水平。

（四）上门服务模式

1. 模式介绍

除了以上3种主要服务模式，以居家老人为主要服务对象的上门服务模式也日益得到重视。该服务模式主要是指与老年患者签订服务协议，由有资质的医护人员上门为有需求的老年人提供基本医疗护理服务和健康管理服务。该模式以社区卫生服务中心（站）、乡镇卫生院等基层医疗卫生机构为平台，以街道办和社区各方力量协作为保障，以家庭医生签约为抓手，将医疗卫生服务延伸至家庭，为居家老年人提供基本医疗和公共卫生等基础性签约服务、基本养老服务以及一些个性化服务。一些开展"互联网+护理服务"试点的地区以及实行长期护理保障制度试点的地区，主要通过护士

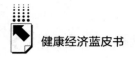

（护理员）为居家老年人提供上门护理（长期照护）服务。

该模式充分发挥了基层医疗卫生机构及上门医护服务机构的全面性、可及性、便利性特点，同时，借助国家分级诊疗和家庭医生签约制度，让社区居家老人能够就近获得多种公共卫生服务及基本医疗护理服务，使紧张的医疗资源得到有效缓解，缓解了"压床""占床"现象，提高了医院的床位周转率，是当前医养结合社区居家养老模式的主要发展方向。该模式构建了多层次的激励机制，实现了医、患、保三方利益的最大化，对于引导有序医疗、改善疾病管理和控制医疗费用具有重要作用。

2. **典型案例：长沙果园镇的"互联网+"医养结合服务新模式**

长沙县创新探索"智慧医养"服务，通过与中南大学湘雅医院合作，提升健康养老服务信息化水平，开展"5G+智慧医养"居家医疗服务，实现"子女线上下单，老人线下体验服务"。

（1）服务模式

2019年，果园镇卫生院"3+X"家庭医生签约团队以"嵌入"敬老院的形式成立长沙县果园镇医养融合服务中心，整合医养资源和打造养老护理团队，实行医防融合、医养融合、医教融合、智慧医疗、医联体建设"五位一体"的工作模式，打造"15分钟养老医疗服务圈""15分钟黄金救治圈"。2021年，中心依托中南大学湘雅医院开发出的健康老龄平台，打造了线上下单、线下服务、基层首诊、急慢分治、上下联动的全流程服务体系，打通了医养结合的"最后一公里"。

（2）医养结合特色

利用省卫生健康委打造的省级智慧医养服务平台，将"用户端""医生端""健康老龄评估端"连接起来，形成管理网络。作为该中心的医疗服务供给方，果园镇卫生院对护理护工资源进行整合，打造"3+X"家庭医生签约团队，包括全科医师、药师、超声检验师、护士及上级医联体专家。当用户通过手机"点单"后，家庭医生签约团队会马上回应并在约定时间内提供上门服务。在服务过程中不断优化，形成"互联网+"医养结合服务新模式。

（3）服务内容

果园镇医养融合服务中心可为敬老院及周边居民提供预防保健、医疗巡诊、健康管理等医养结合服务；同时，通过线上下单、上门服务方式，也可方便、高效、快捷地为辖区老年人，特别是失能、半失能老人提供以呼叫救助、居家照料、医疗保健为主的专业居家医养服务。

（4）运行成效

果园镇依托湖南省医养结合智能服务平台，实现了湘雅医院—市级医院—县级医院—乡镇卫生院多级联动，用户线上下单、医护线下服务的智慧医养全流程服务模式初显成效。同时，首创将卫生院"嵌入"敬老院的"两院一体"的新发展模式，成为湖南省乡镇卫生院的医改典型案例。

（五）典型医养结合服务模式的比较

近年来，各地政府致力于探索和发展符合本地区特色的医养结合服务实践，取得了诸多成效，形成了具有代表性的典型案例。各类医养结合服务模式都旨在实现医疗与养老的多维、紧密结合，打破医疗资源供给与健康养老服务需求的背离状态，为我国老年人提供精准、及时、有效、多元的"医养康"一体化服务。但不同医养结合服务模式在服务主体、服务客体、服务方式等方面也存在一定差异（见表2）。

表 2 典型医养结合服务模式的比较

维度	养办医	医办养	医养合（协）作	上门服务
服务主体	以养老机构为主	医疗机构	医疗机构、养老机构	家庭医生签约团队、有资质的护理团队、护理员
服务客体	失能、失智、残障、患慢性病、高龄、空巢、孤寡老人	处于重大疾病恢复期,患有一种及多种慢性疾病,肢体残疾、精神残疾或肿瘤晚期老年人;生活不能自理的老年患者	失能程度和照护需求均较高的老年患者	身体状况良好的老年人;失能失智,需要提供生活照料、慢性病防治、康复护理的老年人;高龄老人

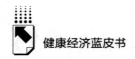

续表

维度	养办医	医办养	医养合(协)作	上门服务
服务方式	养老机构设立各类医疗机构;内设医务室、卫生所、护理站	各类医疗机构开展养老服务(设立专区等)或设立养老院;开展日间照料服务或设立日间照料中心	医疗机构与养老机构互相签订契约,形成业务合作机制	家庭医生签约;社区与养老机构、医疗机构合作
特点	紧急情况下反应速度较快,但医疗资质的申请要求较高,相关人员、设备的配置成本相对较高	紧急情况下反应速度最快,但医疗机构需要大幅增加床位,建设成本较高;比较适用于经营养老医疗的医疗机构,如老年慢病专科医院	建设成本较低,同时提升了医疗资源和养老资源的利用效率,但工作人员或老人需要在医疗和养老机构间频繁转移,紧急情况下反应速度较慢	最符合主流居家养老模式的需求,可面向的客户群体最多,但提供服务的成本相对较高

三 医养结合服务发展现状与趋势

(一)医养结合机构规模持续增加

在国家相关政策及示范项目的推动下,我国各地医养结合机构规模持续增加。根据国家卫生健康委公布的数据,2019 年底,我国"两证"齐全的医养结合机构为 4795 家;截至 2022 年底,"两证"齐全的医养结合机构近 7000 家,较 2019 年底增加了 45.69%。医疗机构与养老机构签约对数持续增长,2022 年医疗机构与养老机构签约对数为 8.4 万对,是 2019 年的 1.5 倍(见表 3)。

表 3　2019~2022 年医养结合机构总体情况

指标	2019 年	2020 年	2021 年	2022 年
两证齐全的医养结合机构数量（家）	4795	5857	6492	6986
医疗机构与养老机构签约对数（万对）	5.64	7.2	7.87	8.4

资料来源：《2019 年度国家老龄事业发展公报》《2020 年度国家老龄事业发展公报》《2021 年度国家老龄事业发展公报》《2022 年度国家老龄事业发展公报》。

（二）人才队伍建设不断加强

第一，多渠道引才育才。鼓励普通高校、职业院校增设健康与养老相关专业和课程，扩大招生规模，以满足行业需求；鼓励为相关院校的教师实践和学生实习提供医养结合服务岗位。比如，山东省作为全国医养结合示范省，截至 2022 年 6 月底，已带动 73 所院校开设了老年保健与管理、老年服务与管理、智能养老服务等专业，累计招生 1.9 万人，在校生 1.2 万人[①]；福州市建立由医保部门牵头、人社与财政部门配合、院校负责的护理人员培训机制，截至 2022 年 12 月，从福州市长护险护理服务人员培训基地毕业的护理人员共有 1103 名[②]。

第二，人才队伍培养力度明显加大。通过对各类养老服务机构管理人员和养老护理人员提供免费培训，特别是培养医疗卫生与养老服务紧缺人才的方式，促进人才队伍建设。

第三，各项人才激励措施不断完善。例如，人社部门将医疗护理员培训纳入就业扶持政策范畴，为符合条件的培训对象提供职业培训补贴，促进更多人员加入医养结合服务队伍。另外，积极探索在养老服务从业人员中实行职业技能等级认定制度，畅通晋升渠道，如江苏省已试点将养老护理专业技术资格纳入卫生职称系列，极大地鼓舞了从业人员的积极性。

[①] 《山东第一所开设养老专业的本科高校："吃螃蟹"背后的挑战与希望》，https：//baijiahao.baidu.com/s？id=1780539574910956267&wfr=spider&for=pc，2023 年 10 月 23 日。

[②] 《让失能人员老有所"护"》，http：//www.fujian.gov.cn/xwdt/mszx/202304/t20230420_6151967.htm，2023 年 4 月 20 日。

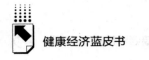

第四，不断壮大失能照护服务队伍。通过宣传教育、开设培训课程等方式，不断提高失能老年人家庭照护者的照护能力和水平。鼓励各类医疗护理员、养老护理员等上门提供服务，志愿服务人员为失能老人提供照护服务或为失能老人家属提供"喘息服务"。例如，广州红山街社区卫生服务中心在社区建了10个"银铃耆护"公益服务点，组建跨专业的社区整合照护团队，在为社区内老人提供各类服务的同时，也为家属提供"喘息服务"。

（三）服务能力明显提升

伴随医养结合政策的不断完善及服务体系建设的不断推进，我国医养结合服务能力得到了显著提升。

在机构医养结合服务方面，为给入住老年人提供更好的医疗服务，各地在优化医疗资源布局方面积极探索，如加强康复医院、护理院和安宁疗护机构建设等，同时支持医疗资源丰富地区的二级及以下医疗卫生机构转型，开展康复、护理以及医养结合服务。此外，鼓励养老机构改造增加护理型床位和设施，支持社会力量建设专业化、规模化、医养结合能力突出的养老机构；鼓励养老机构、医疗卫生机构开展签约合作，为养老机构提供预约就诊绿色通道、上门巡诊等服务，以提高医养结合签约服务的质量和便利性。

在居家社区医养结合服务方面，有条件的医疗卫生机构积极为行动不便的老年人提供居家医疗服务，包括家庭病床、上门巡诊等服务，并推进"互联网+医疗健康"和"互联网+护理服务"，以满足老年人的医疗需求。同时，通过建设社区医养结合服务设施，为失能、患慢性病、高龄、残疾等老年人提供医养结合服务。此外，加强对老年病的预防和早期干预，推动中医药进入家庭、社区和机构，为居家老年人提供更好的保健服务和治疗服务。

（四）医养结合的多元化服务模式不断形成

医养结合作为一种新型的健康养老模式，近年来得到国家的高度重视和社会各界的广泛关注，医养结合作为推动健康中国建设的重要举措，已融入国家战略，政府相继出台了相关政策文件和配套措施，并投入大量资金。在政府的支持引导下，公建公营、公建民营以及民建民营等多种经营性质的医养结合机构纷纷涌现。从近几年监测数据的变化趋势可以发现，医养结合服务模式基本形成，医养结合服务体系正在逐渐建立和完善。与此同时，一个显著的特征是，"养老+小微医疗"型医养结合机构成为主要的医养结合服务开展形式。与医疗机构相比，养老机构对医养结合的参与热情更高，"养办医"型医养结合机构在数量占比和服务供给水平上都占据重要位置。"养办医"机构主要通过内设诊所、门诊部、医务室、卫生所（室）等小微型医疗机构开展医疗服务，这在一定程度上也反映了当前医养结合服务的发展趋势，养老机构通过设置小微型医疗机构，相对降低了养老机构开办医院要投入的高昂成本，同时也可以基本满足机构入住老年人的多元化养老需求（尤其是患慢性病等老年人所需的专业性医疗、护理、康复等服务），与我国目前医养结合机构的发展特征基本一致。

（五）多方参与的格局基本形成

医养结合服务需求的多层次性决定了多元主体共同参与、共同推进医养结合事业的必然发展路径，因此离不开政府、市场和社会的良性互动。目前，社会力量参与热情较高，已经呈现政府有效引导、社会资本为主体、公立机构为补充的格局。医养结合机构中的养老机构以民建民营机构为主体，以公建公营和公建民营类养老机构为补充，积极参与医养结合服务提供。可见，社会资本在推动医养结合事业发展过程中起到了重要作用，如何加强政府的规制，同时进一步调动社会资本的积极性，更好地运用好市场这只"看不见的手"，对于提升医养结合服务的有效供给至关重要。

（六）社区居家医养结合服务不断发展

考虑到我国的现实国情、家庭养老的传统，以及广大老年人的"在地

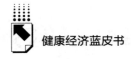

老化"意愿，社区居家医养结合服务模式已成为我国养老服务领域的一个重要趋势。国务院印发的《"十四五"国家老龄事业发展和养老服务体系规划》明确指出推动医疗服务向居家社区延伸，支持有条件的医疗卫生机构为失能、患慢性病、高龄、残疾等行动不便或确有困难的老年人提供家庭病床、上门巡诊等居家医疗服务。近年来，在国家政策的大力支持以及社会各界的积极探索下，我国社区居家医养结合服务得到了长足发展，居家上门医疗卫生服务量、家庭医生签约对数以及家庭病床数等增幅明显，服务能力不断提升。目前已形成了一些较具代表性的模式，例如：浙江宁波的鄞州区街道社区卫生服务中心专门成立了家庭医疗服务科，依托多个服务团队，使得试点签约的老年人享受到了高质量的医疗养老服务，形成了医养结合居家养老模式；江苏南京的恒大互联网社区医院利用先进的互联网、大数据等技术，立足社区打造医疗服务网络平台，为社区老年人提供疾病预防、家庭诊疗、远程会诊等服务，形成了医疗机构养老辐射模式。这些经验为我国社区居家医养结合服务的发展提供了很好的借鉴和参考。社区居家医养结合服务不仅契合了多数老年人的就地养老偏好，同时也成为连接机构养老和居家养老的桥梁，在我国养老服务发展模式中占据着越来越重要的地位，是符合我国国情的健康养老发展趋势。

四 医养结合服务工作存在的问题

（一）医养结合相关支持政策仍有待完善

自 2013 年以来，我国相继出台了一系列医养结合相关政策，引起了广泛关注，但多数政策是从宏观层面起指导性作用。在具体实施过程中，一方面，医养结合中的医和养分属于不同部门监管，存在政策与管理的碎片化问题。各地虽然出台了一些医养结合产业扶持相关政策，但由于医养结合在服务业态上仍属新兴事物，在实际提供服务时，仍会遇到各种问题，预期目标还有待实现。另一方面，自医养结合试点开展以来，新业态、新模式涌现，由此产生的机制变革、服务项目等均需政策支持与规范管理，与之相关的组织管理体系、标准服务体系、政策法律支撑体系等亟须完善。

（二）医养结合筹资与保障机制亟待健全

从目前发展起来的医养结合机构来看，多属于由社会力量开办的传统养老机构增加医疗功能这种类型。由于财政支持力度有限，而医养结合尤其是内设医务室等类型的服务赢利空间较小、投资回收期长，兼之长护保障制度尚不完善，医养结合机构对外部市场投资尤其是对金融资本的吸引力不强，自我发展能力偏弱，因此一些医养结合机构处于资金周转不畅、入不敷出的状态。另一方面，医养结合机构往往面临房屋产权不清等问题，难以获得贷款支持。若单纯依靠政府财政的购买服务，无法开创稳定的筹资渠道、解决实际运营中的资金周转问题，推广医养结合政策将难以落实。

（三）服务内容和模式亟待丰富

随着老年人养老观念的改变，越来越多的老年人选择接受医养结合养老服务。老年人往往需要根据自己的健康状况和需求来选择适合的医养结合服务模式，但目前医养结合服务的模式比较单一，缺乏个性化的服务。这导致了老年人在选择医养结合服务时的多样性不足，无法根据自己的需求来选择合适的服务模式。

目前的医养结合服务往往更偏重于简单的医疗、护理等服务内容，缺乏针对个体老年人健康状况和需求的定制化服务。老年人的健康状况差异较大，一些可能需要更多的医疗护理服务，而另一些可能更需要生活照料和心理关怀。在服务形式方面，医养结合服务模式相对单一，无法满足老年人多样化的需求。一些老年人可能更愿意接受居家医养结合服务，而另一些可能更愿意选择社区医养结合服务或特殊养老社区的服务。然而，目前的服务形式相对固化，无法满足老年人多样化的选择需求。在服务对象方面，缺乏个性化的医养结合服务模式也表现为对不同群体的服务不足。例如，一些特殊群体，如患有特定疾病的老年人或失能老年人，需要更加专门化的医养结合

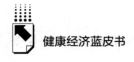

服务。

缺乏个性化的医养结合服务模式导致老年人无法根据个体需求获得定制化服务，服务质量和满意度有待提升。因此，需要加大对医养结合服务模式的创新和发展力度，构建更多样化、个性化的医养结合服务模式，以满足老年人不同的健康和养老需求。

（四）专业化人才培养体系有待完善

目前，各地的医养结合发展均处于探索阶段，未形成针对不同类型、等级机构的人力资源配置标准，由于缺乏统一调控，医养结合机构中的人员数量、人员结构是由机构视自身情况而定，差异较大。机构人员的准入、培训、考核等尚未实现制度化，机构人员的流动性较大、专业化水平不高，而且对这一队伍的培训力度也不大。医养结合人才队伍建设不足，医养结合培训力度与人员队伍规模不匹配，这些问题在一定程度上制约了医养结合的发展。

五　推进我国医养结合进一步发展的建议

（一）加强顶层设计，完善相关政策

一是重视系统规划，加强顶层设计。医养结合服务的发展需要以完善的制度规划为先导，加强医养结合服务建设的理论研究，明确医养结合的工作方向、发展目标，并加快制定落实细则（如管理办法、服务规范、评估标准、报销办法等），推行标准化、规范化建设，以实现政策协同，多角度、多层次完善体制建设。同时，医养结合资源配置要兼顾公平和效益。应改变以往主要以人均资源占用量为依据的资源配置方式，结合老年人口特征发展趋势、地理区位特征、地区经济发展状况以及就业人数等因素，通过规划、调控、制度建设等途径科学规划和布局医养结合机构，合理配置和优化区域资源，避免资源过度集中导致浪费，提升医养结合的使用效能，推进医养结

合服务体系的均衡发展。

二是健全部门联动机制。医养结合服务涉及卫生健康、民政、社会保障等多个部门，在管理上容易出现冗杂交错、服务范围含混模糊，导致职能分散、服务监管不足的现象。针对这种"多头管理"现状，可通过主管部门宏观统筹协调各方工作，建立部门协同联动机制，实现医养结合相关政策和管理方法有效衔接，真正做到医养相融、健康服务。

（二）促进医养结合筹资渠道多元化

医养结合服务属于准公共物品，具有典型的公益性、微利性特征，这一服务性行业普遍具有投资高、利润低、投资回收周期长等特点，因此，政府在发挥公共财政在医养结合服务供给中"兜底线、保基本、促参与"功能的同时，还应加快建立多元化筹资机制，引导和鼓励医养结合服务机构可持续发展，逐步满足老年人群普惠型养老服务需求。

可结合实际情况，合理配置区域内医养结合财政投入，细化并逐渐统一财政扶持政策，力求做到专款专用，提高医养结合服务资金利用效率。明确社会福利事业的彩票公益金用于购买医养结合服务的比例，发挥彩票公益金的公益作用，促进医养结合机构的资金流通。通过用地保障、建设补贴、税收优惠、放宽准入机制等政策措施鼓励和引导社会资本进入医养结合领域，实现政策红利。同时，根据服务老年人的特点，在厘清"医"和"养"边界的基础上，发挥基本医疗保险的作用，合理核定养老机构开办的医疗机构的医保限额。另外，应着力在国家层面推动建立长期护理保险制度，通过构建适宜的社会性长期护理保险制度提升服务购买力，同时探索以灵活的商业化筹资机制、市场化运作方式为特征的商业性长期护理制度，形成多渠道投资机制。

（三）丰富医养结合服务内容及模式

一是规范和引导医养签约服务，建立双向诊疗绿色通道，推进养老机构与周边医疗卫生机构开展签约合作，采取更加精准、便捷、人性化的方式为

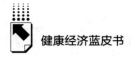

老年人提供医养结合服务。例如，部分地区可考虑将医养签约纳入政府工作考核指标，由政府牵头协调多部门进行紧密合作，确保医养签约工作有效落实、顺利开展。

二是着力提升社区、居家养老服务能力，推进医养结合服务在社区、居家层面的融合与整体布局，尤其是农村地区。灵活运用社区医疗卫生服务资源，鼓励医院、基层医疗卫生机构通过家庭医生签约、增设家庭病床、护士多点执业等形式，为居家高龄、重病、失能、失智老年人提供定期体检、上门巡诊、康复指导、心理健康关怀等连续性的健康和养老服务，形成广泛合作的共同体。农村地区可结合老龄人口与地理区位特征，依托乡镇卫生院、村卫生室、敬老院、幸福院等机构，为老年人提供疾病预防、慢性病管理等服务，提高农村老年人的健康素养。

三是关注不同老年群体的特殊需求，有针对性地增加医养结合服务供给。例如，提供低龄老年人更需要的居家专业护理，特别是每天服务时间较短的个人护理服务，以及服务时间较长或服务内容丰富的生活照料和基本医护服务。而对于高龄老年人，则需要侧重提供其迫切需要的持续时间更长、提供人员更稳定的照护服务。另外，在疾病预防、健康管理和护理保障等方面加强对女性、高龄老年人的服务，同时加快培育能有效满足失能、失智老人特殊需要的服务模式。

四是推进智慧医养服务模式，充分利用互联网和物联网，研发设计智能终端，通过动态监测、实时采集、同步存储老年人健康信息，为机构内部以及机构间服务协同提供技术支撑。积极探索、构建区域医养结合信息化平台，打破各级管理机构之间，以及医养结合机构与老年人之间的信息孤岛，实现信息的互联互通，精准对接老年人实际服务需求，对服务过程实施有效监管，促使服务质量有效提升，为老年人提供全周期的健康养老服务。

（四）加强医养结合人才队伍培养

一是制定人力资源配置标准。针对不同类型、等级的医养结合机构，制定相应的人员数量、人员结构标准，以满足不同类型机构的实际需求，减少机构间人员配置的差异性。建立医养结合机构人员的准入标准、培训计划和考核制度，实现人员准入、培训、考核的制度化，确保医养结合机构的人员具备必要的专业素养和技能，提高医养结合服务的专业化水平。

二是加强人才队伍建设，夯实医养结合的服务基础。探索建立院校教育、行业学会（协会）与医养结合机构相协同的培养模式。一方面，鼓励高校重点建设全科医学、康复医学、老年学、护理学等专业，充实医护人员队伍；另一方面，着力加大医养结合机构服务人员在岗专业化培训力度，分级分类开展职业技能与安全相关培训，多措并举提升养老服务专业化水平。扩大为老服务志愿者队伍，积极动员社会成员，尤其是低龄老年人参与医养结合服务志愿队伍。创新医养结合服务人员优惠和激励制度，优化职称评定和晋升机制，提高服务人员的工作积极性，吸引人才、留住人才、发展人才，逐渐形成稳定的医养结合人才队伍。

参考文献

陈颖：《开展医养结合养老服务的法律风险及防范建议》，《中国卫生事业管理》2019 年第 1 期。

孙永河：《医养结合新型养老模式的风险评估研究》，《昆明理工大学学报》（社会科学版）2018 年第 3 期。

朱美芬：《SWOT 分析在评估家庭医生制度下推进医养结合养老模式的应用》，《上海预防医学》2018 年第 9 期。

张源：《健康老龄化背景下医养结合机构现状调查——以江门市为例》，《现代医院》2019 年第 9 期。

卢艳丽：《台湾地区医养结合考察及对北京市的启发》，《中国全科医学》2016 年第33 期。

孙丽：《社区卫生服务中心建立中医特色医养结合病房模式探讨》，硕士学位论文，中国中医科学院，2016。

张旭：《医养结合视角下"医中有养"服务模式研究——以山西省某三甲医院为例》，《中国老年保健医学》2019 年第 1 期。

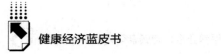
张岩松：《医养结合养老服务模式及发展对策研究——以大连市为例》，《学周刊》2017 年第 32 期。

张雨：《济南市城区医养结合养老模式的现状、问题及对策》，硕士学位论文，山东大学，2019。

鲍雅利：《医养结合居家养老服务模式探究》，硕士学位论文，厦门大学，2017。

杨莉：《医养结合的运营模式探究——以武汉市"互联网+居家养老"为例》，《学习与实践》2019 年第 11 期。

龚俊杰：《医养结合社区居家养老模式》，《中国老年学杂志》2020 年第 8 期。

B.5
中国智慧健康养老的发展现状、
政策导向与实践进展

吴昕 乔凯 石凌雁*

摘 要： 本报告从政策体系、产业规模、产品服务、试点示范及产业支撑几个维度对我国智慧健康养老产业发展现状进行了梳理，发现近年来，在政府的积极推动及行业企业共同的努力下，我国智慧健康养老产业发展已取得长足进步，但仍面临政策协同性有待加强，产品、服务的智慧化、集成化、适老化水平有待进一步提升，产品、服务标准缺失，数据价值尚未充分激发，成熟的商业模式尚未形成等主要问题。结合工信部、民政部、国家卫生健康委发布的《智慧健康养老产业发展行动计划（2021~2025年）》，本报告从科技驱动、需求拉动、公共支撑几个维度对产业发展的重点方向进行了分析，最后以成都市高新区"互联网+融合养老"社区综合养老服务平台建设、比利信息适老化数字电视平台建设及寸草春晖养老智慧服务平台建设为例，介绍了政府及企业在智慧健康养老领域的实践探索，以期为推动智慧健康养老落地应用提供借鉴和参考。

关键词： 老龄化 智慧健康养老 健康管理 养老服务

---

* 吴昕，正高级工程师，中国电子科技集团有限公司第三研究所处长，主要研究方向为智慧健康养老理论及产业发展；乔凯，工程师、经济师，中国电子科技集团有限公司第三研究所行业分析师，主要研究方向为智慧健康养老产业发展；石凌雁，经济师，中国电子科技集团有限公司第三研究所行业分析师，主要研究方向为智慧健康养老产业发展。

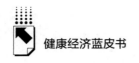
一 智慧健康养老产业发展背景

当前，我国正处于由快速老龄化向深度老龄化迈进的阶段，老年人口数量飞速增长。国家统计局数据显示，截至 2023 年底，我国 60 岁及以上老年人口数量已达到 2.96 亿，占总人口数量的 21.1%，其中 65 岁及以上老年人口数量为 2.16 亿，占总人口数量的 15.4%，这意味着我国已经正式进入中度老龄化社会。根据全国老龄办的预测，到 2033 年，老年人口数量将突破 4 亿，占总人口的 1/4；到 2050 年前后将达到 4.87 亿，约占总人口的 1/3。庞大的老年人口群体，催生了巨大的健康养老需求。根据《健康中国行动（2019~2030 年）》，我国约 1.8 亿老年人至少患有 1 种慢性疾病，约 1.5 亿老年人处于空巢独居的状态[①]。另据中民社会救助研究院发布的《中国老年人走失状况白皮书》中的数据，我国每年有 50 万老年人走失，每年有超过 4000 万老年人跌倒，老年人对健康管理、康复护理、生活照料等刚性养老服务的需求持续攀升。与庞大的养老需求相对应的，是养老服务供给的短缺。未富先老、未备先老的现实国情造成社会中可利用的养老资源非常有限。从经济发展水平来看，2021 年，我国人均 GDP 为 12100 美元，虽然已超过世界平均水平，但与美国、日本等发达国家相比，分别仅为其 1/5 和 1/4，社会中可用于养老保障的资金严重不足。从基础设施来看，我国养老基础设施薄弱，城乡分布不均衡，无法满足快速增加的老年人口需求。以养老床位为例，2021 年，我国每千名老人拥有养老床位数仅为 30.8 张，远低于国际平均每千名老人 50 张的水平。从服务供给来看，随着城镇化进程的加快及家庭结构的变化，"421" 倒金字塔结构的家庭在社会中大量出现。一对青年夫妇在面临来自社会、工作、子女等多方面的压力时，往往自顾不暇，在这样的背景下，家庭对老年人养老的支撑能力逐步弱化。另一方面，

---

① 陶涛、金光照、郭亚隆：《中国老年家庭空巢化态势与空巢老年群体基本特征》，《人口研究》2023 年第 1 期。

由于养老服务人员工作强度大、薪资水平低、社会地位低、晋升路径不明确等多方面因素,愿意从事养老服务的人员数量非常有限。根据 2021 年 5 月国家卫生健康委公布的数据,我国目前对养老护理员的需求多达 600 多万名,而实际仅有 50 多万名相关从业者,远不能满足养老需求。

除了养老资源数量的不足,我国养老行业发展还面临养老资源利用效率不高的问题①。根据民政部提供的数据,截至 2021 年,我国养老床位的空置率达到 50%。在资源数量不足、利用效率不高的背景下,如何妥善解决老人的养老问题,不仅关系到老人的福祉,还关系到社会的稳定与经济的发展。

当前,科学技术迅猛发展,特别是以大数据、云计算、物联网、人工智能为代表的新一代信息技术正加速与经济社会各领域渗透融合,推动经济社会全面转型。党的二十大报告指出,科技是全面建设社会主义现代化国家的基础性、战略性支撑,要坚持面向人民生命健康,加快实现高水平科技自立自强。因此,以数字化为主的智慧健康养老日趋成为加强养老供给侧结构性改革的有力举措,成为提高老年服务的技术化和专业化水平,积极应对人口老龄化,缓解养老服务资源紧缺、效率低下、供需不匹配等问题的重要手段。

二　智慧健康养老产业发展现状

智慧健康养老产业是以智能产品和信息系统平台为载体,面向人民群众的健康及养老服务需求,深度融合应用物联网、大数据、云计算、人工智能等新一代信息技术的新兴产业形态。2017 年,工信部、民政部、国家卫生计生委三部委联合发布《智慧健康养老产业发展行动计划（2017～2020年)》(以下简称《行动计划》),着力推动信息技术与健康养老融合发展。经过 7 年的发展,智慧健康养老产业发展已取得长足的进步,主要体现在如

---

① 麦理浩:《人口老龄化视角下的"互联网+养老"模式分析》,《南方论刊》2023 年第 2 期。

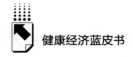

下几个方面。

一是政策体系日益完善。自《行动计划》发布以来，天津、四川、安徽、陕西、江西、江苏等地区陆续结合当地实际情况，出台了对应的行动计划，明确了当地智慧健康养老发展的目标及路径，并通过财政资金及税收优惠等形式对智慧健康养老产业发展予以支持。以安徽省为例，安徽省将智慧健康养老产业发展纳入当地数字经济发展规划，对优秀的智慧健康养老企业进行扶持补贴，充分发挥后发优势，培育出了安徽八千里科技发展有限公司、安徽晶奇网络科技股份有限公司、合肥盛东信息科技有限公司等一批区域领军企业，实现了智慧健康养老产业的快速发展。除了上述省市，其他地区也在超过100项健康养老相关政策文件中明确提出要积极利用互联网、物联网、大数据、人工智能等新一代信息技术支撑健康养老产业发展。由此，在全国范围内，智慧健康养老的政策体系逐步成形。

二是产业规模持续增长。近年来，随着我国人口老龄化程度的逐步加深，信息技术加速与传统健康养老行业融合。国家开发投资集团有限公司、中国诚通控股集团有限公司、中国电子科技集团有限公司、中国联合通信有限公司等大型央企国企，中国银行股份有限公司、中国建设银行股份有限公司、中国光大银行股份有限公司、平安银行股份有限公司等大型银行，泰康人寿保险股份有限公司、中国人寿保险（集团）公司、中国太平洋保险（集团）股份有限公司等保险企业，保利房地产（集团）股份有限公司、万科企业股份有限公司、华侨城集团有限公司等一批实力强劲的房地产开发企业，纷纷开始布局智慧健康养老产业，推动产业规模持续快速增长。根据智慧健康养老产业联盟测算，2017年，我国智慧健康养老产业规模约为2.2万亿元，2021年已增长至5.36万亿元，展现了迅猛的发展势头（见图1）。

三是产品、服务不断丰富[①]。互联网、物联网、云计算、大数据、人工

---

① 丁立、王永春、刘静男等：《智慧健康养老产业发展报告（2017~2020年）》，载武留信主编《中国健康管理与健康产业发展报告》，社会科学文献出版社，2021。

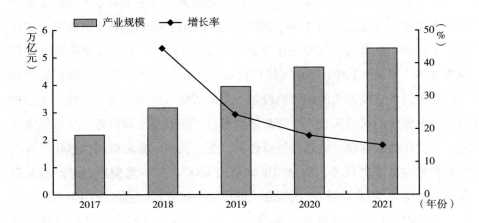

图1　2017~2021年我国智慧健康养老产业规模

资料来源：智慧健康养老产业联盟。

智能等信息技术已在老年人健康管理、生活照料、康复护理、休闲娱乐、文化教育等多个领域获得应用，丰富了产品功能，创新了服务模式，带来了巨大的经济及社会效益。在健康管理方面，具有实时监测、数据传输、异常预警等功能的数字化、网络化、智能化血压计、血糖仪、心电仪、睡眠监测仪、健康一体机、家庭医生随访包等智能健康管理产品已广泛出现并在居家、社区、机构等养老场景加速渗透。在生活照料方面，一键呼叫器、报警拉绳、智能定位器、智能床垫、智能护理床、电子药盒等电子产品已在养老领域取得了普遍的应用，并将持续赋能养老服务开展。在康复护理方面，上下肢功能训练设备、手功能康复设备、关节康复训练设备、外骨骼机器人等智能康复设备已经在临床上获得初步应用，有效提升了患者的康复效率。在休闲娱乐及文化教育方面，老年手机、智能音箱等智能产品已经大批涌现，基于人工智能技术的养老服务机器人已初具雏形，为老年人带来丰富的娱乐教育内容。依托上述智能产品，在互联网的支撑下，老年人得以享受各类健康养老服务资源，带来传统服务通路的转变及服务模式的颠覆。

　　智慧健康养老产品与服务涉及面广、种类繁多且关系到老年人的生命健康，为了进一步规范行业发展，同时为需求部门采购选型提供参考，2018年，工信部、民政部、国家卫生健康委三部门开展了《智慧健康养老产品及服务推广目录》（以下简称《推广目录》）的制定工作，重点面向健康管理类可穿戴设备、便携式健康监测设备、自助式健康检测设备、智能养老监护设备及家庭服务机器人五大类智慧健康养老产品及慢性病管理、居家健康养老、个性化健康管理、互联网健康咨询、生活照护、养老机构信息化服务六大类智慧健康养老服务，从全国征集来的 1000 余项智慧健康养老产品及服务中评选出 56 项产品及 59 项服务，形成了一批各具特色的应用案例。2020年，为了跟上技术的演进及产品的迭代，三部门对《推广目录》进行了更新。新版的《推广目录》在产品、服务的种类上进行了拓展，新增了红外测温相关产品，同时在收录数量上也有一定增长，分别收录了 118 项智慧健康养老产品和 120 项智慧健康养老服务。2018 年和 2020 年智慧健康养老产品及服务入围情况分别如图 2 和图 3 所示。

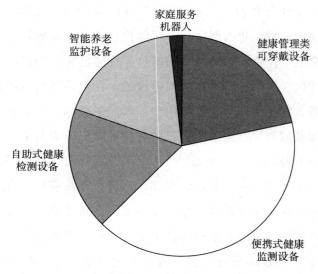

（a）智慧健康养老产品入围情况

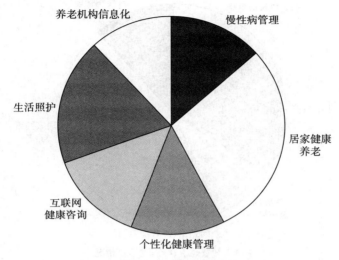

（b）智慧健康养老服务入围情况

图 2　2018 年智慧健康养老产品及服务入围情况统计

资料来源：根据工信部公开数据整理。

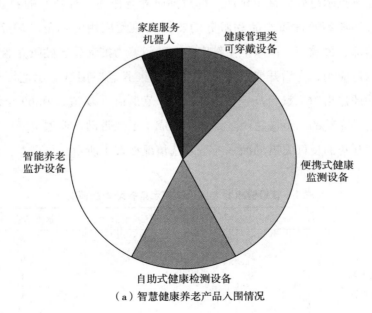

（a）智慧健康养老产品入围情况

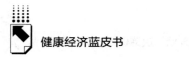

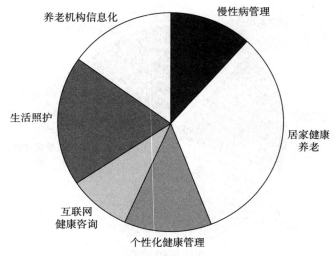

（b）智慧健康养老服务入围情况

图 3　2020 年智慧健康养老产品及服务入围情况统计

资料来源：根据工信部公开数据整理。

四是试点示范效应逐步显现。智慧健康养老作为一种新兴的养老模式，其普及应用离不开优质产品和服务的支撑及典型应用的示范。2017~2020年，工信部、民政部、国家卫生健康委三部门着力推动智慧健康养老产品及服务的示范应用，先后开展了 4 批《智慧健康养老应用试点示范》的评选工作，共评选出 167 家示范企业、297 个示范街道（乡镇）和 69 个示范基地，构建了完整的示范应用闭环，初步形成了示范带动、典型引领、以点带面、全面开花的良好发展局面。各地入选情况如表 1 所示。

表 1　智慧健康养老应用试点示范各地入围情况

	示范企业（家）	示范街道（乡镇）（个）	示范基地（个）
北京市	9	4	0
天津市	4	1	0
河北省	3	5	1
山西省	2	3	1
辽宁省	5	4	1

续表

	示范企业（家）	示范街道（乡镇）（个）	示范基地（个）
吉林省	3	3	1
黑龙江省	2	4	1
江苏省	11	9	1
浙江省	11	34	11
安徽省	8	22	4
上海市	10	31	4
福建省	6	0	0
江西省	2	10	2
山东省	10	22	7
河南省	5	19	5
湖北省	3	9	3
湖南省	8	3	1
广东省	7	10	2
四川省	7	34	11
重庆市	4	0	0
贵州省	2	1	0
云南省	3	4	2
陕西省	9	18	3
甘肃省	2	5	1
青海省	0	0	0
内蒙古自治区	4	1	0
广西壮族自治区	1	1	0
西藏自治区	1	1	0
宁夏回族自治区	2	3	0
新疆维吾尔自治区	1	2	1
大连市	2	12	2
青岛市	5	7	1
宁波市	3	4	1
厦门市	2	0	0
深圳市	6	11	2
中央企业	4	0	0
合计	167	297	69

资料来源：根据工信部公开数据整理。

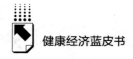

智慧健康养老试点示范企业重点关注具有智慧健康养老产品、服务、系统平台及整体解决方案供给能力和优势的企业。从入围企业的区域分布来看，北京、山东、安徽、江苏、浙江、陕西、湖南、上海等省市入围数量较多，表明这些地区智慧健康养老产品及服务的供给能力较强，产业具有一定的集聚优势。智慧健康养老试点示范街道（乡镇）和基地重点关注具有智慧健康养老产品与服务应用优势的街道、乡镇及地级或县级以上行政区。从入围示范单位的区域分布来看，山东、安徽、浙江、河南、陕西、四川、上海等地入围数量较多，表明这些地区智慧健康养老的应用走在了全国的前列。

五是产业支撑服务能力逐步增强。近些年，运用科技创新应对人口老龄化已成为社会共识及社会未来发展方向，智慧健康养老的理念也加速普及。各地开始涌现出中国老年学和老年医学学会智慧医养分会、中国老年学和老年医学学会老龄大数据分会、互联网医疗健康产业联盟等行业组织，开始面向行业提供包括共性技术研发、行业交流协作、产品标准制定、产品检验检测等在内的公共服务，产业支撑服务能力逐步增强。2019年9月，在工信部指导下，中国电子科技集团有限公司第三研究所联合行业内重点企业发起成立了智慧健康养老产业联盟，旨在通过开展信息技术与健康养老融合发展高峰论坛、智慧健康养老企业家沙龙、智慧健康养老创新创业大赛等一系列行业主题活动，强化产业对公共服务的支撑，促进行业协作交流，激发行业活力，推动行业发展。

三　智慧健康养老产业发展问题

经过7年的实践与探索，智慧健康养老产业发展已取得了阶段性的成果，但产业发展仍面临如下几个方面的问题。

一是政策协同性有待加强。如前文所述，目前我国已基本形成了智慧健康养老产业发展的政策体系，来指导科学技术的创新、智慧产品的研发、相关产业生态的构建、养老服务业态的培育等工作。但养老事关老年人的福祉、社会的稳定和经济的发展，牵涉的部门众多，各部门出台的政策往往是从本部门管理的角度对智慧健康养老产业发展进行指导，缺乏政策间的协调，难以形成政策合力。此外，在政策落实过程中，中央及地方联动不足，导致地方政策与中央政策在内容上存在脱节，地方政策配套不够完善等问题普遍存在，在一定程度上制约了产业的发展。

二是产品、服务的智慧化、集成化、适老化水平有待提升。随着信息技术的加速渗透，我国涌现出智能健康管理设备、智能康复辅具、家庭服务机器人等一批智能产品，支撑了健康养老服务的开展。但产品的可靠性、智慧化水平仍有较大的提升空间。以目前家庭、机构常用的被动式跌倒报警产品为例，受后端行为识别算法准确性的影响，这些产品对跌倒行为识别的准确率大多在95%左右，误报、漏报问题时有出现，无法满足养老服务机构的使用要求。另外，目前智慧健康养老产品多是针对某一项具体需求开展单点应用，缺乏可联动、系统化、集成化的解决方案。相较于年轻人，老年人在学习能力、认知能力等方面均有一定程度的下降。在社会老龄化、信息化同时加速发展的当下，老年人面临的"数字鸿沟"问题日益凸显，很多智能产品、服务在设计研发之初，未充分考虑老年人的生理特征和使用习惯，导致叫好不叫座①。以常见的智能可穿戴产品为例，由于产品形态原因，此类产品需要经常充电，而老年人由于不熟悉设备的充电方法或嫌麻烦，经常在使用一段时间后便弃用该产品。又如当前许多手机软件，其在交互界面中加入了较多的广告信息及与软件相关的非核心功能，导致老年人在使用时常常因不理解软件的操作逻辑而无所适从。

三是产品、服务标准缺失。在国家政策的大力推动下，智慧健康养老产业快速发展，产品、服务持续迭代创新，但相关标准的研究制定却相对滞后，无法支撑产业发展。行业中出现了行业标准"少而散"、团体标准"多而乱"等问题，导致企业常常陷入"无标可依"或"无所适从"的尴尬境地，产品、服务在质量方面也是参差不齐。以智能监测床垫为例，不同技术

---

① 阮晓东：《居家养老：适老化改造迎来市场风口》，《新经济导刊》2017年第12期。

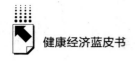
路线的产品在价格、数据准确性、产品可靠性等方面存在巨大的差异,不利于老年人选购使用,也不利于相关产品的迭代升级。

四是数据价值尚未充分激发。数据是数字经济时代的关键生产要素,是推动经济高质量发展的重要引擎。健康养老大数据是智慧健康养老产业发展的基础。目前,利用各类智慧健康养老终端产品以及智慧健康养老云平台,我们已能够实现对健康养老数据的有效归集与管理。但由于缺乏统一的建设规划、标准及接口,平台"数据孤岛"的问题普遍存在。① 同时,由于健康养老数据涉及面广、类型繁杂,数据重复、数据不完整、数据非结构化、数据格式不统一等数据质量问题凸显。这在一定程度上限制了数据要素作用的发挥,影响了相关业务的执行效率和工作质量。

五是成熟的商业模式尚未形成。随着健康管理类可穿戴设备、智能养老监护设备等智能产品在健康养老领域的渗透应用,我们已能够轻松实现对老年人生命体征数据以及异常行为数据的记录分析,但基于这些数据的专业、优质配套服务内容仍然缺乏,导致用户体验不佳、用户黏性不足,从而制约了相关产品的进一步普及。另一方面,目前我国多数养老服务企业需要依赖政府的专项补贴维持,缺乏自我造血能力。而智慧健康养老前期投入大、回报慢,会给企业经营造成较大的压力,也增加了服务落地的难度。

四 智慧健康养老产业发展的政策导向

为了有效解决上述产业发展过程中存在的问题,保持政策的稳定性、连续性,进一步推动智慧健康养老产业发展,2021 年,工信部、民政部、国家卫生健康委联合发布了《智慧健康养老产业发展行动计划(2021~2025年)》[以下简称《行动计划(2021~2025 年)》],重点从技术、产品、服务等产业环节,推动信息技术与健康养老融合发展,以期通过 5 年的工作实

---

① 汪静、王希:《赋能与智治:数字经济背景下智慧养老服务的实践发展——基于扎根理论的分析》,《老龄科学研究》2021 年第 9 期。

现科技支撑能力显著增强、产品及服务供给能力明显提升、试点示范建设成效日益凸显及产业生态不断优化完善的政策目标（见图4）。

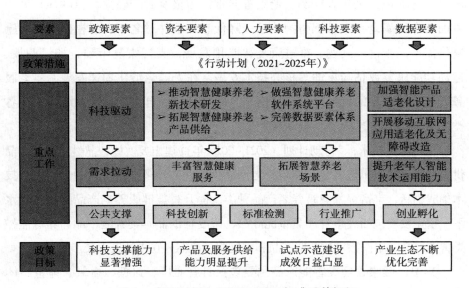

图4 《行动计划（2021~2025年）》政策框架

资料来源：根据工信部公开数据整理。

依据发展目标，《行动计划（2021~2025年）》重点从信息技术产品、软件系统平台、智慧健康服务、智慧养老服务、智能产品适老化、产业公共服务能力建设6个方面提出13项具体任务、3项具体工程和4项保障措施。

（一）强化信息技术支撑，提升产品供给能力

智慧健康养老产业作为信息技术与健康养老融合产生的新兴产业，其发展离不开信息技术及相关基础元器件的进步。《行动计划（2021~2025年）》细致分析了制约智慧健康养老产品升级的关键技术问题，提出以具体需求为牵引，拉动智慧健康养老新技术研发的发展思路。针对目前可穿戴设备普遍存在的测量数据不准确、续航时间短等问题，重点发展适用于健康管理的智能化、微型化、高灵敏度生物传感技术，大容量、微型化电池技术和快速充

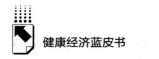

电技术，高性能、低功耗微处理器；针对目前老年人防跌倒、防走失产品出现的误报问题，开发多模态行为监测技术、跌倒防护技术、高精度定位技术，一方面提升老年人跌倒、走失等异常行为报警的准确性和稳健性，另一方面着力研发老年人跌倒防护技术，降低意外事件对老年人的损伤；针对康复供需不匹配这一问题，推进康复智能化发展，支持康复干预、神经调控、运动功能康复评估与反馈等核心技术发展。在人口老龄化加速发展、养老服务人员严重不足的背景下，环境感知、脑机接口、自主学习等前沿技术在各类服务机器人上也得到了创新应用。

依托上述技术，《行动计划（2021~2025年）》提出要实施智慧健康养老产品供给工程，进一步拓展智慧健康养老产品供给，推动多学科交叉融合发展与技术集成创新，丰富智慧健康养老产品种类，提升智慧健康养老产品的智慧化水平，重点发展包括健康管理类智能产品、康复辅助器具类智能产品、养老监护类智能产品、中医数字化智能产品和家庭服务机器人在内的五大类产品。

其中，健康管理类智能产品主要包括具有血压、血糖、血氧、体重、体脂、心电、骨密度等体征指标的监测检测、趋势分析及智能预警功能的可穿戴设备、家用医疗器械、家庭医生随访工具包和社区自助式健康检测设备等。康复辅助器具类智能产品主要包括外骨骼机器人、上下肢训练等康复训练类设备以及智能轮椅、仿生假肢、助听器、助行器等功能代偿类设备。养老监护类智能产品主要包括老年人用的防跌倒、防走失、紧急呼叫、室内外定位等智能设备以及能够为养老护理员减负赋能、提高工作效率及质量的搬运机器人、智能护理床、智能床垫、离床报警器、睡眠监测仪等智能看护产品。中医数字化智能产品主要包括具有中医诊疗数据采集、健康状态辨识、健康干预等功能的智能中医设备。家庭服务机器人包括具有情感陪护、娱乐休闲、家居作业等功能的智能服务型机器人。

（二）推进平台提质升级，提升数据应用能力

政府管理及健康养老服务的智慧化转型升级是以数据为驱动的。因此，为了实现数据的有效归集、管理和挖掘，赋能健康养老行业智慧化发展，就

需要构建面向不同业务、不同主体的信息系统平台。

根据民政部提供的数据，截至 2019 年，全国建成和正在运行的养老服务信息平台有 840 个[①]，已有 79% 的社区卫生服务中心（站）及乡镇卫生院和 44% 的村卫生室安装了基层医疗卫生信息系统（含村卫生室系统)[②]，但这些信息系统在系统功能、系统互联互通等方面仍有待提升。为此，《行动计划（2021~2025 年）》提出要推进平台提质升级，提升数据应用能力。

一方面，做强智慧健康养老软件系统平台，加速推进统一权威、互联互通的全民健康信息平台及区域智慧健康养老服务综合信息系统平台建设，实现系统的广泛覆盖，支撑健康数据的有效归集和老年人信息的动态管理。同时，鼓励企业面向健康管理、远程医疗等具体业务及居家、社区、机构等养老服务场景，开发应用软件和信息系统，提升健康养老服务的信息化水平。另一方面，完善数据要素体系，鼓励各地建设区域性的健康养老大数据中心，并依托上文提到的信息系统平台建立健全居民电子健康档案、电子病历、老龄人口信息等基础数据库，夯实健康养老行业智慧化升级的基础。除此之外，为了解决普遍存在的"数据孤岛"问题及数据开放共享过程中存在的安全隐私问题，鼓励搭建数据中台，提供更好的数据治理服务，提升数据的使用效率，更好地发挥数据要素的赋能作用。同时，鼓励企业开展健康养老数据挖掘理论与方法研究和数据安全技术的应用，提升健康筛查、老年人行为画像、行为监测等健康养老服务的技术能力，保障居民的个人信息安全。

（三）丰富智慧健康服务，提升健康管理能力

《行动计划（2021~2025 年）》提出要充分利用信息技术产品及系统平台，建设预防、医疗、康复、护理、安宁疗护等相衔接的覆盖全生命周期的

---

① 民政部：《民政部关于我国居家社区养老发展亟需实现新跨越等三个提案答复的函》，2019。

② 高星、吕欣航、徐晓敏等：《基层卫生信息化现况、问题与对策研究》，《中国数字医学》2019 年第 9 期。

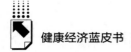

智慧健康服务体系，推动优质健康医疗资源下沉，丰富智慧健康服务内容，提升居民的健康管理能力。重点实施智慧健康创新应用工程，发展远程医疗、个性化健康管理、"互联网+护理服务"、"互联网+健康咨询"、"互联网+健康科普"等智慧健康服务。

其中，远程医疗要求医疗机构进一步加强对5G、超高清视频、医疗机器人等智能产品的应用，支撑远程会诊、远程康复指导等专业医疗业务的开展，赋能医养结合。个性化健康管理鼓励医疗机构或企业充分利用各种健康管理类智能产品，实现人体体征等健康信息的采集和监测，支撑健康筛查、健康计划、慢性病管理、紧急救助等健康服务开展。"互联网+护理服务"鼓励医疗机构依托派单平台，选派符合资质和具备能力条件的护士，以"线上申请、线下服务"的模式，为出院患者或罹患疾病且行动不便的特殊人群提供护理服务。"互联网+健康咨询"重点聚焦诊前咨询和诊后指导，要求充分利用互联网资源，实现服务的线上化。"互联网+健康科普"着重推动健康知识的在线普及，提升科普宣传、健康教育等服务的效果和效率。

（四）拓展智慧养老场景，提升养老服务能力

针对目前行业中存在的智慧产品集成应用不够等问题，《行动计划（2021～2025年）》提出要拓展智慧养老场景、提升养老服务能力，重点实施智慧养老服务推广工程，融合应用多种信息技术产品，打造家庭养老床位、智慧助老餐厅、智慧养老院三大集成应用场景，发展"互联网+养老服务"、"时间银行"、老年能力评估三大养老服务，优化养老服务质量，提升养老服务效率。在打造智慧养老场景方面，根据居家、社区及机构养老服务的发展方向，推动信息技术集成渗透，形成家庭养老床位、智慧助老餐厅、智慧养老院等系统解决方案。

其中，家庭养老床位需要集成应用烟雾传感器、门磁传感器、红外传感器、智能床垫、一键呼叫报警器、毫米波雷达、智能摄像头等智慧健康养老产品，向老年人提供紧急呼叫、环境监测、生活照护等养老服务，为

老年人构建一个安全、智能、舒适的居家养老环境。智慧助老餐厅要依托智慧助餐平台及自助点餐设备、智慧餐台、智能结算设备等智能产品，实现订餐、支付、补贴、膳食管理、食品安全管理等服务流程的智慧化。智慧养老院要配备信息化管理系统及多种智慧健康养老产品，实现入住管理、餐饮管理、健康管理、生活照护等运营服务的智慧化，提升养老院的运营管理效率。

在创新智慧养老服务方面，重点要利用各类信息技术解决养老服务中的难点、堵点。例如，针对目前养老资源有限、利用不充分，对养老需求响应不及时等问题，充分发挥互联网的资源整合作用，开展"互联网+养老服务"。通过互联网平台或手机 App，为老年人提供助餐、助浴、助洁、助行、助医、助急等居家上门养老服务。又如，针对"时间银行"互助养老服务中，养老积分计算不透明、无法实现通存通兑等问题，充分利用区块链技术的去中心化、不可篡改、不可伪造等特性，开发适合的信息系统，支撑养老志愿服务的开展。再如，针对目前老年人能力评估服务中评估资源缺乏、评估结果主观影响较大等问题，提出要充分利用毫米波雷达、红外传感器、智能摄像头等感知类设备，结合行为识别算法，实现对老年人能力的客观智慧评价。

（五）推动智能产品适老化设计，提升老年人的智能技术运用能力

针对信息化及老龄化交织发展过程中逐步暴露出的老年人不会用、不敢用、不愿用智慧健康养老产品的问题，《行动计划（2021~2025 年）》从供需两个方面入手，提出推动智能产品适老化设计、提升老年人的智能技术运用能力两大任务。

其中，在推动智能产品适老化设计方面，鼓励企业加强国际合作，积极学习国外先进的适老化设计经验，在产品研发过程中充分考虑老年人的生理特征和使用需求，从硬件设计及人机交互两个方面着力，推出适合老年人使用的智能产品，如推出具备大屏幕、大字体、大音量、大电池容量等适老化特征的手机、电视、音箱等消费电子类产品，研发被动式、无感化、集成化

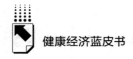

的健康管理类智能产品和养老监护类智能产品等。针对优质的适老化智能产品、服务，要遴选形成典型案例，向社会进行广泛推广。同时，为了便利老年人应用学习，鼓励企业推出适老化产品说明书。此外，围绕老年人获取信息的需求，重点推动新闻资讯、社交通信、生活购物、金融服务、旅游出行、医疗健康、市政服务等与老年人日常生活密切相关的互联网网站、移动互联网应用适老化改造，鼓励企业提供相关应用的"关怀模式""长辈模式"，改善老年人使用互联网服务的体验。

在提升老年人的智能技术运用能力方面，要深入实施"智慧助老"行动，研究编制老年人智能产品应用教程，开展视频教学、体验学习、尝试应用、经验交流、互助帮扶等智能技术应用培训活动，提升老年人的数字素养，强化老年人在信息应用、网络支付等方面的安全风险甄别能力。

（六）优化产业发展环境，提升公共服务能力

针对产业发展在科技创新、标准检测、推广应用、创业孵化等方面公共服务能力不足这一问题，《行动计划（2021~2025年）》提出通过搭建科技创新平台、构建标准及检测体系、加快行业推广应用、培育创业孵化主体等方式优化产业发展环境，提升公共服务能力。

在搭建科技创新平台方面，支持企业、高校、科研院所、养老机构等产业链主体联合组建智慧健康养老技术协同创新中心、联合实验室，围绕健康养老重点技术产品，开展产学研用协同创新，解决技术供给不足、技术转化慢等问题。

在构建标准及检测体系方面，要搭建智慧健康养老标准及检测公共服务平台，加快构建覆盖基础通用、数据、产品、服务、管理及检测计量等方面的智慧健康养老标准体系，指导并支持行业标准组织、行业协会等面向行业所需，研制智能产品、信息系统平台、智慧健康服务、智慧养老服务等标准，推动开展优秀标准应用示范。鼓励第三方面向各类智慧健康养老产品，开展检验检测及适老化认证服务。

在加快行业推广应用方面，要通过智慧健康养老产业发展大会、产业发

展高峰论坛、智慧健康养老博览会等形式多样的活动，普及智慧健康养老的理念，促进行业交流，扩大行业影响力，同时进一步推动《推广目录》的遴选工作，并通过线上、线下相结合的方式，向社会集中展示智慧健康养老的发展成果，为消费者提供试用体验机会，培养消费者使用习惯，加速相关产品、服务渗透。

在培育创新孵化主体方面，要鼓励开展智慧健康养老创新创业大赛等赛事活动，支持创业企业在产品形态、商业模式等方面进行创新，形成竞争优势。此外，要推动设立智慧健康养老产业投资基金，支持建立智慧健康养老产业生态孵化器、加速器，通过资本赋能、资源扶持的方式，支持创业企业做大做强。

（七）统筹协调多措并举，强化政策落实保障

为了保障政策的有效落地，《行动计划（2021～2025 年）》从组织保障、产融结合、试点示范及人才培养 4 个维度提出了政策保障措施。

在组织保障方面，强调要加强部门间的沟通协调，形成分工明确、通力配合的工作格局，同时为了充分调动地方政府的积极性，要强化部省之间的联系，促进政策、资金、技术等产业资源汇聚，上下联动形成合力，推动产业发展。

在产融结合方面，要充分发挥工信部国家产融合作平台的作用，加强信息交流共享，引导社会资本投早、投小、投硬科技，促进产融精准对接。

在试点示范方面，要持续推动智慧健康养老应用试点示范工作，重点围绕智慧健康养老重点应用场景，培育示范企业，打造示范园区，创建示范街道（乡镇）和示范基地。此外，也要进一步加强对已入围试点示范单位的动态管理，保障示范单位的引领作用。

在人才培养方面，要加强人才对产业发展的支撑。一方面，鼓励支持科研人员进入智慧健康养老行业；另一方面，支持和指导高等院校、职业院校设立相关专业，开设智慧健康养老相关课程。提升为老服务人员的信息技术应用能力及水平，构建形成高素质的人才队伍。

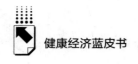

五 智慧健康养老建设的典型实践

近年，按照《行动计划（2021～2025年）》的发展思路，在政府、企业等多方的共同努力、探索之下，各地涌现了一批典型的经验和做法，有效推动了信息技术在健康养老领域的渗透，切实提升了老年人的幸福感、获得感。下文重点以成都市高新区"互联网+融合养老"社区综合养老服务平台建设、比利信息适老化数字电视平台建设、寸草春晖智慧养老服务平台建设为案例，介绍智慧健康养老的实践进展。

（一）成都高新区"互联网+融合养老"社区综合养老服务平台建设

1. 背景及做法

成都高新区是全国首批国家级高新区。作为一个新规划的科技创新示范区，在开展养老服务伊始，成都高新区就面临辖区内老年人基本情况不清楚、辖区内各街道养老服务产业发展水平不一致、对养老服务发展的理解不统一等问题。

在这样的背景下，成都高新区引入成都全时云信息技术有限公司，通过"摸需求，搞试点"的方式，总结出"互联网+融合养老"的建设思路，即通过构建以网络为支撑的信息平台，逐步摸清老年人的基本情况，实现养老服务的有效衔接，形成一条具有高新特色的社区融合养老发展道路。

成都高新区社区综合养老服务平台由一个智慧养老信息中心及居家养老综合服务平台、BI大数据决策分析平台、老年人预警响应管理平台3个平台组成（见图5）。其中，智慧养老信息中心是3个平台及各类养老服务的基础，主要实现对老年人数据、养老服务资源数据、养老服务需求数据等基础数据的汇总及梳理。居家养老综合服务平台主要实现养老需求和养老资源的有效连接，使养老服务更加精准、高效。BI大数据决策分析平台主要实现辖区内养老数据的汇聚、分析及展示，支持各级领导决策。老年人预警响

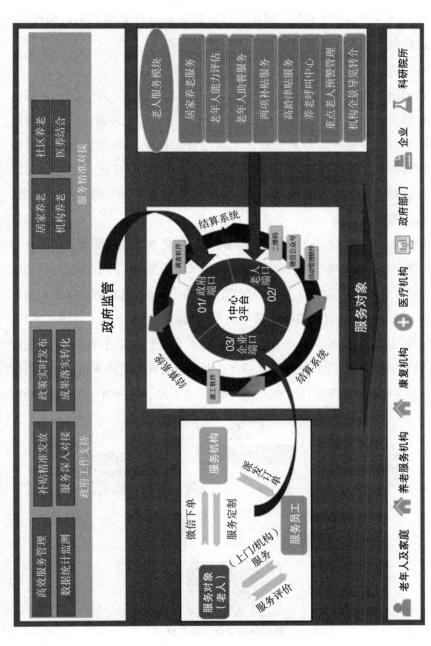

图 5 成都高新区社区综合养老服务平台功能

资料来源：成都全时云信息技术有限公司。

应管理平台主要实现居家老年人紧急情况的报警及处置，为老年人构建一个安全、安心、安稳的养老环境。成都高新区社区综合养老服务平台的建设，实现了以较低的成本、科学高效的方式开展养老服务，解决了传统养老服务在如下几个方面存在的问题。

一是解决了老年人数据缺失的问题。社区养老要落实，第一步要了解的是老人在哪里，老人的身体状况如何，老人有什么样的服务需求。如果前期没有这些数据，要想开展养老服务，无疑是盲人摸象。平台实施人员数据库、机构数据库、服务数据库"三库合一"的数据整合模式，打造高新区养老服务数据中心，为每个老人建立个人档案，成功将每个老人的"画像"精确呈现，为政策实施、精准养老打下了基础。

二是解决了养老服务补贴使用不透明的问题。养老服务补贴如何运用及如何监管一直是困扰相关部门的重要问题。高新区依托平台，打破资金支付与监管瓶颈，建立规范的支付流程，保障资金安全（见图6）。政府相关工作人员首先将财政养老补贴资金以虚拟电子货币的形式充值到平台上老人的虚拟账户。老人只能使用虚拟资金购买养老服务，不仅保证了资金的使用属性，还实实在在地让政府的养老补贴注入社区养老服务产业。待老人接受服务后，平台将依据老人对服务的评价情况进行结算，保障每笔服务补贴发放透明、标准且高效。

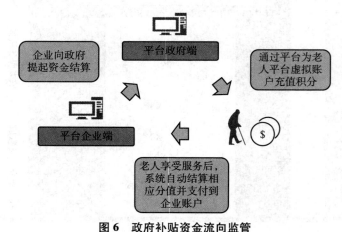

图6 政府补贴资金流向监管

资料来源：成都全时云信息技术有限公司。

三是解决了养老服务质量监管难的问题。依托平台，高新区建立了完善的养老监管体系和流程，服务人员进入老人家中后，首先需要扫描老人二维码，在服务过程中需要保存服务图片或视频，服务完成后需向平台上传相关资料，待老人完成服务评价后方可结束服务。这样的流程有效保障了服务质量，也为政府评估、选择优秀的服务机构提供了依据，切实起到协助政府监督管理、促进市场服务水平提升的作用。

四是解决老人获取服务途径少、门槛高的问题。以往，老年人仅能在固定的养老服务设施中获取养老服务，服务的内容也非常有限。高新区依托平台提升了老人主动呼叫服务的能力，扩展了服务的获取渠道。目前，高新区老人可以通过定制服务包、呼叫中心服务、人脸识别终端或微信公众号等多个途径获取养老服务。

五是解决了老人的居家安全问题。通过互联网、物联网智能硬件设备，构建特殊群体关爱照护平台，为特殊群体提供多元、有效的关爱保障解决方案。通过定位手表对失智老人进行定位，对运动、跌倒等情况进行监测，有效防止老人走失、跌倒，能让老人在危险状态下迅速呼救；使用体征监测垫对失能老人进行呼吸、心跳等监测，防止失能老人在院内出现意外情况；通过红外线检测仪对独居老人在家行走轨迹进行检测，预防老人独自在家时发生意外，如老人独居在家已几小时无走动痕迹将进行报警，并及时告知管理人员和老人亲属。

2.经验与总结

一是顶层布局，政府牵引。站在全区社区养老服务综合治理的高度进行统筹规划，提出"互联网+融合养老"建设思路。政府的职责是充当养老市场的"裁判员"，以平台为抓手，实实在在地把各项补贴制度落实，将资金用足、用好，使全区社区养老服务生态趋于良性发展，养老服务企业劲头足，老人服务满意度高。

二是精准养老，数据先行。高新区养老服务数据中心整合了"三库合一"的数据信息，可将所有老人及其他重点照护对象，社区服务机构、服务人员等纳入系统进行信息化管理，建立个人档案，进行精准的分类统计。

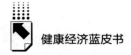
数据库作为平台的基础，可逐渐发展成大型动态数据库，通过大数据的分析最终实现"精准养老"，为后期决策层对养老工作进行数据分析、统计及政策制定提供准确有效的依据。

三是融合养老，永续发展。平台三端三集的功能，开创性地扩展了养老业务纳入能力，实现了一个平台多种业务管理，促进养老服务工作标准化、规范化和专业化建设，避免了政府重复建设。同时，平台持续经营，可以让社区的养老服务融合发展，持续更新迭代。

（二）比利信息适老化数字电视平台建设

1. 背景及做法

根据 CSM 研究提供的数据，2020 年我国人均每天电视观看时长超过 120 分钟。其中，65 岁以上的老年人，人均每天电视观看时长达 288 分钟，是观看电视的主力军。然而，随着电视机的智能化，电视机的适老化问题越发凸显。老年人无法理解纷繁复杂的电视软件的操作逻辑，也很难适应缺少适老化交互和情感设计的操作界面，其对电视的使用大多停留在传统电视节目的观看，无法发挥电视网络在资源整合、服务提供等方面的优势。在此背景下，北京比利信息技术有限公司于 2019 年开始探索电视大屏在康养领域的服务价值，近 3 年为泰康之家、国药康养、中信养老等大型康养集团客户，通过"TV 管家"产品在全国超过 15 个城市、30000 余户养老家庭提供运营服务。

具体来说，在底层系统解决方案上，比利独家研发的清风系统 CloudWind OS，是全球第一款面向商业场景的跨浏览器内核的应用级 OS，全面兼容 Web 应用服务，全面适配各种电视平台终端，为康养场景业务解决电视终端的碎片化（多城市、多机构、多电视品牌、多运营商信号等）适配难题；在适老化智慧屏设计上，比利坚持 ELDLY GO 理念，将适老化理论和实践相结合，解决智能电视会用、好用的问题；在老人生活服务使用上，比利独创银发应用商城，建立第三方应用快速进入老人居家生活的快捷通道，让老年人更加便捷和高效地获取信息和服务，同时极大地激发银发经济。

除了电视端的软硬件解决方案外，比利还独创了"科技服务居委会"运营体系，按照1个科技服务居委会成员服务1000位老年用户的比例，建立科技服务居委会，让科技从"培训"升级为温暖的科技陪伴，也让老年人在与工作人员的互动过程中逐渐熟悉"TV管家"的应用和服务。同时，通过智慧远程科技，整合居委会、养老互助组织、社区养老从业人员、日料站、养老机构的养老服务资源，打通线上及线下场景，提升服务响应速度和服务转化效率，形成高效率、系统化的养老服务能力。

2. 经验与总结

一是市场驱动。只有经过市场验证的商业模式才是可持续、可复制、可穿越经济周期的。比利坚持市场化运营模式，不仅为老年人提供适老化的软硬件解决方案，而且紧密围绕用户需求，快速迭代产品，整合线上、线下服务资源，为老年人提供丰富优质的养老服务，从而实现可持续的营收。

二是服务驱动。多层次、多样化的养老服务是养老的核心。目前，市场已经验证单纯的线上广告模式是无法满足老年人生活服务需求的，而年轻人习惯使用的美团、携程、京东等头部生活服务平台，其老年用户也仅占平台总用户数量的2%~4%（基于各家互联网头部企业官方报告）。因此，基于大屏的电视管家是结合二者的更优解。

三是技术创新驱动。在人口加速老化的背景下，信息技术是扩大养老服务覆盖面、提升养老服务效率、优化养老服务质量的关键。经过超过100次产品功能和用户体验迭代，比利的"TV管家"产品已能实现5~7倍的用户点击增长、每天3~5次超过85%的信息通知触达、全国20余个养老社区数千人的同时在线直播及社区管家10余倍人员效率的提升，这些均是基于真实场景和需求的技术创新成果。

（三）寸草春晖智慧养老服务平台建设

1. 背景及做法

2007年，寸草春晖开始探索社区养老，2009年从市场上租赁国企在社

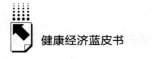

区的小旅馆，开始建设全国第一家带社区居家融合功能的社区养老机构。2011年，寸草春晖和平里院在朝阳区和平家园小区内正式开业，共100张床位，主要招收高龄、失能、患认知症老人，在机构内为他们提供长期护理、医疗、康复、餐饮、文娱等专业服务的同时，也会以机构为中心向周边辐射，为周边3~5千米需要社区居家养老服务的老人提供助餐、助浴、助洁等社区、居家养老服务。2014年，寸草春晖提出"融合式养老模式"，即基于"在地老化"原则，以"位置嵌入、功能相容、服务整合"为特色，打造居家、社区和机构养老有机融合的资源平台，形成个人、家庭、社区和机构等多元服务供给的有机联合。

在机构养老场景下，通常会面临几大困难。第一，照顾老人的护理记录。这对于大多数护理员是比较困难的，因为他们在照顾老人的同时，还需抽时间写记录并且要字迹清晰，这会导致其工作量剧增。第二，夜间巡视。由于老年人本身睡眠浅，护理员在巡视时轻微的响声便可能影响到老人休息。因此，如何在不影响老人休息的情况下准确了解老人的生命体征数据及在床状态便成了开展养老服务所急需的。第三，养老院内居住的大多是高龄护理型老人，风险都比较高，而护理人员一个人需要照顾4~6个人，常常不能兼顾，因此需要稳定、可靠的呼叫和报警设备。

在居家养老场景下，面对老年人群庞大的各类生活健康需求，传统的服务模式逐渐捉襟见肘。比如：老年人需求与服务商之间出现信息断层，两者之间的匹配度较低，导致运营效能低下；老年人所需要的老年餐桌、居家保洁、家政服务、维修服务、陪同就医等服务的提供商独立运作，缺乏资源共享和整合，而且社区发展程度低、种类单一；养老服务员大多缺乏系统化培训，专业化服务水平低，老年人的健康需求、心理需求很难得到满足。

在上述背景下，寸草春晖主导研发了寸草春晖智慧养老服务平台，该平台包含机构及居家两大板块的服务功能。在机构养老场景下，该平台将养老业务流程标准化，通过与智能硬件的联动，降低了护理员的工作强度，提升了机构运营效率。例如，采用智能生命体征监测系统，以智能床垫为感应终端，利用床垫上的多个感应器监控老人的呼吸、心率，并将数据上传到护理站的服务器上，实现慢性病预警与管理的功能。根据运营经验与老人的身体情况进行后台数据设定，当老人出现心跳暂停、夜间长期离床等紧急情况时及时报警，保障老人的生命安全。

在居家养老场景下，该平台实现了各类养老服务资源的连接和整合，丰富了养老服务内容。寸草春晖联合街道找到需要居家养老服务的老人，每一户配备一台居家养老服务设备，通过整合线上信息与线下资源，为社区居家老人提供健康监测、紧急呼叫、餐食配送、线上超市、居家服务等一整套居家养老服务，让老年人群更好地享受自己的晚年时光，在家也可以得到各个需求层次的服务保障。

2. 经验与总结

总体来看，寸草春晖智慧养老服务平台获得了大量老人及家属的认可，目前已成为"寸草春晖"养老护理下设机构的标准配置。运营多年期间，为机构老人保障了服务的有效性和及时性，做到了对居家老人生命健康的实时监测，对老人各项服务请求全方位、全时间的响应。但该系统在落地过程中也并非一帆风顺，如服务人员及老年人群体的信息化接受程度、产品稳定性、老年人的居家网络环境等，均会对系统的使用产生制约。对此，寸草春晖认为应坚持以互联网思维为导向、以创新驱动为支撑，全系统分院标准化配置，以大量服务数据及需求为基础，以老人需求为目标，对平台内容持续进行优化改进，构建多元主体参与的居家养老服务体系，尊重老年群体在社区、居家养老服务中的选择意愿，并发展智慧养老新业态，从而推动互联网与养老之间的融合，实现"互联网+"时代居家养老服务的转型与优化。

（四）案例小结

上述案例分别从政府及企业的视角介绍了智慧健康养老建设的典型实践。案例一的主要特征是构建了由老年人基础信息、需求信息，以及养老服务资源信息等组成的养老数据库，夯实了智慧健康养老建设的数字底座，并以此统筹整合养老服务资源，规范养老服务流程及标准，强化养老服务监管，以提升养老服务的质量和水平。案例二主要通过电视载体开展产品适老

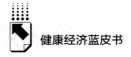

化研发设计，打通养老服务内容的获取通路，同时在运营模式方面，创新性地提出并构建了"科技服务居委会"，使线上内容与线下服务相耦合，取得了良好的建设效果。案例三主要基于老年人的真实需求构建了智慧健康养老服务系统，解决了社区及机构养老面临的养老服务不精准、不及时、成本高等问题，提升了运营机构自身的竞争力。

　　通过这些案例不难发现，在推动智慧健康养老落地的过程中，首先要做到以需求为导向，不仅包括老年人的需求，同时还包括社区、养老服务机构等的经营管理需求，在此基础上，要充分利用各类信息技术产品，特别是信息系统平台，要发挥其在资源链接、数据留存等方面的核心作用，实现养老服务流程、服务模式、服务内容等方面的创新优化，从而提升养老服务水平和服务质量。

　　当前，我国智慧健康养老产业的发展方兴未艾，以上案例仅是笔者在开展调查研究过程中发现的现阶段政府及企业在探索智慧健康养老落地应用中较为典型的经验及做法。相信随着我国人口老龄化程度的进一步加深，以及信息技术与健康养老场景的进一步融合，会有更多更好的建设案例不断涌现出来，为产业发展提供借鉴和参考。

B.6
中国老年人健康管理项目
现状分析与实践进展

刘 志　朱松梅　郝晓宁　陈宝军*

摘　要： 为掌握各地老年人健康管理项目组织实施和进展情况，以及相关政策制定和实施情况，课题组对甘肃省、云南省、广东省、安徽省、湖北省、北京市六省（市）17个县（区）的19家社区卫生服务中心和13家乡镇卫生院2009~2018年开展老年人健康管理项目相关情况进行调研，发现在建档率、健康管理率、健康体检率、分类处理等方面，农村老年人健康管理项目的开展情况整体上优于城市老年人健康管理项目，但在资源配置上农村劣于城市。因此，需要进一步优化老年人健康管理服务供给，因地制宜地制定老年人健康管理服务项目内容。

关键词： 国家基本公共卫生服务项目　健康管理服务项目　健康老龄化　服务满意度

一　引言

国家基本公共卫生服务项目中老年人健康管理服务项目（也称老年

---

* 刘志，国家卫生健康委卫生发展研究中心副研究员，主要研究方向为医药卫生方针政策与法律法规；朱松梅，中共陕西省委党校（陕西行政学院）副教授，主要研究方向为公共管理、社会保障、健康老龄化政策与实践等；郝晓宁，国家卫生健康委卫生发展研究中心研究员，主要研究方向为老龄健康、健康经济及产业发展；陈宝军，山东第二医科大学管理学院研究生，公共管理专硕。

人健康管理项目）的实施与推广，是社会正义与健康公平的体现，是老年人口健康基本权利得到维护与保障的重要表现。对其进行绩效评价是对整个项目进行系统性的评估，属于公共服务管理的重要手段，也是确保基本公共卫生服务项目可持续性实施的有效途径。因此，研究老年人健康管理项目开展的现状、评价其实际运行效果、分析实施过程中存在的主要问题、总结提炼实践经验，对于实现健康养老目标具有十分重要的现实意义。

（一）老年人健康管理项目的实施背景

1. 我国老龄化形势严峻

当前，全球人口正在快速老龄化。根据联合国相关预测，全球 65 岁及以上人口的比例预计将从 2022 年的 10%上升到 2050 年的 16%，彼时，全球 65 岁及以上的人口数量预计将是 5 岁以下儿童数量的两倍以上，与 12 岁以下儿童数量大致相同[1]，预计老年人口还会继续平稳增长，人口老龄化已成为不可避免的全球趋势。在全球人口老龄化的总体趋势下，我国的人口老龄化形势也日益严峻。

一方面，我国老年人口数量不断增加。根据国家统计局的数据，2022 年底，我国 60 岁及以上人口为 28004 万人，占全国人口的 19.8%，其中 65 岁及以上人口为 20978 万人，占全国人口的 14.9%[2]。另一方面，我国老年人口健康状况堪忧，失能比例较高。《世界卫生统计报告（2022年）》显示，中国 2019 年整体预期寿命为 77.4 岁（男性 74.7 岁，女性 80.5 岁），健康预期寿命为 68.5 岁（男性 67.2 岁，女性 70.0 岁）[3]。

---

① 《联合国世界人口展望（2022）》，https：//www.un.org/development/desa/pd/content/World-Population-Prospects-2022，2022 年 7 月 11 日。

② 国家统计局：《2022 年国民经济顶住压力再上新台阶》，https：//mp.weixin.qq.com/s？__biz=MjM5Njg5MjAwMg==&mid=2651516511&idx=1&sn=57a1831ac645844462b141a7d9f90f21&scene=0，2023 年 1 月 17 日。

③ 《世界卫生统计报告（2022 年）》，https：//www.who.int/publications/i/item/9789240051157，2022 年 5 月 19 日。

2018 年底公布的数据显示，我国近 1.9 亿老年人患有慢性病，而失能、半失能老年人超过 4000 万人①，完全失能老年人为 1200 万人，带病生存时间长，生活质量较低②。与此同时，老年人主动健康能力不足，欠缺自我保健知识。2020 年，我国全国居民健康素养水平为 23.15%，而 65~69 岁老年人的健康素养水平仅为 8.49%③。

日益庞大的老年群体给我国的医疗卫生机构、医疗保障部门、养老机构和家庭都带来了沉重的负担，老年人的健康问题将是未来数十年中国社会面临的最突出的问题之一，保障老年人享有公平、可及的公共卫生服务刻不容缓。

2. 积极应对人口老龄化已上升为国家战略

目前，在国际上对推进健康老龄化战略目标已有比较成熟的理论和共识。"健康老龄化"于 1987 年在世界卫生大会上提出，主张维护老年人口的基本健康和提高其生活质量④，1990 年的世界老龄大会将其作为应对人口老龄化的一项发展战略。2002 年，世界卫生组织在第二届世界老龄大会上公布《积极老龄化：从论证到行动》，提出由健康、保障、参与 3 个维度构成的"积极老龄化"战略框架⑤。此后，WHO 又发布了《全民健康覆盖研究（2013）》和《关于老龄化与健康的全球报告（2015）》，作为一项围绕医疗保健和老年人健康问题的战略，健康老龄化将核心目标聚焦于提高老年人的生命质量，缩短带病生存期，延长健康预期寿命。2012 年，欧盟提出

---

① 医政医管局：《〈关于加强老年人居家医疗服务工作的通知〉政策解读》，http：//www. nhc. gov. cn/yzygj/s7652ms/202012/6df97b2565a3424b9048a6dcd99d4422. shtml，2020 年 12 月 29 日。

② 国家卫生健康委老龄健康司：《〈关于建立完善老年健康服务体系的指导意见〉政策解读》，http：//www. nhc. gov. cn/lljks/s7786/201911/4cbecd7450694416a268a181f9b37e92. shtml，2019 年 11 月 1 日。

③ 《中国居民健康素养要点问答》，https：//www. gov. cn/fuwu/2021 - 04/01/5597287/files/fa3930ea661d4feba05a0dd66288e52c. pdf，2021 年 4 月 1 日。

④ Rowe，J. W.，Kahn，R. L.，"Human aging：Usual and successful"，*Science*，237，4811（1987）：143-149.

⑤ "Report of the World Health Organization. Active ageing：A policy framework"，*The Aging Male*，5，1（2002）：1-37.

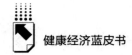

"积极健康老龄化"（Active and Healthy Aging，AHA），包括预防筛查和早期诊断、护理和治疗、积极老龄化和独立生活①。

我国也在积极推进健康老龄化的顶层设计。2016年10月，中共中央、国务院印发的《"健康中国2030"规划纲要》明确提出要促进健康老龄化，加强对老年常见病的健康指导及干预，加强老年人健康管理②。2022年1月，国家卫生健康委老龄健康司印发《关于全面加强老年健康服务工作的通知》（国卫老龄发〔2021〕45号），提出加强老年人健康教育，做实老年人基本公共卫生服务，加强老年人功能维护③。2022年3月，国家卫生健康委等十五部门联合印发《"十四五"健康老龄化规划》（国卫老龄发〔2022〕4号），要求加强老年健康公共卫生服务工作，提高老年健康管理水平④。2019年7月，国家卫生健康委印发的《健康中国行动（2019~2030年）》将"老年健康促进行动"作为一项重大行动列入其中，针对老年人膳食营养、体育锻炼、定期体检、慢病管理、精神健康以及用药安全等方面，给出个人和家庭行动建议，并分别提出促进老有所医、老有所养、老有所为的社会和政府主要举措⑤。

3. 老年人健康管理服务是国家基本公共卫生服务的重要内容之一

2006年5月，国务院在《关于发展城市社区卫生服务的指导意见》（国发〔2006〕10号）中提出"社区卫生服务机构提供公共卫生服务和基本医疗服务，具有公益性质，不以营利为目的"⑥。同年，卫生部下发《关

① "Taking forward the strategic implementation plan of the European innovation partnership on Active and Healthy Ageing"，European Commission，https：//ec. europa. eu/health/sites/health/files/ ageing/docs/com_2012_83_en. pdf.

② 《中共中央 国务院印发〈"健康中国2030"规划纲要〉》，https：//www. gov. cn/xinwen/2016-10/25/content_5124174. htm，2016年10月25日。

③ 国家卫生健康委老龄健康司：《关于全面加强老年健康服务工作的通知》，http：//www. nhc. gov. cn/lljks/tggg/202201/e379815c740247d3be81d6b371cf6545. shtml，2022年1月17日。

④ 国家卫生健康委老龄健康司：《关于印发"十四五"健康老龄化规划的通知》，http：//www. nhc. gov. cn/lljks/pqt/202203/c51403dce9f24f5882abe13962732919. shtml，2022年3月1日。

⑤ 国家卫生健康委规划发展与信息化司：《健康中国行动（2019~2030年）》，http：//www. nhc. gov. cn/guihuaxxs/s3585u/201907/e9275fb95d5b4295be8308415d4cd1b2. shtml，2019年7月15日。

⑥ 国务院：《关于发展城市社区卫生服务的指导意见》，https：//www. gov. cn/gongbao/content/ 2006/content_283731. htm，2006年5月20日。

于印发〈城市社区卫生服务机构管理办法（试行）〉的通知》（卫妇社发〔2006〕239号），明确提出了12条社区卫生服务机构对城市居民提供的公共卫生服务内容，形成了项目的雏形①。随后，财政部、人事部、中央编办、国家发改委等发布7项配套文件，奠定了项目在城市地区的实施基础。

2009年，配合医改5项工作重点之一，国务院深化医药卫生体制改革领导小组办公室启动部署了9项国家基本公共卫生服务项目，其中，"老年人保健"作为针对重点人群的公共卫生服务之一，开始向辖区65岁及以上老年人免费提供，在中国卫生事业发展历程中具有划时代的意义。基本公共卫生制度的建立是1997年《中共中央 国务院关于卫生改革与发展的决定》（中发〔1997〕3号）所明确的"卫生事业是具有一定福利性质的公益事业"的具体展现，是实现2009年《中共中央 国务院关于深化医药卫生体制改革的意见》再次重申的"人人享有基本医疗卫生服务"医改总目标的基本内涵。

2010年，将"老年人保健"项目调整为"老年人健康管理"项目，并一直使用至今。截至目前，基本公共卫生服务项目实施已10余年，老年人健康管理服务成为这一均等化服务中的重要内容之一。

（二）我国老年人健康管理项目的发展历程

自2009年发布第一版基本公共卫生服务规范后，经过修改与完善，我国于2021年发布《国家基本公共服务标准（2021年版）》，具体内容如表1所示。

通过对4版老年人健康管理服务内容进行梳理，发现其服务内容不断增加和完善。例如：2011年增加了通过问诊及老年人健康状态自评来了解其基本健康状况、生活自理能力情况，体格检查中增加口腔检查；2017年，增加腹部B超（肝胆胰脾）检查，健康指导服务更加关注老年人的心

---

① 卫生部：《关于印发〈城市社区卫生服务机构管理办法（试行）〉的通知》，https：//www.gov.cn/zwgk/2006-08/10/content_359147.htm，2006年8月10日。

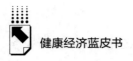

理健康状况，增加了认知与情感的指导；2021年版增加了中医体质辨识和
中医药保健指导。

表1　老年人健康管理内容

老年人健康管理项目内容	《国家基本公共卫生服务规范（2009年版）》	《国家基本公共卫生服务规范（2011年版）》	《国家基本公共卫生服务规范（第三版）》	《国家基本公共服务标准（2021年版）》
生活方式和健康状况评估	包括体育锻炼、饮食、吸烟、饮酒、慢性疾病常见症状和既往所患疾病、治疗及目前用药等情况	通过问诊及老年人健康状态自评了解其基本健康状况，以及体育锻炼、饮食、吸烟、饮酒、慢性疾病常见症状、既往所患疾病、治疗及目前用药和生活自理能力等情况	通过问诊及老年人健康状态自评了解其基本健康状况，以及体育锻炼、饮食、吸烟、饮酒、慢性疾病常见症状、既往所患疾病、治疗及目前用药和生活自理能力等情况	通过问诊及老年人健康状态自评了解其基本健康状况，以及体育锻炼、饮食、吸烟、饮酒、慢性疾病常见症状、既往所患疾病、治疗及目前用药和生活自理能力等情况
体格检查	①常规体格检查，包括体温、脉搏、呼吸、血压、身高、体重、腰围、皮肤、浅表淋巴结、肺部、心脏、腹部等；②对视力、听力和运动功能等进行粗测判断	①常规体格检查，包括体温、脉搏、呼吸、血压、身高、体重、腰围、皮肤、浅表淋巴结、肺部、心脏、腹部等；②对口腔、视力、听力和运动功能等进行粗测判断	①常规体格检查，包括体温、脉搏、呼吸、血压、身高、体重、腰围、皮肤、浅表淋巴结、肺部、心脏、腹部等；②对口腔、视力、听力和运动功能等进行粗测判断	①常规体格检查，包括体温、脉搏、呼吸、血压、身高、体重、腰围、皮肤、浅表淋巴结、肺部、心脏、腹部等；②对口腔、视力、听力和运动功能等进行粗测判断
辅助检查	每年检查1次空腹血糖。有条件的地区建议增加血常规、尿常规、大便潜血、血脂、B超、眼底、肝肾功能、心电图检查等以及认知功能和情感状态初筛检查	包括血常规、尿常规、肝功能（血清谷草转氨酶、血清谷丙转氨酶和总胆红素）、肾功能（血清肌酐和尿素氮）、空腹血糖、血脂和心电图检测	包括血常规、尿常规、肝功能（血清谷草转氨酶、血清谷丙转氨酶和总胆红素）、肾功能（血清肌酐和尿素氮）、空腹血糖、血脂（总胆固醇、甘油三酯、低密度脂蛋白胆固醇、高密度脂蛋白胆固醇）、心电图和腹部B超（肝胆胰脾）检查	包括血常规、尿常规、肝功能（血清谷草转氨酶、血清谷丙转氨酶和总胆红素）、肾功能（血清肌酐和尿素氮）、空腹血糖、血脂（总胆固醇、甘油三酯、低密度脂蛋白胆固醇、高密度脂蛋白胆固醇）、心电图和腹部B超（肝胆胰脾）检查

续表

老年人健康管理项目内容	《国家基本公共卫生服务规范（2009年版）》	《国家基本公共卫生服务规范（2011年版）》	《国家基本公共卫生服务规范（第三版）》	《国家基本公共服务标准（2021年版）》
健康指导	①将发现已确诊的原发性高血压和2型糖尿病等患者纳入相应的慢性病患者健康管理；②对存在危险因素且未纳入其他疾病健康管理的居民建议定期复查；③对所有老年居民进行慢性病危险因素和疫苗接种、骨质疏松预防及防跌倒措施、意外伤害和自救等健康指导；④告知居民进行下一次健康检查的时间	①对发现已确诊的原发性高血压和2型糖尿病等患者同时开展相应的慢性病患者健康管理；②对发现有异常的老年人建议定期复查；③进行健康生活方式及疫苗接种、骨质疏松预防、防跌倒措施、意外伤害预防和自救等健康指导；④告知或预约下一次健康管理服务的时间	①对发现已确诊的原发性高血压和2型糖尿病等患者同时开展相应的慢性病患者健康管理；②对患有其他疾病（非高血压或糖尿病）的患者，应及时治疗或转诊；③对发现有异常的老年人建议定期复查或向上级医疗机构转诊；④进行健康生活方式及疫苗接种、骨质疏松预防、防跌倒措施、意外伤害预防和自救、认知和情感等健康指导；⑤告知或预约下一次健康管理服务的时间	①对发现已确诊的原发性高血压和2型糖尿病等患者同时开展相应的慢性病患者健康管理；②对患有其他疾病（非高血压或糖尿病）的患者，应及时治疗或转诊；③对发现有异常的老年人建议定期复查或向上级医疗机构转诊；④进行健康生活方式及疫苗接种、骨质疏松预防、防跌倒措施、意外伤害预防和自救、认知和情感等健康指导；⑤告知或预约下一次健康管理服务的时间
中医体质辨识	—	—	—	按照老年人中医药健康管理服务记录表前33项问题采集信息，根据体质判定标准进行体质辨识，并将辨识结果告知服务对象
中医药保健指导	—	—	—	根据不同体质从情志调摄、饮食调养、起居调摄、运动保健、穴位保健等方面进行相应的中医药保健指导

资料来源：根据2009年、2011年、2017年、2021年4版国家基本公共卫生服务规范资料整理。

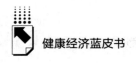
（三）我国老年人健康管理项目基本内容

1. 服务对象

辖区内 65 岁及以上老年人。

2. 服务内容

《国家基本公共卫生服务规范》从 2009 年开始，历经 4 次规范改版，2021 年印发的《国家基本公共服务标准（2021 年版）》规定老年人健康管理的内容：每年为辖区内 65 岁及以上常住居民提供 1 次生活方式和健康状况评估、体格检查、辅助检查和健康指导等服务；每人每年提供 1 次中医体质辨识和中医药保健指导（见图 1）。服务标准按照国家《基本公共卫生服务规范（第三版)》及相应技术方案执行。

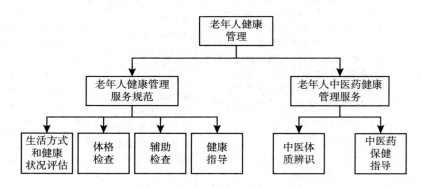

图 1　老年人健康管理服务内容

3. 服务流程

老年人健康管理服务流程如图 2 和图 3 所示。

4. 服务要求

（1）老年人健康管理服务规范要求

①开展老年人健康管理服务的乡镇卫生院、村卫生室和社区卫生服务中心（站）应当具备服务内容所需的基本设备和条件。

②加强与村（居）委会、派出所等相关部门的联系，掌握辖区内老年人

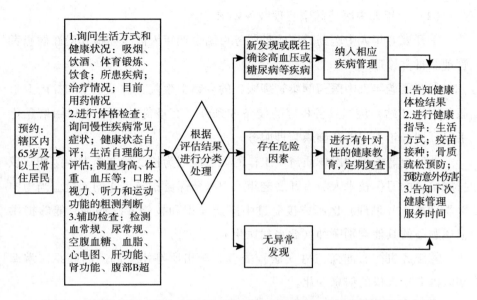

图2 《国家基本公共卫生服务规范（第三版）》老年人健康管理服务流程

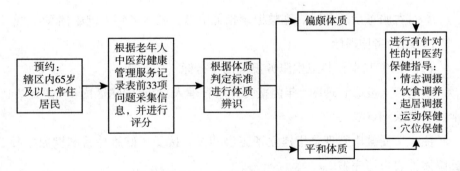

图3 《国家基本公共卫生服务规范（第三版）》老年人中医药健康管理服务流程

口的信息变化。加强宣传，告知服务内容，使更多的老年人愿意接受服务。

③每次健康检查后及时将相关信息记入健康档案。具体内容详见《居民健康档案管理服务规范》健康体检表。对于已纳入相应慢性病健康管理的老年人，本次健康管理服务可作为一次随访服务。

④积极应用中医药方法为老年人提供养生保健、疾病防治等健康指导。

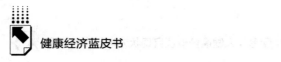

（2）老年人中医药健康管理服务要求

①开展老年人中医药健康管理服务可结合老年人健康体检和慢性病患者管理及日常诊疗时间。

②开展老年人中医药健康管理服务的乡镇卫生院、村卫生室和社区卫生服务中心（站）应当具备相应的设备和条件。有条件的地区应利用信息化手段开展老年人中医药健康管理服务。

③开展老年人中医体质辨识工作的人员应当为接受过老年人中医药知识技能培训的卫生技术人员。开展老年人中医药保健指导工作的人员应当为中医类别执业（助理）医师或接受过中医药知识和技能专门培训，能够提供上述服务的其他类别医师（含乡村医生）。

④服务机构要加强与村（居）委会、派出所等相关部门的联系，掌握辖区内老年人口的信息变化。

⑤服务机构要加强宣传，告知服务内容，使更多的老年人愿意接受服务。

⑥每次服务后要及时、完整记录相关信息，纳入老年人健康档案。

5.工作/考核指标

（1）国家基本公共卫生服务规范工作指标（第三版）

①老年人健康管理率=年内接受健康管理人数/年内辖区内65岁及以上常住居民数×100%。

注：接受健康管理是指建立了健康档案、接受了健康体检和健康指导、健康体检表填写完整。

②老年人中医药健康管理率=年内接受中医药健康管理服务的65岁及以上居民数/年内辖区内65岁及以上常住居民数×100%。

注：接受中医药健康管理是指建立了健康档案、接受了中医体质辨识和中医药保健指导、服务记录表填写完整。

（2）"十四五"健康老龄化规划工作指标

到2025年，65岁及以上老年人城乡社区规范化健康管理服务率达到65%以上，65岁及以上老年人中医药健康管理率达到75%以上。

二 国内外老年人健康管理服务相关研究与实践进展

（一）国外相关研究与实践

1. 健康管理的内涵及发展

1929 年，美国蓝十字和蓝盾保险公司首次提出健康管理理念[1]，旨在通过保险公司为客户开展的健康管理服务来控制客户疾病的发生及发展，从而减少医疗保险赔付。Marosits 认为美国所开展的健康需求管理从早期主要提供金钱激励，转向更加强调消费者的知情权、选择权以及对个人健康保健的参与程度，让个人参与到医疗保健决策的制定过程中并对健康保健服务进行跟踪[2]。20 世纪 50 年代，美国保险业首次提出了健康管理的概念，对医疗保险用户开展系统的健康管理服务。其核心内容是，根据投保人的身体状况进行分类，对可能患有慢性病的投保人进行先期的管理，引导客户进行自我保健和健康管理，从而最大限度地减少投保人的患病风险，进一步控制医疗费用的支出，从而达到降低公司保险赔付的目的[3]。Labiris 和 Niakas 认为健康管理是通过识别人们在哪里、通过何种方式产生健康管理需求并探索其产生的原因，以此来缩减开支并更好地应对这种需求，以提供具有最佳的费效比、最恰当的医疗保健服务[4]。

Hunter 和 Brown 认为健康管理已被证明是一个看似清晰但实际上概念并不严密且模糊的学术领域，很难准确理解并定义它[5]。Chapman 认为健康管

---

① 谭晓东、祝淑珍、谢棚印等：《"健康中国"背景下健康管理的发展思路》，《公共卫生与预防医学》2015 年第 6 期。

② Marosits，M. J.，"Improving financial and patient outcomes：The future of demand management"，*Healthcare Financial Management*，51，8（1997）：43-44.

③ 丁小宸：《美国健康产业发展研究》，博士学位论文，吉林大学，2018。

④ Labiris，G.，Niakas，D.，"Policy and regulatory analysis. Demand management and the EU healthcare market integration"，*Journal of Medical Marketing*，5，1（2005）：32-35.

⑤ Hunter，D. J.，Brown，J.，"A review of health management research"，*European Journal of Public Health* 17，Suppl 1（2007）：33-37.

理是指积极地通过个体、组织和文化层面的干预，帮助特定的人群改善不健康状态、提高健康和卫生服务利用水平[①]。Chapman 和 Pelletier 认为健康管理是为目标人群改善健康状态，利用新技术有组织地降低成本的干预措施[②]。Zwetsloot 和 Pot 指出健康管理是为了促进个人或组织的健康，而对影响公众健康的因素进行系统管理的措施[③]。

2. 老年人健康管理相关措施的效果

老年人健康管理的干预措施主要有提供健康教育以及对健康危险因素进行干预等[④]。国外相关研究发现，老年人的健康教育等健康管理措施能够有效促进老年人群的健康。Ostwald 等发现基于社区的健康教育能够有效降低老年女性的收缩压水平，促进老年女性的健康[⑤]。Maeda 等对 65 岁以上老年人群的研究发现，定期进行健康检查能够及时发现老年人存在的健康问题并提供一定的健康指导，从而有效降低老年人的死亡率[⑥]。Badger 和 Collins-Joyce 从社区健康教育活动入手进行研究，对老年人在社区活动中的参与度进行调研，从社会心理和老年人自身的健康状态分析老年人参与社区群体活动的途径及方法，并提出社区的健康教育活动对老年人参与社会活动具有积极的作用[⑦]。Nanbakhsh 等研究发现，健康教育对老年女性的健康相关行为

① Chapman, L., "Population health management and the role of the case manager", *The Case Manager*, 10 (6) (1999): 60-63.

② Chapman, L., Pelletier, K. R., "Population health management as a strategy for creation of optimal healing environments in worksite and corporate settings", *Journal of Alternative & Complementary Medicine*, 10 Suppl 1 (2004): S127.

③ Zwetsloot, G., Pot, F., "The business value of health management", *Journal of Business Ethics*, 55 (2) (2004): 115-124.

④ 郝秀奇:《国家基本公共卫生服务老年人健康管理项目对老年人健康相关生命质量的影响研究》，硕士学位论文，北京协和医学院，2019。

⑤ Ostwald, S. K., Weiss-Farnan, P., Monson, T., "The impact of health education on health status: An experimental program for elderly women in the community", *Journal of Community Health Nursing*, 7 (4) (1990): 199.

⑥ Maeda, K. et al., "Effects on mortality of getting the basic health examination under the Health Services for the Elderly Act and modification of the effects by health status among elderly persons in a rural community", *Journal of Epidemiology*, 10, 1 (2000): 22-28.

⑦ Badger, T. A., Collins-Joyce, P., "Depression, psychosocial resources, and functional ability in older adults", *Clinical Nursing Research*, 9, 3 (2000): 238-255.

和认知等有显著的影响，能够提高老年女性的生命质量[1]。Janini 等研究发现，老年人健康教育与健康促进项目能够促进老年人健康、提升自主性和生命质量[2]。Khorsandi 等对 60~65 岁高血压老年人群的研究发现，以健康信念模型为基础的健康教育显著地提高了高血压患者健康信念的平均分[3]。

3. 部分国家老年人健康管理相关政策实践及其研究进展

由于不同国家对基本公共卫生服务有着不同的理解和定义，其提供的项目以及方式也不一致，本部分将重点评析国外与我国老年人健康管理项目相对应的、由政府提供的老年人健康管理项目的政策措施及效果。

（1）美国

美国制定了综合性老人健康护理计划（The Program of All-inclusive Care for the Elderly，PACE）。该计划是全国健康计划的分支，针对 55 岁及以上比较脆弱并被该州的 Medicaid 项目评估为需要利用养老院的老年人提供基于社区的综合健康服务。PACE 能够提供任何由 Medicare 和 Medicaid 覆盖的服务，而且也能提供未被 Medicare 和 Medicaid 覆盖但被老年人的卫生保健团队评估为需要的服务，包括日间初级卫生保健、牙科、职业卫生保健、营养咨询、复健等任何可以满足健康需要的项目。因为 PACE 项目仅纳入比较脆弱的老年人，基于控费的目标，该项目强调提供高水平的预防服务，如包括健康体检在内的多种健康促进项目。该项目将健康管理理念及工作内容科学合理地运用到养老服务的实践中，成功提高了老年照护水平，提高了老年人的生活质量[4]。Segelman 等通过回顾性研究比较了 PACE 的成员与达到 PACE 纳入标准的老年人的住院服务、再入院服务以及可以避免的入院服

① Nanbakhsh，F.，et al.，"The effect of health education on elderly women life quality"，*Payavard Salamat*，5（1）（2011）：47-57.

② Janini，J. P.，et al.，"Educação em saúde e promoção da saúde：impacto na qualidade de vida doidoso"，*Saúde em Debate*，39（105）（2015）：480-490.

③ Khorsandi，M. et al.，"Investigation of the effect of education based on the health belief model on the adoption of hypertension-controlling behaviors in the elderly"，*Clinical Interventions in Aging*，12（2017）：233-240.

④ Stefanacci，R. G. et al.，"Application of PACE principles for population health management of frail older adults"，*Population Health Management*，18，5（2015）：367-372.

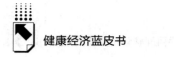

务，发现 PACE 成员的 3 个指标均低于非 PACE 成员，但不同 PACE 服务点之间住院率的差距提示 PACE 需要进一步提升质量。同时 PACE 也面临一些挑战，如服务内容还不能完全满足 80 岁以上高龄老年人的健康服务需求，还需要 Medicare 和 Medicaid 政策的改革来更好地服务于老年人慢性病管理①。此外，美国疾病控制预防中心也针对老年人提出了多项健康生活方式建议，涵盖癌症防治、中风预防等各个方面②。

（2）英国

2001 年，英国推出了一项针对 60 岁以上老年人享受卫生服务的 10 年计划（National Service Framework for Older People，NSFOP），该项目是由于老年人经常在接受医疗卫生服务时得不到应有的重视和所需的服务而开展的，目的是让老年人拥有公平有效的卫生服务，提高对老年人的重视程度，建立一个一体化的老年人卫生服务模式，覆盖预防、治疗和护理的全过程。该计划中有许多干预措施，包括老年人跌伤的预防、脑卒中和精神疾患的治疗和改善护理，以及与老年人慢性病预防相关的咨询服务。Manthorpe 等对老年人的观点和经验进行的多方法研究表明，服务的及时性和效率已经有所提高，但是很难将该变化归因于 NSFOP 的实施，政府提供的项目均面临这样一种困境，即很难将某个变化归因于政策的实施③。

（3）德国

德国在二战后，就把健康管理明确写入法律。德国于 1995 年正式实施《护理保险法》，规定所有医疗保险的投保人都要参加护理保险。2002 年，德国政府把慢性病预防和管理纳入社会保障体系。2008 年，德国私人保险公司启动慢性病护理管理方案④。这个方案全面考虑慢性病诱发危险因素及

① Segelman, M. et al. , "Hospitalizations in the Program of All-inclusive Care for the Elderly", *Journal of the American Geriatrics Society*, 62, 2 (2014): 320-324.

② CDC, "Healthy Living", https: //www.cdc.gov/Healthy Living/.

③ Manthorpe, J. et al. , "Four years on: The impact of the National Service Framework for Older People on the experiences, expectations and views of older people", *Age and Ageing*, 36, 5 (2007): 501-507.

④ 韩玫：《德国健康管理及其启示》，《山东行政学院学报》2017 年第 4 期。

如何改进个人不良行为，预防慢性疾病的发生，也可以使健康人群、亚健康人群、慢性病人群等获得更多健康服务。

德国护理保险实行全国统筹，为老年人护理服务和因事故、因病致残的特殊人群护理服务提供部分资金来源。护理保险费一半由投保人支付，一半由雇主支付。初期按投保人收入的 1.7% 缴费，后来缴费率逐步调高，现为 3.2%①。规定参加护理保险的老年人产生护理需求时，老年人家属或其就诊的医院需要提出领取护理保险的申请，保险机构会指派专业人员对老年人的身体状况进行评估，确定护理级别。目前护理级别分为 5 级，护理级别越高，则被护理人的护理需求越大，保险公司给予的护理费用也越高。根据评定的护理级别，老年人或居家接受移动护理服务，或入养老院接受集中的护理服务，由保险机构支付相应的护理保险费用。如果老人由亲属护理，则亲属可获得一定比例的护理保险金补偿。护理保险待遇发放包括提供实际护理服务或支付现金两种形式。

（二）国内相关研究现状

1. 健康管理的相关研究

目前，国内对健康管理还没有形成统一的定义。陈君石、李明认为，健康管理是对个人和群体的健康危险因素进行全面管理的过程②。黄建始、陈君石认为健康管理为根据健康需求对健康资源进行计划、组织、指挥、协调和控制的过程，包括对个体或人群的健康状态进行全面监测、分析、评估，提供健康指导和对健康危险因素进行有针对性的干预③。林晓嵩认为健康管理是指使接受健康管理者了解自身的健康状况，对自身的危险因素进行管理和控制，降低发病率及延缓慢性病的进展，降低并发症的发生率，以改善健

---

① 《德国：养老服务发展及经验借鉴》，https://www.xmrd.gov.cn/rdlz/tszs/201911/t20191125_5328524.htm，2019 年 10 月 17 日。

② 陈君石、李明：《个人健康管理在健康保险中的应用现状与发展趋势》，《中华全科医师杂志》2005 年第 1 期。

③ 黄建始、陈君石：《健康管理在中国的历史、现状和挑战》，《中华全科医师杂志》2007 年第 1 期。

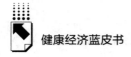

康状况，降低医疗费用支出①。黄建始等的定义被国内学者引用较多，虽然学界未形成统一的定义，但上述定义都认为健康管理是一个对"健康"或"健康危险因素"通过多种措施进行"管理"，从而促进和改善人群健康的过程。

李江等分析了社区卫生服务中心、企业、健康保险公司以及健康管理服务机构等不同主体开展健康管理的现状，认为社区卫生服务中心无论在人员配备还是服务内容上都与有效的健康管理服务存在差距；企业具有开展健康管理的意愿，外资企业与大型国企都已经开展了有益的尝试并取得了不错的效果，但国内中小型企业缺乏独立开展职业健康管理的能力；健康保险公司由于缺乏盈利模式大多不愿意开展健康险服务，健康管理多作为附加选项服务于高端客户；健康管理服务公司的业务以体检为主，大多并没有开展真正意义上的健康管理②。钱倩等认为，健康管理需要由专业医疗人员与患者及其家庭来共同创造，通过医患合作共同追求患者的利益最大化，并应认识到患者在医疗服务中发挥的重要作用，并基于这一认识来设计更有意义的医疗服务体系③。唐钧和李军认为，尽管"健康管理"已经成为我国相关领域新闻报道乃至政府文件和学术论文里的热词，却实际上仍然与"以人民健康为中心"脱节，仍然没有离开"以治病为中心"的传统路径，而是被解释为"健康体检的延伸与扩展"，"更加积极主动的疾病筛查与诊治"，"通过体检早期发现疾病，并做到早期诊断及早期治疗"④。

2. 老年人健康管理效果

国内相关文献主要集中于研究基于社区的老年人健康管理措施促进健康的效果，而且研究对象大多为老年慢性非传染性疾病患者，研究基本公共卫

---

① 林晓嵩：《健康管理在我国人口老龄化进程中的作用》，《中国全科医学》2006 年第 21 期。
② 李江、陶沙、李明等：《健康管理的现状与发展策略》，《中国工程科学》2017 年第 2 期。
③ 钱倩、严慧、严璟：《基于共同生产理论对我国健康管理实践的探讨》，《医学与哲学》2020 年第 17 期。
④ 唐钧、李军：《健康社会学视角下的整体健康观和健康管理》，《中国社会科学》2019 年第 8 期。

生服务中的老年人健康管理项目对老年人健康促进效果的文献较少。学者们多是在国家基本公共卫生服务总体评估中展开研究，例如：秦江梅通过对国家基本公共卫生服务项目进展的梳理，指出 65 岁及以上老年人对服务方便性、技术水平、服务态度、对健康有用性、服务效果的综合评价得分均在95 分及以上①；张慧等基于基本公共卫生服务均等化框架对老年人健康管理服务项目的均等性进行了分析，指出收入水平低的居民对服务项目的受益程度均高于收入水平较高的居民，且受益程度不同，其中老年人健康管理服务项目的居民受益程度最高②；苗艳青等对基本公共卫生服务实施情况进行总体分析时指出，老年人健康管理干预措施减缓了老年人的健康年龄损耗，缓解了西部地区老年人由年龄增大带来的健康变差状况，但对于东中部地区65 岁以上老年人的健康改善效果并不明显③；周心驰等对浙江省基本公共卫生服务老年人健康管理项目进行了分析，认为存在老年人的满意度较低，失能、空巢老人群体健康管理服务缺失等问题④。

（三）小结

综上所述，发达国家的健康管理起步早，关于老年人健康管理的学术研究比较多，既有全面的老年人健康管理现状研究，也有具体服务策略、服务标准、健康管理评估等方面的研究。国内关于老年人健康管理服务的现状调查研究比较少，现状研究多停留于理论层面，数据证明较少，或者局限于健康管理服务的某一方面；在研究方法方面，多是采用文献研究法或者是单纯的定量研究，理论性地分析比较国内老年人健康管理开展的现状与问题，或者是通过问卷让调查对象被动地接受调查。

---

① 秦江梅：《国家基本公共卫生服务项目进展》，《中国公共卫生》2017 年第 9 期。
② 张慧、于贞杰、李向云等：《基本公共卫生服务均等化研究》，《中国卫生统计》2018 年第 2 期。
③ 苗艳青、张志坚、王学渊：《国家基本公卫服务走过十年》，《中国卫生》2019 年第 3 期。
④ 周心驰、王悦、牛虹懿等：《浙江省基本公共卫生服务老年人健康管理服务现状调查》，《中国老年学杂志》2015 年第 9 期。

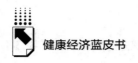

三 老年人健康管理服务项目的实施与进展情况

本次调研以国家基本公共卫生服务项目中的老年人健康管理服务项目为研究内容，遵循"理论分析—现状分析—评估分析—对策分析"的总体思路，主要通过规范分析方法、统计调查法、数据质量控制法、数据分析法、系统分析法等方法，对抽选的北京、安徽、湖北、广东、云南和甘肃 6 省（市）17 个县（区、市）的 19 家社区卫生服务中心和 13 家乡镇卫生院进行现场调研和问卷调查，研究老年人健康管理服务项目的总体实施现状，掌握各地项目组织实施和进展情况。

（一）调研地区老年人健康管理服务项目工作进展情况

1. 样本地区老年人健康档案建档情况

自国家基本公共卫生服务项目实施以来，调研地区的老年人健康档案建档率一直维持在 80% 以上的高水平状态（见表 2）。其中，农村老年人的建档率要高于城市老年人建档率；从各年度的建档率来看，建档率呈现早期快速增长，中期相对稳定。总体来看，老年人健康档案工作做得相对较好，建档率维持在一个较高水平。

表 2　辖区内老年人健康档案建档率

单位：%

年份	合计	城市	农村
2009	86	81	93
2010	80	76	88
2011	95	93	97
2012	93	90	98
2013	94	89	99
2014	92	87	99
2015	91	86	99

年份	合计	城市	农村
2016	92	89	98
2017	91	86	98
2018	88	82	98

资料来源：通过调研地区填报数据获得。

2. 样本地区老年人健康管理率

从表3可见，调研地区老年人健康管理率由2009年的44%快速增长到2012年的86%，但随后降至2013年的56%，后又呈总体上升趋势，到2018年管理率为68%。从城乡来看，农村老年人健康管理率早期快速增长，从2009年的20%快速增长到2011年的73%，之后一直保持在较高水平；城市老年人健康管理率总体要低于农村老年人。

表3　辖区内老年人健康管理率

单位：%

年份	合计	城市	农村
2009	44	54	20
2010	46	46	48
2011	62	56	73
2012	86	92	82
2013	56	36	90
2014	63	51	86
2015	76	67	90
2016	74	68	85
2017	67	56	85
2018	68	55	89

资料来源：通过调研地区填报数据获得。

3. 样本地区老年人健康体检率

老年人健康体检是老年人健康管理项目中的核心内容，也是反映老年人

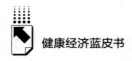

是否获得相关服务的重要指标。调研现场的数据显示，体检率从初期的不足50%迅速增长到2013年的80%，之后体检率相对稳定。城市老年人体检率初期要明显高于农村地区，但从2014年以后，农村老年人体检率超过城市地区的老年人体检率（见表4）。

表4　辖区内老年人健康体检率

单位：%

年份	合计	城市	农村
2009	44	54	20
2010	46	46	48
2011	76	79	73
2012	74	95	67
2013	80	92	74
2014	80	92	71
2015	88	87	90
2016	78	72	85
2017	78	72	85
2018	79	72	89

资料来源：通过调研地区填报数据获得。

4. 样本地区老年人健康体检结果进行分类处理情况

对辖区内老年人健康体检结果进行分类处理并进行分类指导，是实现老年人健康干预的一个重要指标。数据显示，2009~2018年，对体检结果进行分类处理率呈上升趋势，从2009年的31%上升到2018年的68%，且2009年后农村老年人体检结果分类处理率就显著高于城市老年人（见表5）。

表5　对参加体检的老年人体检结果进行分类处理率

单位：%

年份	合计	城市	农村
2009	31	36	20
2010	36	29	48
2011	49	35	73

续表

年份	合计	城市	农村
2012	48	26	82
2013	52	28	90
2014	63	51	86
2015	67	52	90
2016	67	55	85
2017	67	56	85
2018	68	55	89

资料来源：通过调研地区填报数据获得。

5. 样本地区老年人流感疫苗接种率

老年人是流感高危群体，流感疫苗已被证实是预防流感最有效的手段之一，老年人接种流感疫苗可以有效预防流感，同时也是反映老年人健康素养的一个重要指标。现场调研数据显示，目前老年人流感疫苗接种率仍较低，到 2018 年接种率仅为 4.69%，且城市老年人接种率总体高于农村老年人（见表6）。

表6　辖区内老年人流感疫苗接种率

单位：%

年份	合计	城市	农村
2009	1.09	1.41	0.96
2010	1.87	3.77	1.08
2011	3.18	5.12	2.39
2012	2.45	0.98	4.94
2013	1.76	1.61	2.04
2014	1.41	1.55	1.12
2015	2.68	2.74	2.50
2016	3.60	4.55	1.68
2017	5.95	6.09	5.71
2018	4.69	5.38	2.93

资料来源：通过调研地区填报数据统获得。

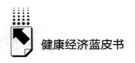

（二）调研地区老年人健康管理服务获得及认知评价情况

1. 接受问卷调查的老年人基本情况

课题组利用问卷调查的方式，对北京、云南、安徽、湖北、广东、甘肃6省（市）的城市、农村老年人进行调查，共有1518名老年人接受调查，其中，在城市地区共收集975份有效问卷，在农村地区共收集了543份有效问卷，具体情况见表7。

表7　接受抽样调查的老年人基本情况

单位：人

基本情况	合计	城市	农村
地区分布			
安徽	239	114	125
北京	87	55	32
甘肃	374	214	160
广东	247	200	47
湖北	214	163	51
云南	357	229	128
性别分布			
男	662	368	294
女	852	605	247
年龄分布			
<60 岁	9	8	1
60~65 岁	17	11	6
65~70 岁	516	339	177
70~75 岁	468	291	177
75~80 岁	276	170	106
80~85 岁	160	102	58
85~90 岁	58	42	16
≥90 岁	8	6	2
患慢性病情况			
患有 1 种	636	414	222
患有 2 种	294	205	89
患有 3 种	122	102	20
患有 4 种	457	248	209

基本情况	合计	城市	农村
自评健康			
满意	348	210	138
基本满意	742	478	264
说不清楚	86	59	27
不太满意	286	192	94
不满意	47	29	18
生活自理能力			
可自理	1284	855	429
轻度依赖	163	76	87
中度依赖	37	16	21
不能自理	15	10	5

资料来源：通过调研地区城乡老年人调查问卷填写数据获得。

2. 抽样老年人接受健康管理服务及满意度

调研老年人反映接受过体检的占 94.8%，接受过健康教育的占 72.4%；被调查老年人对老年人健康管理服务的综合评分为 97.7 分（见表 8）。可见，整体上调研地区老年人获得体检服务的比例较高，老年人对服务的满意度普遍较高。

表8　调研地区老年人接受健康管理服务及满意度

调研地区	服务获得情况(%)			满意综合评分占比(%)			
	体检	健康教育	平均分	<75 分	75~85 分	85~95 分	≥95 分
北京	100.0	91.7	97.8	0.0	0.0	16.7	83.3
广东	91.7	41.7	97.3	0.0	8.3	8.3	83.3
云南	97.2	47.2	97.7	0.0	2.8	8.3	88.9
安徽	100.0	80.6	99.1	0.0	0.0	6.5	93.5
甘肃	71.4	71.4	96.5	0.0	5.7	25.7	68.6
湖北	100.0	66.7	96.6	0.0	5.6	22.2	72.2
合计	94.8	72.4	97.7	0.7	2.4	13.3	83.6

资料来源：通过调研地区城乡老年人调查问卷填写数据获得。

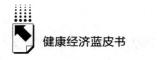

3. 老年人健康状况自评情况

调研地区城乡老年人对自身健康状况满意的占 23.05%，基本满意的占 49.17%，说不清楚和不太清楚自身情况的占 24.65%，不满意的占 3.13%（见表 9）。可见整体上，调研地区有 75.35% 的老年人对自己的身体健康状况较清楚，自我评价健康的比例也较高，但是也有 24.65% 的老年人对自己的状况不清楚。

表 9　调研地区老年人健康状况自评情况

单位：%

分类	满意	基本满意	说不清楚	不太清楚	不满意
城市	21.69	49.38	6.10	19.83	3.00
农村	25.51	48.80	4.99	17.38	3.33
合计	23.05	49.17	5.70	18.95	3.13

资料来源：通过调研地区城乡老年人调查问卷填写数据获得。

4. 老年人获取健康管理服务信息的途径

从信息获取途径可以看出，城乡老年人获取健康管理服务信息的途径差异较大，其中城市老年人依靠手机，宣传册、宣传栏，村医、社区医院工作人员等途径获取信息的比例较大，分别占 33.98%、32.31%、71.69%，而农村老年人则主要通过村医、社区医院工作人员和乡镇卫生院人员、街道办或居委会工作人员获得健康管理服务信息，分别为 63.90% 和 60.77%（见表 10）。从整体可以看出，农村老年人主要通过医务人员获取健康管理信息，对其有很大的依赖性，而城市老年人除了通过村医、社区医院工作人员获取信息外，还可以从手机和网络上获取信息，有较大的自主性。

5. 老年人接受健康管理后生活方式的改变

在接受健康管理服务的老年人中，88.34% 的老人反映生活方式发生了改变，从城乡看，城市老年人生活方式发生转变的比例要略高于农村老年人（见表 11）。

表 10　老年人获取健康管理服务信息的途径

单位：%

分类	网络	手机	电视、收音机	宣传册、宣传栏	朋友、亲戚	村医、社区医院工作人员	乡镇卫生院人员、街道办或居委会工作人员	其他
农村	1.47	16.57	19.52	26.70	14.18	63.90	60.77	4.24
城市	7.49	33.98	21.23	32.31	18.15	71.69	31.62	1.95
合计	5.34	27.75	20.62	30.30	16.73	68.90	42.05	2.77

资料来源：通过调研地区城乡老年人调查问卷填写数据获得。

表 11　接受健康管理服务后老年人生活方式的改变情况

单位：%

分类	完全没有改变	部分发生改变	完全改变
城市	10.46	75.82	13.72
农村	13.80	74.49	11.71
合计	11.66	75.34	13.00

资料来源：通过调研地区城乡老年人调查问卷填写数据获得。

从表 12 可见，城乡老年人在接受了健康管理后，其行为均发生了变化，其中城市老年人在饮食、锻炼、遵照医嘱方面均比农村老年人改变的比例高，而农村老年人在主动向社区医生反映健康状况及参加健康宣讲方面改变的比例高于城市老年人。

表 12　接受健康管理后老年人行为改变情况

单位：%

分类	主动向社区医生反映健康状况	参加健康宣讲	更注意饮食	更注重锻炼	相比以前更严格遵照医嘱
城市	78.22	70.85	86.94	87.04	91.97
农村	82.58	72.18	80.83	82.68	88.52
合计	79.78	71.33	84.75	85.48	90.74

资料来源：通过调研地区城乡老年人调查问卷填写数据获得。

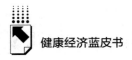

6. 城乡老年人对防跌倒、防溺水有效措施的认知程度

调研地区城乡老年人普遍认为放慢转身、转头、起身、下床速度，避免登高取物、不走过陡的楼梯、台阶和坡道，避免去人多及地面湿滑的场所等是防止跌倒的有效措施，分别占85.44%、81.95%和80.37%，而有23.25%的人群认为摔倒后赶紧站起来是防跌倒的有效措施，但仅有37.48%的老年人认为进行家庭适老化改造是防跌倒的有效措施（见表13）。

表 13　城乡老年人对防跌倒有效措施的认知程度

单位：%

分类	放慢转身、转头、起身、下床速度	避免登高取物、不走过陡的楼梯、台阶和坡道	避免去人多及地面湿滑的场所	穿合身的衣服，穿合脚、防滑的鞋	摔倒后赶紧站起来	进行家庭适老化改造
城市	86.26	85.54	82.87	81.44	23.79	41.64
农村	83.98	75.51	75.87	72.38	22.28	30.02
合计	85.44	81.95	80.37	78.20	23.25	37.48

资料来源：通过调研地区城乡老年人调查问卷填写数据获得。

调研地区城市老年人对防溺水有效措施的认识程度总体高于农村老年人，但从整体上来看，城乡老年人对防溺水有效措施的认知程度均偏低（见表14）。

表 14　城乡老年人对防溺水有效措施的认知程度

单位：%

分类	倒挂控水	如果溺水者清醒，应等待救援后送医	如果溺水者昏迷，有呼吸有脉搏，应清理口鼻异物，保持侧卧，并等待救援和送医	如果溺水者昏迷，无呼吸有脉搏，应立即进行心肺复苏，恢复呼吸后，侧卧位，并等待救援和送医	如果溺水者昏迷，无呼吸无脉搏，应立即进行心肺复苏，直至救援人员到达
城市	53.13	60.82	59.59	59.79	43.28
农村	56.35	51.38	33.89	41.07	33.89
合计	54.28	57.44	50.40	53.09	39.92

资料来源：通过调研地区城乡老年人调查问卷填写数据获得。

7. 老年人健康管理服务过程中医务人员解决问题情况

关于健康管理服务过程中医务人员解决问题情况，农村老年人的认可程度高于城市老年人，从整体上看，城乡老年人对健康管理过程中医务人员解决问题情况的认可程度均较高，达到 96.80%（见表 15）。

表 15　老年人健康管理服务过程中医务人员解决问题认可程度

单位：%

分类	一点不能解决	不太能解决	还可以	大部分能够解决	全都能解决
城市	0.53	2.77	23.93	55.45	17.31
农村	0.75	2.26	26.04	59.62	11.32
合计	0.61	2.59	24.68	56.94	15.18

资料来源：通过调研地区城乡老年人调查问卷填写数据获得。

8. 老年高血压患者血压控制情况及服务获得感

（1）在管老年高血压患者管理情况及满意度比较

在现场调查中，2018 年，在管老年高血压患者的血压控制率达到 81.34%，较 2015 年提高了 5.11 个百分点。2018 年，从老年高血压患者对健康管理服务的需求来看，受访患者中 87.61% 的人认为基层医疗卫生机构提供的健康管理服务与自身的需求是一致的，与 2015 年基本持平；对服务提供的整体满意度达到 94.88%，高于 2015 年的 90.29%（见表 16）。

表 16　调研地区老年高血压患者健康管理抽查情况

单位：%

调查省（市）	血压控制率		服务提供与患者需求一致率		服务整体满意度	
	2015 年	2018 年	2015 年	2018 年	2015 年	2018 年
北京	80.43	91.84	67.71	63.27	82.29	86.00
广东	76.28	86.15	88.52	91.55	95.08	97.18
湖北	87.94	75.61	92.56	81.48	92.56	86.42

调查省(市)	血压控制率		服务提供与患者需求一致率		服务整体满意度	
	2015年	2018年	2015年	2018年	2015年	2018年
安徽	72.53	84.21	93.00	89.33	90.00	89.47
甘肃	—	75.00	—	93.98	—	97.59
云南	74.11	69.74	79.34	97.40	84.30	97.47
合计	76.23	81.34	86.76	87.61	90.29	94.88

资料来源：现场抽样调查获得，其中血压控制率通过现场核查健康档案记录血糖值进行判断。

（2）在管老年高血压患者服务获得情况

在过去的一年中，被调查地区老年高血压患者接受血压定期测量比例为91.07%（70.27%~100%），体检比例为93.56%（73.47%~100%）。六省（市）中，北京市高血压患者体检率最低，仅为73.47%，这可能由两方面原因造成：一是基层医疗机构提供的体检项目较少，对群众的吸引力较低；二是大部分北京市民拥有医保或可参加单位组织的体检，故较少参加社区卫生服务中心组织的体检。从相关健康知识宣教情况来看，群众获得比例为70.54%（30.00%~98.73%），相关指标偏低，提示在开展相关工作中不能只是完成任务，同时也要向公众讲解相关疾病管理和防控知识，来提高群众的信任度和依从性。整体来看，高血压患者对慢性病管理的满意度综合评价分数为9.64分（9.19~9.96分，满分为10分）。由此可见，群众对相关工作的满意度较高（见表17）。

表17　调研地区老年高血压患者接受免费服务及满意度

调研省(市)	获得免费服务(%)			满意度评分占比(%)				
	定期测量	体检	知识宣教	平均分	<7.5分	7.5~8.5分	8.5~9.5分	≥9.5分
北京	100.00	73.47	30.00	9.90	0.00	5.00	0.00	95.00
广东	70.27	91.67	48.65	9.19	12.16	13.51	16.22	56.76
云南	97.47	90.00	98.73	9.96	0.00	0.00	3.80	94.94
湖北	98.59	100.00	64.79	9.58	0.00	8.86	24.05	67.09

调研省(市)	获得免费服务(%)			满意度评分占比(%)				
	定期测量	体检	知识宣教	平均分	<7.5分	7.5~8.5分	8.5~9.5分	≥9.5分
安徽	100.00	98.78	95.06	9.65	2.44	8.54	7.32	81.71
甘肃	84.38	100.00	52.70	9.73	0.00	5.48	16.44	78.08
合计	91.07	93.56	70.54	9.64	2.66	7.13	12.90	76.83

资料来源：现场问卷调查获得。

9. 老年糖尿病患者血糖控制情况及服务获得感

（1）在管老年糖尿病患者健康管理情况及服务满意度

本次现场抽样调查了 423 名在管糖尿病患者，其中城市患者 181 人，农村患者 242 人。2018 年，在管糖尿病患者的血糖控制率（按照正常空腹血糖范围 3.9~6.1mmol/L 计算获得）为 26.17%。从糖尿病患者对健康管理服务的需求来看，受访患者中 86.86% 的人认为基层医疗卫生机构提供的健康管理服务与自身的需求是一致的（见表 18）。

表 18 调研地区老年糖尿病患者健康管理抽查情况

单位：%

调查省(市)	血糖控制率		服务提供与患者需求一致率		服务整体满意度	
	2015 年	2018 年	2015 年	2018 年	2015 年	2018 年
北京	74.67	20.00	76.64	70.00	84.11	83.67
广东	79.21	37.04	85.47	81.03	93.16	81.36
湖北	70.12	45.31	97.52	84.81	96.69	89.74
安徽	72.43	21.21	88.00	85.07	90.00	91.30
甘肃	—	16.88	—	92.21	—	97.44
云南	71.73	20.00	86.67	100.00	90.00	100.00
合计	69.76	26.17	87.74	86.86	92.41	91.55

资料来源：现场抽样调查获得，其中血糖控制率通过现场核查健康档案记录血糖值进行判断。

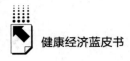

（2）在管老年糖尿病患者服务获得情况

在过去的一年中，被调查地区老年糖尿病患者接受血糖定期测量比例为89.78%（65.08%~100%）；体检比例为91.08%（66.2%~100%），较2015年的73.59%有了大幅提高；知识宣教比例为73.45%（0~100%）。糖尿病患者对慢性病管理的综合评价分数为9.65分（9.18分~9.91分，满分为10分）（见表19）。由此可见，项目的实施对糖尿病患者的健康起到了一定的促进作用，并得到了群众的认可和肯定。

表19　调研地区老年糖尿病患者接受免费服务及满意度

调研省（市）	获得免费服务（%）			满意度评分占比（%）				
	定期测量	体检	知识宣教	平均分	<7.5分	7.5~8.5分	8.5~9.5分	≥9.5分
北京	100.00	80.00	0.00	9.91	0.00	0.00	0.00	100.00
广东	65.08	66.20	44.44	9.18	12.70	15.87	11.11	58.73
云南	100.00	94.87	100.00	9.96	0.00	0.00	3.70	96.30
湖北	84.81	100.00	69.62	9.39	3.90	30.39	27.27	58.44
甘肃	98.61	100.00	100.00	9.80	1.31	6.58	2.63	89.47
云南	92.96	100.00	64.79	9.76	0.00	2.82	18.31	78.87
合计	89.78	91.08	73.45	9.65	—	—	—	—

资料来源：现场问卷调查获得。

（三）调研地区基层医务人员对老年人健康管理服务项目的评价情况

1. 对实施基本公共卫生服务项目的评价

在此次调研的现场机构中，共有726名基层医务人员参加了调查，其中91.71%的医务人员对本机构的项目管理情况比较满意，有89.80%的基层医务人员对实施本项目的效果表示满意（见表20）。

表 20　调研地区对老年健康管理服务项目管理及效果评价

分类		调查人数(人)	对机构管理满意率(%)	对项目实施效果满意率(%)
省(市)	北京	120	96.70	96.67
	广东	170	84.25	82.40
	湖北	158	91.45	90.52
	安徽	79	98.33	100.00
	甘肃	46	90.63	87.10
	云南	153	93.91	90.27
性别	男性	144	91.82	90.65
	女性	582	91.69	89.58
城乡	城镇	330	93.23	91.94
	乡村	396	90.72	89.20
合计		726	91.71	89.80

资料来源：通过调研地区基层医务人员调查问卷填写数据获得。

　　调研地区 83.61% 的基层医务人员认为与辖区居民和患者的关系较好。被调查基层医务人员对本机构开展基本公共卫生项目管理水平的评价比较高，其中 9 分及以上占 54.20%，8~9 分占 32.47%，8 分以下的占 13.33%（10 分为满分）。被调查基层医务人员对基本公共卫生项目实施的总体效果评价较高，9 分及以上占 50.83%，8~9 分占 32.00%，8 分以下的占 17.16%（见表 21）。

表 21　调研地区对老年项目取得效果的量化评价

调研省(市)	医患关系		对管理水平评价(%)			对总体效果评价(%)		
	调查人数(人)	认为好的人员占比(%)	≥9分	8~9分	<8分	≥9分	8~9分	<8分
北京	120	54.95	60.44	27.47	12.09	55.56	28.89	15.56
广东	170	89.15	32.28	40.94	26.77	34.40	35.20	30.40
云南	158	88.76	83.33	10.53	6.14	78.76	11.50	9.73
湖北	79	86.32	33.91	55.65	10.43	27.43	54.87	17.70
安徽	46	97.14	75.00	9.38	15.63	64.52	16.13	19.35
甘肃	153	91.67	63.33	31.67	5.00	63.33	33.33	3.33
合计	726	83.61	54.20	32.47	13.33	50.83	32.00	17.16

资料来源：通过调研地区基层医务人员调查问卷填写数据获得。

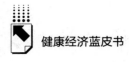
2. 从事老年人健康管理服务项目工作人员的工作负荷

在调研地区，62.11%（45.71%~88.14%）的基层医务人员反映老年人健康管理服务项目工作占据了自身工作量的一半以上；95.38%的基层医务人员反映工作量较从前增加，其中34.52%的人员反映工作量大到了难以承担的程度（见表22）。

表 22 调研地区从事老年健康管理服务的基层医务人员工作负荷

调研省（市）	调查人数（人）	占工作量一半以上比例(%)	开展基本公共卫生服务后工作量变化(%)		
			增加了(难以承担)	增加了(可承担)	没变化
北京	120	86.67	40.45	58.43	1.12
广东	170	50.79	20.33	78.05	1.63
云南	158	61.80	30.77	62.64	6.59
湖北	79	47.83	28.70	60.00	11.30
安徽	46	45.71	62.86	37.14	0.00
甘肃	153	88.14	58.62	39.66	1.72
合计	726	62.11	34.52	60.86	4.62

资料来源：通过调研地区基层医务人员调查问卷填写数据获得。

调查发现，承担老年人健康管理服务项目的医务人员表示工作压力非常大的占15%，表示工作压力较大的为44%（见图4）。访谈中发现，基层医务人员普遍建议不要过快增加服务的工作数量，而应该进一步完善项目服务质量。

与此同时，医务人员普遍反映完成项目工作的难度较大，其中21%的人员认为完成起来非常难，58%的医务人员认为较难（见图5）。医务人员认为一是任务指标较高，二是群众的配合程度不高，因此，经常需要加班和利用休息日来完成工作。

随着基本公共卫生服务和重大公共卫生服务项目的增加，基层医疗卫生机构的工作量也相应增加，不仅体现在原有服务内容的增长，还体现在服务人群范围的扩大与数量的增加。随着医改的不断深化，更多的患者留在社区卫生服务机构就诊，使基层医疗卫生机构医务人员的基本医疗和基本公共卫生工作任务日益繁重。此外，基层医疗卫生机构还承担着大量其他项目工作，

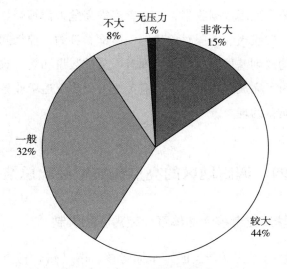

图 4　老年人健康管理项目带来的工作压力情况

资料来源：通过调研地区基层医务人员调查问卷填写数据获得。

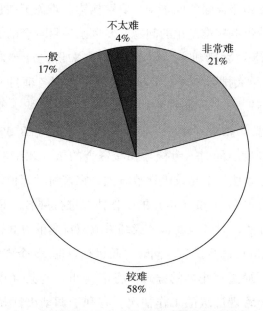

图 5　完成现有老年人健康管理服务项目的难度

资料来源：通过调研地区基层医务人员调查问卷填写数据获得。

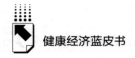
如肿瘤随访登记，死因数据收集，心血管疾病高危人群筛查与随访，精准扶贫，流动人口、残疾人、特服对象建档、体检、签约，控烟问卷调查等。各项任务的落实均放到基层医疗机构，现有人员的数量和能力难以保质保量完成各项任务，为了完成各项指标不可避免地会出现仅追求业务数据的达标而忽视项目完成质量的现象。

四　调研地区的亮点和典型经验总结

（一）科学建立考核评估体系，完善激励机制

湖北省建立起了县（市、区）全面考核、市（州）检查复核、省级抽查的督导检查与项目考核相结合的三级考评体系。将"工分制"（当量法）引入绩效考核设计理念中，考核评分与基层医疗卫生机构完成项目的数量、质量、群众满意度和综合服务成本4个要素挂钩，避免了项目资金的肢解使用，有效解决了绩效考核难量化的问题，发挥了项目资金的综合效益。一是加大奖惩力度，建立激励机制。从省级考核来讲，每年对全省17个市（州）进行考核结果大排名，对省级基本公共卫生服务项目考核的奖惩结果采取"扩面、提标"方式，即扩大奖惩面，由以往扣减（奖励）资金的3个县扩大到19个县，扣减（奖励）面由2.9%上升到18.3%，同时较大幅度提高奖惩资金额度。同时，考核被扣减资金的市（州）当年不能被省卫健委评为工作先进单位。二是改进评价方式，完善科学评价体系。每年根据绩效考核结果对全省17个市（州）的工作情况进行排名。2019年，湖北省进一步改进评价方法，对各地的考核成绩采取双排名的方式，根据考核结果对全省17个市（州）进行排名，同时对随机抽取的30个省级考核县（市、区）也进行排名。通过双排名的方式，将市（州）与县（市、区）分开评价，科学评价两个管理层级的工作情况，有利于调动市（州）的工作积极性，推动工作落实。三是落实薪酬激励机制，调动基层人员积极性。湖北省政府印发《关于进一步深化基层医疗机构综合改革的意见》，明确基层医疗

卫生单位可以定为公益二类机构，绩效工资可以达到事业单位绩效工资水平的 2.5 倍，明确家庭医生签约服务费可直接由签约团队分配，不纳入绩效工资总额。这些政策和举措，极大地激励了基层医务人员做好基本公共卫生服务项目的积极性。

（二）整合资源，积极创新老年人健康管理服务模式

湖北省麻城市在提高老年人健康管理的依从性和规范性上进行了一些有益探索，主要体现在以下 4 个方面。一是积极探索创新模式，为老年人提供健康服务。宋埠镇中心卫生院采取医卫结合模式为老年人提供健康管理服务，公卫科配备临床医生、中医医生参与老年人年度体检，对体检有异常的对象进行跟踪服务。龟山镇中心卫生院结合医养签约服务，外派医生和护士组成服务小分队常驻养老院，为老年人提供医疗、保健服务，提高了居民体检服务的可及性。阎家河镇卫生院积极探索并推进养老机构和医疗机构以协作或并建方式进行合作，不断增强养老机构的医疗服务能力，有病治病、无病疗养，为老年人提供具有持续性、针对性的医疗、养老、康复等方面的服务，满足老年人多层次的养老需求。顺河镇、张家畈镇卫生院购买了第三方检验机构的老年人年度体检工作，大大提高体检效率和服务质量。二是多措并举，整合资源为老年人提供健康服务。将家庭医生签约服务工作与老年人的慢性病随访工作相结合，家庭医生签约 App 与湖北省基本公共卫生服务管理系统对接，村医在签约时即可将慢性病随访信息通过手机 App 录入，既避免工作的重复性，又提高了工作效率。搭乘健康扶贫快车，将精准扶贫体检工作与老年人健康体检有机结合，大大提高了老年人的体检参与率。三是发挥健康教育工作的指导作用。根据体检结果对老年人进行有针对性的健康教育指导和干预，并为其及时反馈体检结果，将评价结果既书面告知，又口头告知。四是结合中国老年健康影响因素跟踪调查点项目，开展相应调查工作。麻城市自 2011 年 7 月开始开展老年健康影响因素跟踪调查，制定调查计划。调查点的工作开展为寻找影响健康长寿的环境、社会、经济、生物学因素与内在机制提供了数据依据，为国家老龄工作提供了科学依据。

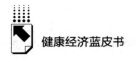

（三）多措并举，层层传导落实服务工作

甘肃省兰州市四季青街道合水路社区卫生服务中心打造网格化、精细化管理平台，层层落实主体责任。一是实行网格化健康管理、团队式签约服务。充分利用兰州市居民健康档案信息平台数据，从后台导出居民信息，按照服务区域，以家属院为单位划分网格，组建团队，目标明确，精准滴灌，做到全员参与、人人有目标、事事有人管，有力提升了服务质量。二是推行精细化质控管理，建立绩效考核管理平台。①按照精细化管理，实行"六细六化"（管理细、制度细、标准细、服务细、流程细、奖罚细；管理科学化、服务人性化、系统信息化、质量标准化、考核定量化、管理动态化），推行精细化质控管理（机构管理精细化、资金管理精细化、项目执行精细化、资料整理精细化）。②建立公开、量化的绩效考核平台，推行精细化质控管理，以考核促管理。采取谁服务谁录入谁负责原则，设立专人负责质量控制，公开评判结果，对人员每日录入工作量实行精细化质控管理，量化打分，并通过电话验证真实性，加大对电子档案的监管和质控力度，整体推进基本公共卫生服务工作，尤其是强化签约服务监管，提高签约质量。三是层层传导抓落实。①压实主体责任，层层传导，以真改、实改、坚决改的成效，增强社区居民的获得感、幸福感和安全感。②每年为高血压患者、2型糖尿病患者提供12次免费血糖检测。③每季度免费为慢性病患者提供1次心电图检查。④推行"虚拟"养老服务。建立"健康小屋"，与社区日间照料中心相结合，对辖区80岁以上老年人实行每月上门服务。⑤在"健康小屋"向社区居民和老年人点对点、面对面地传授中医适宜技术，将中医治未病理念融入健康养老全过程，提升老年人的中医药保健能力。

（四）实行"两卡制"改革，减负便民，创新健康管理服务方式

针对农村基本公共卫生服务中的服务走过场、数据水分大、村医收入分配不合理等沉疴，安徽省蒙城县全面推行"两卡制"改革，强基础、建机制、补短板，创新"互联网+"公共卫生服务、"互联网+"家庭医生签约

服务，以信息化手段优化基层公共卫生服务供给方式，初步实现了"居民健康水平得提升、医生收入公平有保障、政府资金投入能问效"的改革成效。

"两卡"指医生"绩效卡"、群众"认证卡"，两卡均为虚拟卡（绩效卡即医务人员个人身份识别码；认证卡即居民身份证、健康卡或人脸识别等）。为村民提供健康服务时，医务人员携带专用平板电脑和医疗一体机，通过身份识别码登录基本公共卫生服务管理系统，村民通过人脸识别或刷身份证来确认服务真实性，挤出"水分"。

为减轻村医的工作负担，实现医疗及公共卫生数据平台的对接，各类服务数据可直接抓取，日常随访村医可携带平板电脑和医疗一体机上门服务，数据即时上传，不必再重复抄录，确保了数据的准确性、及时性。同时，为方便群众，依托"蒙城县卫生健康委"官方微信公众号，开发档案查询、服务记录查询、电子健康券发放及信息推送四大功能，子女可绑定老人信息，出门在外也能掌握父母健康状况。2019 年 10 月，"智医助理"系统上线，专门开发外呼系统方便对老年人的远程服务与管理，推进疾病治疗向健康管理转变。开发辅助诊疗系统，推进乡村医生规范化使用电子门诊病历，提升诊疗水平。加强远程会诊，推送电子健康档案及病历，提高诊疗的准确性。

五　存在的问题和解决措施

（一）老年人健康管理服务项目内容设计应进一步科学合理

通过现场调查发现，城乡老年人均有提到基本公共卫生服务执行的项目与群众的实际需求存在一定的差距。在体检项目设计上，应结合当地的健康状况及疾病特点，允许根据实际需求和本地情况适当进行体检科目的调整。此外，很多群众对感冒、腹泻等突发疾病的防范意识较强，而对高血压、糖尿病等慢性疾病的前期干预意识较弱，建议在体检的同时针对相关疾病进行宣教，并加强随访服务，增强群众的重视感。

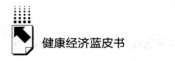

（二）优化老年人健康管理项目相关任务指标

一是部分项目的技术要求指标有待进一步合理化。由于经济发展水平、地理环境等的差异，各地难以严格按照指标要求规范完成各项服务。例如，对于地广人稀的区域，因服务半径大，难以完成诸如高血压、糖尿病患者的随访次数要求，尤其是对血糖、血压控制不达标的患者要在 2 周内进行回访，由于规定回访时间太短、随访人员多且居住分散而且依从性差，以及从事公共卫生管理占据时间较多等诸多原因，乡村医生普遍反映难以完成这一目标任务。

二是不同平台之间的数据难以共享。例如，各医疗单位、体检中心的信息不能互联互通，无法做到体检信息及资源共享。

三是过于追求数量指标而忽视质量指标，造成一定的负担和负面情绪。调研发现，2018 年城乡两地老年人健康档案建档率为 88%（见表 2），但健康管理率只有 68%（见表 3），而对老年人健康体检结果进行分类处理率仅有 68%（见表 5）。基层最欠缺的恰恰是对结果进行干预管理的能力和技术，注重数量指标而忽视质量管理，忽视对老年人群开展真正意义上的干预管理和健康知识普及，这背离了国家基本公共卫生服务项目设计的初衷。

（三）老年人健康管理项目绩效考核机制需进一步完善

一是绩效考核指标和标准的科学性有待进一步完善。调研地区普遍反映基本公共卫生考核指标以过程指标为主导，不能真正反映当地居民健康状况的改善。另外，考核过于强调资料的完整性、考核时不排除客观原因等，给基层医务人员增加了很多无效的工作量。

二是国家级及省级考核未能体现地域差异性和公平性。调研发现，西部及偏远地区因经济水平、人员能力等原因，相关工作开展情况难以与东部发达省份相比，采用统一的任务标准难以体现公平性。同样，一些发达地区如北京市、广东省、湖北省等乡镇卫生院有关工作人员也反映，统一的考核要求没有考虑到省内不同地区在实际工作中存在的差异，如山村地区居民过于分散，完成同样的随访任务要付出的工作时间和难度高于城市社区的随访。

（四）基层医疗卫生机构服务能力亟待提升

一方面，从事相关工作的人力资源严重短缺。基层医疗卫生机构普遍面临服务能力不足、人力配置不够等问题。基本公共卫生服务工作量逐年增加，但多年以来基层医疗卫生机构的编制并没增加。乡村医生水平普遍较低，而且老一辈乡村医生对新的健康理念和新的健康管理技能的掌握有一定难度，而年轻的医学生留用困难。因此，目前很多机构通过聘用临时人员来完成基本公共卫生服务的任务。

另一方面，基层工作人员的工作积极性仍有待进一步提升。基层医务人员普遍反映收入低，激励分配机制不健全，工作积极性不高。接受本次调查的基层医务人员中，有38%的工作人员对开展老年人健康管理项目的评价一般甚至有抵触情绪（见图6）。积极性不高的原因主要是认为收入与自己的劳动付出不成比例，且专业发展受限，没有职业成就感。

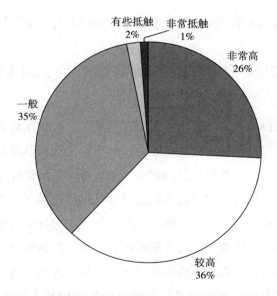

图6　基层医务人员对开展老年人健康管理项目的积极性

资料来源：通过调研地区基层医务人员调查问卷填写数据获得。

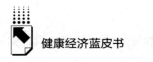

（五）老年健康知识传播途径和宣讲内容亟须进一步规范

一是老年健康知识传播途径需进一步扩大。调查发现，老年人尤其是农村老年人主要通过口口宣传获得信息，只有很少一部分老年人可以通过网络获得相关信息。当前习惯性以互联网为宣传渠道忽略了老年人获得信息的可及性。

二是老年人的健康知识内容需进一步充实。既要使老年人群能主动掌握健康常识、了解自身身体状况，从而应对可能出现的各种突发情况，也要求家庭医生和基层医疗工作人员提高自身的技能水平，扩大知识面，在日常诊疗、健康服务等与老人接触的环节中，对老年人进行健康知识宣传，提升信任感和接受度。同时，也应扩大宣传，用老年人容易理解的方式进行讲解。通过调研发现，大多数老年人对知识宣教的满意度不高，对防跌倒、防溺水、庭院防老设施改造等有效措施不甚了解。

六　关于调整老年人健康管理项目方向的政策建议

（一）建立以群众需求和评估为基础的老年人健康管理项目调整机制

建立老年人健康管理项目内容定期评估机制。建议组建专家团队，定期对基本公共卫生服务项目的内容、绩效考核指标进行科学论证。充分评估项目的必要性和可行性，调整项目内容时要积极吸纳基层医疗卫生机构工作人员的意见、建议。同时，项目遴选和调整要依据居民健康需求、基层医疗机构服务能力以及政府财力。一方面，基本公共卫生服务项目依据居民健康需求进行更新和调整，完善受居民欢迎的项目，如慢性病管理、老年人体检等项目，将群众感受好、获得感强的项目纳入。另一方面，基本公共卫生服务项目遴选和调整要考虑现阶段基层医疗卫生机构的服务能力和政府保障能力。地方政府根据财力和重点问题确定地方项目。要把握好基本公共卫生服务项目全国统一性和地区差异性的关系，允许地方政府在财力保障的情况下，以国家基本公共卫生服务项目规范为核心，根据当地居民的健康重点问题，增加符合本地特点的基本公共卫生服务项目。

（二）建立以人为中心的一体化医防融合服务体系

建立以人为中心的一体化医防融合服务体系。以"防治结合"理念指导基层卫生服务工作开展，健全基层医疗卫生机构内部、基层医疗卫生机构与专业公共卫生机构和医院之间的分工协作机制，提供整合的基本医疗和基本公共卫生服务。同时，完善家庭医生签约制度，促进医防融合。充分利用"互联网+"家庭医生签约服务方式，或依托医共体构建"疾病预防+精准治疗+健康促进"三位一体的医防融合改革模式，实施家庭医生团队"五师（医师、护师、药师、健康管理师、心理咨询师）共管"健康服务，利用微信推送、电话沟通、视频访谈等形式，采用"互联网+护理"形式预约上门护理服务，护理人员采用线上问诊、上门体检、代配送药等形式为辖区内不便出门的慢性病患者提供服务，方便居民就诊[1]。

加快推进"互联网+"发展，创新基本公共卫生服务模式。采用大数据、人工智能等新技术、新手段，提高工作效率和服务质量。广东省开发了精神卫生云服务平台，让基层医生与监护人能有一个方便快捷的沟通方式，及时关注老年严重精神障碍患者的情况，并针对突发情况采取紧急干预。开展社区老年慢性病患者健康管理与心理健康服务[2][3]，更有效地保护老年人的健康。

（三）进一步完善绩效考核与监管机制

绩效考核评价制度是实现基本公共卫生服务均等化和提高效率的一个重

---

[1] 象山县卫生健康局：《探索医共体改革"医防融合" 构建一体化健康服务新格局》，《宁波通讯》2020年第11期。

[2] 陈洁、林维、夏生林等：《互联网+医防融合模式对社区老年高血压患者的疗效研究》，《中国实用医药》2022年第18期。

[3] 喻妍、姜俊丰、龙雨：《互联网使用对老年慢性病患者心理健康的影响研究》，《现代预防医学》2023年第6期。

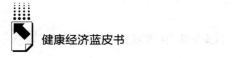
要手段，应用好这一有效工具，可引导基层医疗卫生服务机构提高基本公共卫生服务项目的实施效能。进一步完善绩效考核指标体系，合理分配各项目内容的评分权重。明确考核的主体、内容、方式、标准等，科学合理地设计各项目在绩效考核中所占的分值比重。同时，随着公共卫生服务项目开展的不断变化，考核的内容也应不断变化，应适时调整考核指标和分值，综合平衡各个考核的基本公共卫生服务项目，充分体现工作的技术及难度相关性，确保考核公平、公正。此外，细化和量化考核内容和标准，增加居民感受深、能反映服务效果的指标的权重，提高考核质量，强化考核结果的应用，积极推进建立第三方考核机制。

根据绩效考核结果对基层卫生服务机构进行补偿。促进投入和补偿的良性循环，建立与绩效考核挂钩的拨付机制，保证卫生服务的效率和资源的合理利用。此外，应建立以奖代补基金，用于对实施情况较好的机构进行奖励。

同时，应充分发挥专业公共卫生机构的作用，将其日常督导考核结果、培训考核结果纳入年终绩效考核分值中，且要增加专业机构考核所占的比重，真正做到将日常工作质量与年底抽查结果相结合，保证绩效考核公平公正，切实把基本公共卫生服务工作做细做实。

探索梯度绩效考核模式，避免各地考核要求"一刀切"。在国家层面绩效考核结果的评比中要考虑地域的差异性，实施梯度评比，增强考核评比的公平性。同时，各地也需探索山区与城市之间的考核差异性，减少"马太效应"带来的影响。

（四）加快老年健康管理与医疗卫生信息化建设进程

当前老年人健康管理的困难不在于筛查，而在于后期的服务与管理。对于大部分城乡老年人来说，其对自身的情况已经有了较深的认识，比如是否患有高血压、糖尿病等一些非传染性疾病，但是对这些疾病的后续干预缺乏规范的指导，致使后期发生病变，威胁身体健康。应着重以家庭医生签约团队为枢纽，以信息化、智能化服务手段助力打造"最后一公里"防御圈，保障老年人群健康。

一是加强公共卫生信息系统与智能电子设备的结合。加强公共卫生信息系统网络互通互享建设，实现分级管理、数据同步、协同应用，最大限度地减少基层工作人员的无效劳动。调研发现，部分地区存在医务人员较少、居民居住分散等特点，随访任务繁重。建议各相关部门根据地方保障资金，为建立健康档案的老年人群配备智能电子设备，实现动态监测收集老年人血压、心率等指标，并及时进行健康干预指导，对老年人开展及时有效的健康管理。

二是促进家庭医生签约团队专业化、智能化。建议根据各地财政保障力度，对于有特殊需求的老年人群或残疾人群，可由专业化的家庭医生签约团队进行签约服务，提供高水平的智能化电子设备，比如智能手环、智能机器人等，实现远程通话、视频等操作，可使患者在家借助远程设备实现与医生互动，让医生指导其进行健康干预。

三是加快形成区域—省—国家多级平台数据对接、区域内信息共享的格局。开放业务信息系统国家级平台接口，打破多级平台数据交换的壁垒。一方面，尽快制定各类业务信息系统在不同层级平台间进行数据交换的标准。另一方面，强化区域内医疗卫生机构信息动态共享及业务的协同开展，形成区域—省—国家多级平台数据对接、区域内信息共享的格局。

热 点 篇

B.7
互联网健康传播行业现状与展望

郑研辉　许金鹏　郝安泰　张利民*

摘　要：　健康传播是人类社会发展过程中必须开展的互动活动，是提高个人和社会健康水平的关键途径，是我国医疗卫生体系构建的重要一环。其中，互联网健康传播以其传播途径多元、信息即时、形式多样以及双向交互等特点，在传播健康信息、营造健康环境方面具备独特优势。在国家政策支持、互联网技术发展与市场需求扩大的环境下，我国互联网健康传播行业得到了长足发展，在"健康网站+健康传播""健康 App+健康传播""社交媒体+健康传播"等方面创造了可观的社会效益和经济效益。但总体来看，我国互联网健康传播行业仍面临诸多困境，主要体现为同质性内容过多、内容质量参差不齐、有效行业监管缺失、商业化追求过度、忽视老年群体需求等问题，亟待从传播主体、传播内容、传播渠道、传播方式、传播受众等多角

---

* 郑研辉，博士，民政部社会福利中心助理研究员，主要研究方向为老龄健康；许金鹏，哈尔滨医科大学卫生管理学院博士研究生，主要研究方向为健康经济学与卫生政策；郝安泰，《经济参考报》实习记者，主要研究方向为健康传播、健康传媒；张利民，《经济参考报》事业发展中心主任，主要研究方向为健康产业。

度入手，以引导公众转变不健康行为和生活方式为目标，促进互联网健康传播行业的可持续、高质量发展。

关键词： 互联网健康传播　健康教育　健康信息

随着人民健康意识的提升及健康需求的增加，健康日趋成为当前国际社会或个人密切关注的问题之一。越来越多的研究证实，疾病的发生不仅是生物学上的改变，更与社会因素紧密相关，改变人们不良的生活方式和行为习惯，实现早期的疾病预防是促进人群健康的重要途径。健康教育宣导作为公众健康信息的主要来源，在保障公众健康信息可及性、提升公众健康素养方面助力颇多。利用传播学在其发展过程中所积累的丰富的传播方式和经验，更有利于健康信息的传播和健康环境的营造，实现良好的健康教育效果，健康传播也因此成为传播学的一项重要分支。

我国高度重视面向公众的健康传播。早在 2009 年 4 月，《中共中央 国务院关于深化医药卫生体制改革的意见》指出，加强健康促进与教育，大力开展健康教育，充分利用各种媒体，加强健康、医药卫生知识的传播，倡导健康文明的生活方式，提高群众的健康意识和自我保健能力。2019 年，《健康中国行动（2019—2030 年）》更是将健康知识普及行动列为 15 项重大行动之首，其中提出："把提升健康素养作为增进全民健康的前提，根据不同人群特点有针对性地加强健康教育与促进，让健康知识、行为和技能成为全民普遍具备的素质和能力，实现健康素养人人有。"

在传统媒体时代，报纸、杂志、广播和电视是健康传播的主要媒介。自 20 世纪 90 年代以来，随着互联网和新媒体技术的高速发展，越来越多的公众选择利用网络来获取健康或疾病信息，削弱了对传统媒介健康内容的依赖，互联网健康传播也由此成为一项重要的研究课题。与传统媒介相比，互联网健康传播具备传播途径多元、信息即时、形式多样以及双向交互等独特优势，但也存在着缺乏市场与行业监管、健康信息参差不齐、健康传播人员权责无法

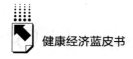
划分等诸多弊端，给互联网时代的健康传播带来了新的挑战。因此，考察互联网健康传播的现状，了解健康传播行业在互联网时代的新特点、新动向和新趋势，探索互联网健康传播行业发展路径，在优化互联网健康传播的同时提高大众自我健康管理的能力，已成为健康传播领域一项有意义的议题。

一　健康传播与互联网健康传播

（一）健康传播的定义

健康与人类生活息息相关，健康传播是人类社会发展过程中必须开展的互动活动。绝大部分学者认为，现代健康传播起源于美国，其标志性事件是1971 年开展的 Stanford 心脏预防计划（SHDPP）。1993 年，全国爱国卫生运动委员会办公室主持编写的《健康传播学》是中国第一本健康传播方面的专业书籍，这本书也被看作我国健康传播研究的开端。当前，对于健康传播的定义，大致可分为以下三种。

1. 传播功能取向型

功能取向型侧重从功能作用的角度定义健康传播，倾向于通过健康传播解决与社会有关的健康问题。美国疾病（CDC）认为健康传播是"在受众研究的基础上，制作和传递健康信息与策略以促进个人和公众健康的行为"，2017 年，国家卫生和计划生育委员会在编纂《职业健康促进名词术语》（GBZ/T 296—2017）时沿用了这一定义。中国学者张自力强调在健康宣教过程中把技巧性的内容视作健康传播本身，将健康传播定义为"在特定的社会和历史环境下，以传递健康信息，普及健康知识为目的的社会实践活动"①。

2. 传播层次取向型

根据传播的层级，健康传播可分为自我个体传播、人际传播、组织传播

---

① 张自力：《健康传播与社会——百年中国疫病防治话语的变迁》，北京大学医学出版社，2008，第 3 页。

和大众传播四层。1992 年，Jackson 从大众传播的层次提出，健康传播是以大众传媒为渠道，传递与健康相关的资讯以预防疾病、促进健康。[①] Burgoon 从人际传播的角度，认为健康传播是患者和医疗提供者之间的互动关系，即诊疗室里无数的人际传播活动。[②] 在日常生活中，政府卫生部门、医疗服务提供者将健康信息广泛传播给公众，与此同时，公众也可以通过日常聊天等形式将自己所掌握的健康信息进行人际传播。因此，健康传播并不仅限于医务工作人员与病人之间的互动，而是每个人都有权利和义务参与的基本行为。

3. 传播过程取向型

2006 年，帕特丽夏·盖斯特—马丁、艾琳·柏林·雷和芭芭拉·F. 沙夫将健康传播定义为一个象征性的过程，在这个过程中，人们可以从个人或集体的角度来理解、界定健康和疾病的意义并加以应用。[③] 徐美苓将健康传播定义为人们寻找、处理、共享医疗资讯的过程，其关心的范围不仅在个人寻求医疗资讯时医患之间的沟通的过程，更在整个医疗体系内信息的流动与处理。[④] 一些学者则认为健康传播是"以人人健康为出发点，运用各种传媒渠道及方法，为维护和促进人类健康的目的而制作、传递、分散、交流、分享健康信息的过程"[⑤]。

一些学者统筹了以上三种形式的定义，提出了综合性的健康传播概念。传播学中引用最多的是 Rogers 的定义，1994 年他将健康传播定义为"一种将医学研究成果转化为大众的健康知识，并通过大众生活态度和行为方式的改变，以降低患病率和死亡率，有效提高一个社区或国家生活质量和健康水

---

① Jackson，L. D.，"Information complexity and medical communication：The effects of technical language and amount of information in a medical message," *Health Communication*，1992，3，pp. 197-210.

② Burgoon Michael，"Strangers in a strange land：The Ph. D. in the land of the medical doctor," *Journal of Language and Social Psychology*，1992，1-2，pp. 101-106.

③ 帕特丽夏·盖斯特—马丁、艾琳·柏林·雷、芭芭拉·F. 沙夫：《健康传播：个人、文化与政治的综合视角》，北京大学出版社，2004，第 3 页。

④ 徐美苓：《健康传播研究与教育在台湾——"传播"主体性的反思》，《西南民族大学学报》（人文社科版）2007 年第 10 期。

⑤ 米光明、王官仁编著《健康传播学原理与实践》，湖南科学技术出版社，1996，第 25 页。

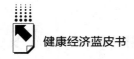

准为目的的行为"①。随着社会和医学的发展进步以及医疗卫生体制的不断完善，健康传播也在不断进化与发展，议题不断丰富，渐渐成为涵盖传播学、新闻学、情报学、信息资源管理学、医学等门类的复杂学科，因此造成了不同学者的定义之间存在差异。但这些定义均确定了健康传播的贡献和作用，即利用传播与健康相关联的信息以促进个人和社会健康水平的提高。

（二）互联网健康传播的定义

媒体是健康传播的有力途径。媒体在健康传播中的有效性在于其强有力的书面、口头和视觉传播策略，这些策略可以影响公众的观点和看法。已有研究表明，报纸、杂志和电视等传统大众媒介在改变人们健康态度与行为以及劝说受众进行健康保护方面的作用并不显著。② 互联网作为新生事物，与传统媒介相比有着鲜明的时代特点，其便捷性、匿名性、交互性、共享性显示出了其在健康传播方面的巨大潜力。互联网健康传播的出现不是为了替代而是对其他健康传播途径的有价值的补充。③

国外对互联网健康传播的研究较早。2002 年，Eng 提出，互联网健康传播是通过网络媒介来传播与健康相关的知识和信息，使目标人群或个体能够接受所传递的健康信息，包括思想、感情和行为，树立良好的健康意识，改变其非健康的行为，从而促进健康、预防疾病的一种传播活动。④ 学者徐晓君将互联网健康传播定义为以互联网技术为传播媒介向大众传播健康信息，帮助大众培养健康信念和进行健康行为，以增强人们管理自己健康能力的一种科学和艺术的实践。⑤ 任景华认为，互联网健康传播包括四个阶段，

---

① Rogers, E. M., "The field of health communication today," *American Behavioral Scientist*, 1994, 2, pp. 208-214.

② 崔玉艳：《探讨大众传播媒介在健康教育中的作用研究》，《江苏卫生事业管理》2017 年第6 期；杨再华：《中国网络健康传播研究》，博士学位论文，四川大学，2007。

③ Institute of Medicine (Us), *Speaking of Health: Assessing Health Communication Strategies for Diverse Populations* (Washington, D. C.: National Acdemies Press, 2002), p. 200.

④ Eng, T. R., "Ehealth research and evaluation: Challenges and opportunities," *Journal of Health Communication*, 2002, 4, pp. 267-272.

⑤ 徐晓君：《以互联网为平台的健康传播研究》，硕士学位论文，广西大学，2007。

分别为知晓健康信息阶段、健康信念认同阶段、形成有利于健康转变的态度阶段以及采纳健康的行为或生活方式阶段。[①]

（三）互联网健康信息分类

健康信息泛指一切有关人的健康的知识、技术、观念和行为模式，来源于人们对生命科学的研究与实践，是人类社会信息的重要组成部分。[②] 根据不同的分类依据，互联网健康信息可以分为不同的类型。

1. 根据传播渠道划分

按照获取信息的不同渠道，互联网健康信息分类可以分为政府官方信息、媒体信息等不同类型。2009 年，宋迪文将健康网站大致分为综合、论坛、全国医院、临床医学常见疾病、基础医学、健康保健和其他医学网站等类型[③]；许艺凡等将互联网健康信息分为政府机构官方网站、各大社交平台博主、媒体门户平台健康频道等发布的信息。[④] 孟浈浈分析了 20 个健康类微信公众号，发现健康类微信公众号推送内容以健康科普类文章为主，但传播内容存在广告泛滥、信息可信度低、同质化严重等问题。[⑤]

2. 根据传播内容划分

就传播内容而言，2014 年，安玉丹研究了人民网和新浪网有关过劳死的新闻报道内容，[⑥] 常青则将健康传播信息分为突发公共卫生事件信息和艾滋病、同性恋、安乐死等特定议题信息。[⑦] 按照特殊疾病和特殊人群，也可将互联网健康信息进行分类。如 2016 年，陈映雪研究了互联网社区对抑郁

---

① 任景华：《我国互联网健康传播效果及对策研究》，《新闻天地》2008 年第 8 期。

② 米光明、王官仁编著《健康传播学原理与实践》，湖南科学技术出版社，1996。

③ 宋迪文：《互联网在健康传播中的特点》，《健康教育与健康促进》2009 年第 4 卷增刊。

④ 许艺凡等：《网民对健康类信息的关注情况及变化趋势分析》，《中国健康教育》2017 年第 10 期。

⑤ 孟浈浈：《微信公众号健康传播分析——以 20 个健康类公众号为例》，《新闻传播》2019 年第 9 期。

⑥ 安玉丹：《健康传播视域下的“过劳死报道”研究——以人民网和新浪网为例》，硕士学位论文，成都理工大学，2014。

⑦ 常青：《新媒体环境下的健康传播研究——以山东非法疫苗事件为例》，硕士学位论文，山东大学，2017。

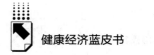

症患者的影响①；于艳美以郑州市为例，分析了老年群体对新媒体健康信息的使用及相关的影响因素②；2020 年，郝秀寰等探讨了"互联网 + 健康教育"模式对类风湿性关节炎心理痛苦患者的影响。③

二 我国互联网健康传播行业发展背景

（一）发展历程

1. 健康传播的发展历程

健康传播在我国的发展经历了空白期、启蒙期和发展期三个阶段。张自力博士在《健康传播学——身与心的交融》一书中详细阐述了健康传播在中国的发展历程。④ 他认为，健康传播 20 世纪 70 年代在美国萌芽，20 世纪 80 年代中国学者开始学习引进，20 世纪 90 年代健康传播理论得以应用和发展，从 21 世纪开始，我国关于健康传播的研究进入了快速发展期。

1987 年，全国首届健康教育理论研讨会在北京举行，会上第一次系统介绍了传播学理论，提出了传播学在健康教育中的作用；1989～1993 年，我国政府与联合国儿童基金会启动了第四期卫生合作项目，首次提出并确立了"健康传播"的概念；1993 年，全国爱国卫生运动委员会办公室主持编写的健康传播方面的专业书籍《健康传播学》的出版被看作我国健康传播研究的开端，标志着我国健康传播研究开始进入理论探讨的层面；1996 年，由米光明、王官仁编著的《健康传播学原理与实践》的出版则被视为我国健康传播研究领域的一个里程碑。

① 陈映雪：《疾病虚拟社区的健康传播及健康支持研究——以"抑郁症"虚拟社区为例》，硕士学位论文，浙江大学，2016。
② 于艳美：《老年群体对新媒体健康信息的使用及影响因素研究——以郑州市为例》，硕士学位论文，郑州大学，2018。
③ 郝秀寰等：《基于施拉姆双向传播理论的"互联网 + 健康教育"模式对类风湿性关节炎心理痛苦患者的影响》，《齐鲁护理杂志》2020 年第 1 期。
④ 张自力：《健康传播学——身与心的交融》，北京大学出版社，2009。

进入 21 世纪，人们的生活水平和物质条件显著提升，健康的生活方式得到广泛重视，对公共卫生知识的需求更加明显。2003 年 SARS 暴发，"健康传播"受到社会各界关注，专业人士开始从各自的研究视角对健康传播进行反思，关注人际传播和大众传播的不同效果，审视我们对于健康传播的需求和认识，健康传播学逐渐成为国内传播学学者研究的热点和重点。

2003 年 11 月在北京召开的"中国健康教育与大众传媒论坛"是国内首次以公众健康促进为目标的跨领域的应用性研讨；2006 年 10 月首届中国健康传播大会在清华大学召开，这是我国有史以来第一次以"健康传播"作为会议名称的会议论坛；2007 年 6 月，中国社会科学院新闻与传播研究所主持开设了"华语健康传播论坛"，这是一个专业的、在固定时期开展的健康传播学术论坛；2008 年，卫生部所属的卫生部新闻宣传中心和中国健康教育中心正式挂牌成立，标志着我国健康传播事业在新的起点正式起航。

近年来，在 SARS、甲型 H1N1 流感、埃博拉病毒等危害公共卫生安全的突发性疾病的发生与防治过程中，我国对重大疾病与健康问题的健康教育与健康促进也不断深入，健康传播的发展在内容上正在实现从"提供生物医学知识"到"促进行为改变"的重要转变。[1] 尤其是新冠疫情突袭而至后，抗击疫情的过程再次证明面向大众的健康信息传播是公共卫生体系建设不可或缺的一部分。

2. 互联网健康传播的发展历程

20 世纪 90 年代，中国接入互联网。2000 年之后，国内冠以"健康""医药"名义的网站层出不穷，每天都会有不同形式、规模的同类网站出现，各大网站如雅虎、网易等纷纷开通健康栏目，其内容主要包括饮食指导、疾病诊治、医疗新闻等。但最早的基于网络的健康传播应用仅仅是将纸质材料上的信息复制到网上，并不能做到像现在这样让使用者搜索特定信息并且进行网络交流。

---

① 高凡：《新媒体环境下的健康传播研究》，硕士学位论文，武汉理工大学，2014。

2009 年，中国正式进入 3G 时代，3G 能够处理图像、音乐、视频流等多种媒体形式，提供网页浏览、视频音频接收等多种信息服务，从而满足了人们移动上网的需求。同年，微博上线。2012 年微信公众平台正式上线，智能手机的普及更使得以 Android、iOS 系统为依托的手机 App 健康传播方式迅速发展。如今，伴随大数据、5G 技术、区块链等科学技术的快速发展，"全媒体时代"已经到来，互联网健康传播将面对更加多元复杂的局面。

（二）当前互联网健康传播行业发展环境剖析

1. 政策支持

2016 年，《"健康中国 2030"规划纲要》指出，提高全民健康素养离不开健康知识和技能核心信息发布制度的建立，以及覆盖全国的健康素养和生活方式监测体系的健全。[①] 之后，《国务院办公厅关于促进"互联网+医疗健康"发展的意见》《关于深入推进"互联网+医疗健康""五个一"服务行动的通知》纷纷提出要加强互联网与健康科普、健康教育的紧密结合。由此可见，健康中国建设的发展战略是互联网健康传播发展的重要推动力量。国家层面发布的互联网健康传播部分政策文件见表 1。

表 1　国家层面发布的互联网健康传播政策文件（部分）

发布时间	发布机构	政策名称	相关政策内容
2016 年 10 月	中共中央 国务院	《"健康中国 2030"规划纲要》	各级各类媒体要通力合作，扩大健康科学知识宣传的范围，对各类广播电视等健康栏目进行严格规范，并积极利用新媒体传播健康知识
2018 年 4 月	国务院办公厅	《国务院办公厅关于促进"互联网+医疗健康"发展的意见》	建立网络科普平台，利用互联网提供健康科普知识精准教育，普及健康生活方式

---

① 《中共中央 国务院印发〈"健康中国 2030"规划纲要〉》，中国政府网，2016 年 10 月 25 日，http://www.gov.cn/zhengce/2016-10/25/content_5124174.htm。

续表

发布时间	发布机构	政策名称	相关政策内容
2018 年 7 月	国家卫生健康委、国家中医药管理局	《关于深入开展"互联网+医疗健康"便民惠民活动的通知》	建立网络科普平台,实施科普精准教育,利用互联网提供健康教育、"三减三健"信息推送、健康知识查询等便捷服务,普及健康生活方式
2020 年 12 月	国家卫生健康委、国家医疗保障局、国家中医药管理局	《关于深入推进"互联网+医疗健康""五个一"服务行动的通知》	鼓励各地构建统一、权威、公益、高效的科普平台向公众开放,开展公共卫生、传染病防控、诊疗救治等知识宣传教育,提高居民健康素养和防护能力
2021 年 8 月	教育部等五部门	《教育部等五部门关于全面加强和改进新时代学校卫生与健康教育工作的意见》	创新健康教育形式,深化"互联网+健康教育"
2022 年 3 月	国家卫生健康委等九部门	《关于建立健全全媒体健康科普知识发布和传播机制的指导意见》	宣传、网信、广电部门应当开展健康知识的宣传和普及。鼓励、扶持新闻媒体在条件成熟的情况下开办优质健康科普节目栏目,并推动网络新媒体利用大数据等技术,为公众提供精准化的健康科普知识。媒体应当开展健康知识的公益宣传,并充分用好融媒体传播手段,有条件的在新媒体端开设健康科普专栏、话题等,为公众提供更实用的健康科普知识

2. 技术发展

当前,我国全员人口信息、居民电子健康档案、电子病历和基础资源等数据库日渐完善,基本实现了医疗卫生机构与全民健康信息平台联通全覆盖。① 丰富的电子健康档案信息可以为健康教育工作提供可靠的本底资料,

---

① 《关于印发"十四五"国民健康规划的通知》,中国政府网,2022 年 5 月 20 日,http：//www. gov. cn/zhengce/content/2022-05/20/content_5691424. htm。

使基于个体和群体属性的网络健康传播成为可能。此外，利用公众电子健康档案信息，面向不同公众进行需求分类而形成的靶向传播更具个性化，可以减少目标过于宽泛的传播投入，提高信息传播效率。同时，5G等通信技术的发展催生了以图片、视频等为表现形式的新兴传播方式，相比文字传播，其传播效率更高、传播速度更快、更通俗易懂，传播效果更显著。

3. 市场需求

随着经济的发展和居民收入的增加，人民健康素养和健康意识的增强，尤其是几次突发公共卫生事件之后，人们越来越渴望足不出户就能获取健康知识。与此同时，互联网健康传播具有的多样性、互动性、便利性、高效性等独特优势，正好满足了人们的这一需求，互联网健康传播市场十分广阔。

如图1所示，截至2022年12月，中国网民规模达10.67亿人，50岁及以上网民群体占比由2021年12月的26.8%提升至30.8%，互联网进一步向中老年群体渗透。老年网民数量的不断攀升为老年人健康传播提供了更大的发展空间。随着老龄化社会的加速，新媒体逐渐成为老年人连接世界的新媒介。互联网健康传播覆盖到全人群、全年龄已是大势所趋。

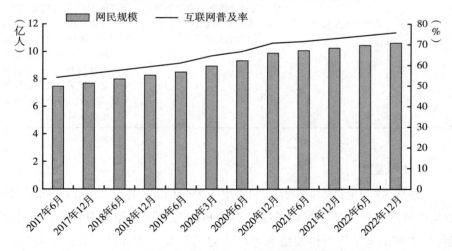

图1　2017年6月至2022年12月中国网民规模及互联网普及率

资料来源：第40~51次《中国互联网络发展状况统计报告》，中国互联网络信息中心网，https://www.cnnic.net.cn/6/86/88/index.html。

三　我国互联网健康传播行业发展现状

（一）行业发展现状

1999 年，《第四次中国互联网络发展状况调查报告》显示，10%的网络用户会利用网络查找健康信息，[①] 2005 年此比例达到了 11.3%。[②] 虽然后来取消了"医疗信息获取"这一分类项，通过网络获取健康信息的人数膨胀到什么程度无法知晓，但根据《第 47 次中国互联网络发展状况统计报告》，29.8%的非网民上网的促进因素为获取医疗健康信息等专业信息，[③] 可见互联网已经成为健康传播的主要途径之一。

目前的互联网健康传播行业大致可分为三类：第一类是以健康网站为平台的健康信息传播；第二类是以手机医疗健康 App 为平台的健康传播；第三类是以微信、微博等社交媒体为主的健康传播。近些年，随着短视频行业的兴起，以抖音、快手为传播媒介的健康传播快速发展，日益成为社交媒体健康传播的重要补充。

1. 以健康网站为平台的健康信息传播

《2009 年中国健康传播普及调研报告》指出，健康网站以其丰富性和专业性获得受众信赖，是首要的健康传播渠道。2016 年发布的《新媒体健康传播影响力报告》也显示，健康专家与专业网站仍是受众寻求新信息验证的首选渠道。[④] 我国的健康服务网站主要有政府网站、医学网站、卫生机

---

① 《第四次中国互联网络发展状况统计报告》，中国互联网络信息中心网，1999 年 7 月 1 日，https://www.cnnic.net.cn/n4/2022/0401/c88-814.html。

② 《第十五次中国互联网络发展状况统计报告》，中国互联网络信息中心网，2005 年 1 月 21 日，https://www.cnnic.net.cn/n4/2022/0401/c88-886.html。

③ 《第 47 次中国互联网络发展状况统计报告》，中国互联网络信息中心网，2021 年 2 月 3 日，https://www.cnnic.net.cn/n4/2022/0401/c88-1125.html。

④ 爱德曼与清华大学健康传播研究所：《新媒体健康传播影响力报告》，39 健康网，2016 年 12 月 5 日，http://zl.39.net/a/161205/5068672.html。

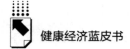

构、专业营利网站及个人网站几种，其中专业营利网站与个人网站更新较快，可以为用户提供综合性服务，公众日常使用较多，但具有一定的商业性。

健康网站快速兴起于2000年之后。2000年11月17日，搜狐公司与三九健康网合作建设的"搜狐三九健康专区"在搜狐网站正式推出。搜狐为三九健康网提供巨大的访问量和注册用户，三九健康网则为搜狐所属的注册用户提供专业化、个性化的医疗保健服务，使其迅速扩大专业健康服务的市场范围。双方联合推出的"搜狐三九健康专区"能提供专业的健康资讯、健康顾问、个性化健康管理服务，使网民在及时获得各类丰富的健康信息之外，更能享受到方便的健康保障服务。2000年底，三九健康网成为全国最大的健康咨询服务商。

2014年成立的网易健康隶属于网易门户网站，定位为25~45岁的白领人群，以"健康是一种生活态度"为口号，为受众提供丰富的健康知识和健康信息，类似的网站还有新浪健康、腾讯健康、搜狐健康等。网易健康的内容涵盖较多，比如疾病知识、育儿宝典、整形美容、减肥健身、营养搭配等（见图2），受众可以在此网络中通过查找关键词获得相关的健康信息，帮助他们正确认识自己的健康问题。网易健康网站目前大部分的信息来源是自媒体，其次是商业健康网站和频道原创健康知识，最少的是传统媒体（包括报纸和主流媒体网站）。而点击量和评论往往是衡量传播效果的两个重要指标，也是在商业合作中广告商衡量广告效果的指标。

2. 以手机医疗健康 App 为平台的健康传播

手机健康传播具有随身性、移动性、灵活性、隐私保护性，其用户群体呈现年轻化、知识化的特点。《IMS Health：2015 年全球医疗健康类 App 调查报告》显示，2013 年以来，接近 3/4 的医疗类 App 都集中于健康、饮食和锻炼等领域，有一半的 App 以信息科普类为主。[1]

---

[1] 《IMS Health：2015 年全球医疗健康类 App 调查报告》，199IT 中文互联网数据资讯网，2015 年 11 月 26 日，http：//www. 199it. com/archives/410356. html。

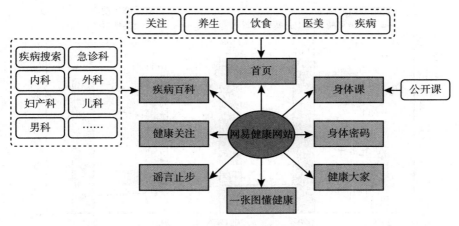

图 2　网易健康网站栏目设置

资料来源：网易健康官方网站，https://jiankang.163.com/。

以运动健身类 App 为例，《2020 年中国运动健身 App 行业分析报告——市场运营态势与发展潜力评估》显示，2020 年 2 月，运动健身 App 行业活跃用户规模快速上涨至 8928 万，同比增长了 93.3%，健康管理 App 月活跃用户突破 2405 万，同比增长 152.8%。其中，Keep App 于 2014 年在安卓端上线，之后迅速发展，截至 2020 年已经超过 3.8 亿次安装，其中大学生和社会白领占据了绝大部分。其营收来源主要可分为自有品牌运动产品、会员订阅及线上付费内容、广告及其他三大业务板块。2023 年 8 月 25 日，Keep 发布登陆港交所后的第一份财报显示，截至 2023 年 6 月 30 日，Keep 三大业务 6 个月的营收分别为 4.66 亿元、4.49 亿元、0.69 亿元，会员订阅及线上付费内容贡献了 Keep 近一半的营收，且近年来这一占比呈明显上升趋势（见图 3）。

由于我国糖尿病、高血压等慢性病患者人数较多，市场为了迎合用户或患者的需求，主动与媒体或医疗机构合作，为公众提供糖尿病、高血压等相关产品与服务，利用医疗健康移动应用或平台进行健康知识传播，共同提升我国公众健康素养。如糖医生平台成立于 2014 年，定位于糖尿病健康管理，为糖尿病患者提供全方位的糖尿病管理服务；2019 年，中国高血压联盟发

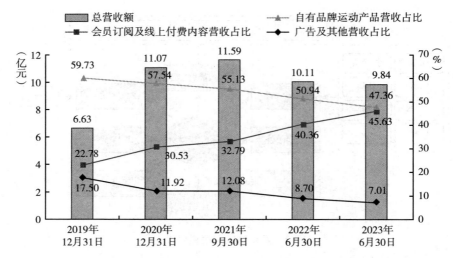

图3　2019年12月31日至2023年6月30日Keep App 收入构成及占比

资料来源：Keep官方网站，https：//ir.keep.com/sc/financial_ann.php。

起了智慧化高血压诊疗中心（iHEC），大部分信息由医护人员在工作站填写，病人使用微信上传血压、在线咨询、浏览知识和疾病信息，操作简单、快捷。

健康咨询是大多数主流医疗App的核心功能，也是用户获取医疗健康知识和指导的主要来源。国内的移动App春雨医生、好大夫在线、丁香园、春雨医生、杏仁医生等企业成功结合了免费和付费模式，提供在线咨询服务，方便医患交流。用户既可以免费提问医疗健康方面的问题，由系统指定合适的医生进行在线解答；也可以通过搜索医生、症状、疾病、医院或科室，自主选择医生进行咨询。

除了互联网公司开发的民间健康App外，政府及事业单位也逐渐将目光投入互联网健康传播中。2014年6月初，国家食品药品监督管理总局的官方App"国家食药监管"悄然上线，公众可以通过手机轻松浏览信息，查阅数据；全国各大医院都上线了医院的医疗App，患者可以在上面进行预约挂号、查阅检查结果、获取健康科普。

3. 以微信、微博、抖音等社交媒体为媒介的健康传播

近年来，随着技术的不断成熟，健康微信公众平台、健康类微博大量涌现。与健康网站类似，目前，健康传播类微信、微博主要分为官方认证的政府类、医疗行业类和个人类三种。《2017 年上海市健康微信公众号年度分析报告》显示，2017 年上海市健康微信公众号总体发布量为 13443 次、27553 篇，平均单个微信号全年发布 116.90 次、239.59 篇；"段涛大夫""上海第九人民医院"等 10 家个人或单位开设的公众号荣获"2017 年上海市十大健康微信公众号"称号。越来越多的权威医生借助社交媒体分享自己丰富的实践经验和专业知识，用另一种身份担当治病救人的使命。

随着信息技术的不断发展，短视频凭借简短化、娱乐化、个性化的方式成为炙手可热的产品及营销手段，逐渐成为用户获取健康知识的主要渠道之一。2021 年 7 月，全球数据洞察和策略咨询机构凯度携手腾讯医典发布的《2021 医疗科普短视频与直播洞察报告》显示，截至 2020 年底，中国有 73% 的短视频直播用户曾经在手机端观看过健康科普类内容，42% 的用户平均每周会观看 1~3 次健康科普视频，38% 的用户会主动搜索健康科普相关内容。2023 年 4 月 7 日，《抖音健康科普数据报告》显示，医疗健康已成为抖音用户观看最多的内容之一，有 2 亿用户从平台上获得健康科普相关内容。

抖音健康类传播的内容涉及广泛，除了科普医疗健康知识，还涉及运动健身、美容护肤、辟谣求证、两性健康等领域，传播内容全面的同时还细分了领域，从而提高受众获取和接收健康信息的准确性。从传播形式看，抖音健康类内容短视频善于从受众观感出发传播健康信息，尤其是可以通过短视频将比较晦涩难解的专业健康知识转化为通俗易懂的小故事进行呈现，使用户易于理解，提升传播效果。

跟微博、微信、健康 App 等其他平台比，除了具有健康科普、健康咨询等功能外，抖音的特点在于为健康信息在大众间的传播提供了平台与渠道。《抖音健康科普数据报告》显示，健康是短视频用户讨论或发布的重要话题，2022 年，抖音用户共记录下 1289 万次"阳了"、325 万次"云健

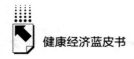
身"、166 万次"康复",抖音成为公众记录健康生活、人际传播健康信息的重要载体。[①]

（二）行业发展特征

1. 传播主体：多元主体各有所长，身份角色随时转变

随着移动互联网的普及与自媒体的融合发展，互联网时代全民皆网民、人人为"媒体"的现象愈加明显。在互联网健康传播领域，不少医务工作者和医疗机构纷纷利用微博、微信、抖音等途径进行健康科普，为健康传播做了大量的工作。《健康中国行动（2019—2030 年）》提出要建立医疗机构和医务人员开展健康教育和健康促进的绩效考核机制，普及健康知识，同时，也鼓励各主要媒体网站和商业网站开设健康科普栏目。顺应时代与政策要求，各类主体积极投身健康传播行业，互联网健康传播呈现主体多元化特征。

相比于传统媒体相对固定的传播者和受众角色，互联网健康传播的信息传播主体和受众随时可能发生转化，传播者同时也可能是信息接收者的现象普遍存在。医生和专家等行业专业人士，可以利用各大网络平台以健康传播的主角来发布健康信息。但在信息传播过程中，通过互联网的虚拟交互功能，传播主体和受众不断互动交流，可以实现信息的不断补充和再次传播，信息发布者角色随时可能发生变化，成为信息的接收者。

2. 传播内容：范围广泛，事实与意见并存

综合来看，互联网健康传播的内容涉及新闻事件、产业政策等医疗行业的动态新闻和各类人群的健康知识，相对其他媒介来说内容更丰富、范围广泛。如健康类网站大都提供较为全面的健康资讯，内容涉及生理保健、心理情感、疾病常识、就医、用药和饮食营养等，信息来源则可分为网站自行编辑及其他网站内容两类。此外，大部分网站都提供对医院、药品和健康问题

---

① 《抖音健康科普数据报告》，抖音，2023 年 4 月 7 日，https：//www.douyin.com/search/健康科普数据报告。

以及站内健康问答查询功能，部分网站甚至有在线预约挂号功能，对于网站使用者来说，这些功能实用且方便。

从具体内容看，互联网提供给人们的健康信息主要是以事实、事实与意见并存的内容为主，辅以一定比例的建议。尤其是在全民都拥有话语权的时代，微博、微信作为公众表达意见的主要渠道，健康信息在其传播过程中极易夹杂着公众情绪和意见，如不及时加以控制，就有可能导致舆情和谣言的产生。在叙述方式上，互联网健康传播总体使用浅显易懂的语言，倾向于口语化，有利于公众对健康信息的理解和接受。

3. 传播形式：主动传播，多元联结交互

互联网时代，受众除被动接受健康信息外，还可因个人需要通过各类平台渠道寻找相关信息。为满足更多受众的需求，医疗团队入驻各类平台开展互联网健康传播的情况越来越普遍。除日常健康信息传播外，互联网问诊等功能也不断尝试上线，为用户节约了时间，节省了费用，让更多人享受到了新媒体时代健康传播带来的实惠和便利。

在互联网健康传播中，社交媒体平台是信息传播者和受众交互的平台。微博、微信作为人际裂变传播的重要环节，都通过该平台普及健康知识，而受众又通过点、评、转的方式将信息传播出去，短视频平台也是如法炮制。这种兼具大众传播与人际传播的多层次、多方面联结交互的健康传播极大地增强了健康信息的传播力，对于健康知识的普及和公众健康意识的提高都能起到良好的作用。

四 互联网健康传播行业面临的困境与展望

（一）互联网健康传播行业发展面临的困境

1. 单一性、同质性内容过多

当前互联网健康传播平台数不胜数，很多新媒体传播平台直接将其他新媒体的健康信息转载，或稍做修改就发表在自己的平台上，传播内容同质化

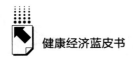

明显。2021 年，邓洁对人民日报微博平台 86 篇"乳腺癌"相关的微博进行研究后发现，微博内容存在单一性、重复性突出的问题，这个问题也同样存在于短视频健康传播中。①

2017 年艾媒咨询在《2016—2017 中国移动医疗健康市场研究报告》中指出，由于移动健康行业同质化问题突出，大部分健康类 App 的用户活跃度并不高。② 由此可见，虽然这种重复传播的行为在强调健康信息方面有一定的帮助，但是内容的单一和重复无疑会导致受众出现信息疲劳，众多的同质化信息会减少信息的浏览效果，使传播效果大打折扣。

2. 内容质量参差，专业性信息缺乏

健康与医学是一门极其复杂的科学，普通人很难全面掌握。互联网健康传播主要依赖于医务工作者和媒体从业者，医务工作者的医务工作量较大，无法满足健康科普对时间和精力的要求，使得很多的健康科普传播队伍由一些非专业人员构成。在抖音，除了权威的官方卫生机构进行健康传播外，个人或商业团队等也是健康类内容短视频的创作主体，但这些创作主体的专业素质不高，缺乏相应的医疗健康工作经验，在一定程度上损害了健康科普传播的权威性。

同时，在互联网自媒体时代，越来越多的普通人可以参与到内容生产的工作中来，传播健康信息的不单单是大众传媒的"把关人"，而且是每一个使用互联网和自媒体的用户。这使得把关人的作用被大大削弱，有的健康信息主观夸大疗效，有的甚至在事物之间建立错误的因果关系，传播谣言，误导群众。2021 年 1 月至 3 月，抖音下架了 61.2 万个违规医疗科普视频和 7.3 万个健康谣言视频。③ 健康传播平台的把关人缺位或者不作为将使传播内容的质量难以保证。

①　邓洁：《健康传播视阈下微博平台乳腺癌议题的建构——以@人民日报为例》，《今传媒》（学术版）2021 年第 4 期。

②　艾媒咨询：《2016—2017 中国移动医疗健康市场研究报告》，艾媒网，2017 年 3 月 1 日，https://www.iimedia.cn/c400/49397.html。

③　《下架违规视频 61.2 万个抖音规范医疗健康科普内容》，国家应急广播网，2021 年 4 月 27 日，http://www.cneb.gov.cn/2021/04/27/ARTI1619521298660884.shtml。

3. 监管体制尚未健全，有效行业监管缺失

由于自媒体的自由开放性，信息产生与传播速度极快，这大幅增加了互联网健康传播的审核与监管难度。同时，由于新媒体的内容大部分依靠计算机审核，当涉及专业性与科学性较强的健康信息时，审核流程会存在一定的局限性，增加了互联网健康传播的监管难度。

尽管我国颁布并施行了《互联网信息服务管理办法》，但目前仍未建立起对虚假宣传、恶意营销等新媒体使用失序现象的完备监管体制、机制。互联网健康信息参差不齐，有些信息的有效性在并未得到专家证实的情况下就得到大众的推广。如 2020 年新冠疫情初期，诸如吃洋葱可预防病毒的谣言在互联网上大肆传播。这种互联网健康传播监管漏洞会导致大量飞沫化信息甚至有害信息流向大众，最终可能导致健康事故的发生。

4. 广告引流泛滥，商业化追求过度

健康传播行业具有很强的公益性，要求传播主体及运营商把健康传播视为一项社会服务事业。然而我国市场上大部分互联网健康传播平台是由互联网公司或医疗企业开发，个人微博、微信传播平台提供健康服务的目的之一也是获取商业利益，植入广告、诱导引流不可避免。

由于互联网健康传播市场缺乏监管，部分不良的新媒体、自媒体将健康传播这一公益化行为过度商业化、利益化，进行虚假医疗宣传与劣质养生产品广告植入，严重污染了健康信息的传播环境，大大降低了健康传播的公信力，甚至会危害用户的健康。

5. 忽视老年群体需求，数字鸿沟扩大

当前我国互联网新媒体环境中的健康传播主要以年轻人和中年人为传播对象，在传播媒介上未能将老年人对新媒体的使用能力纳入考量，在传播内容上忽视了老年人群的特殊健康诉求，在传播语态上不符合老年人的接受习惯，从而造成了代际获取、辨别和利用健康知识方面的差距。

随着积极老龄化理念的推广，老年人对待健康的态度不断转变，对健康信息的需求也更加多元化，越来越多的老年人开始逐渐接受并尝试从互联网平台寻求健康指导。但整体来看，我国老年人群的数字素养不容乐观，获取

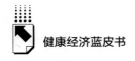

在线健康服务时往往会产生数字鸿沟。老年人高效获取健康信息的能力不够、科学解读评判健康信息的能力不强、运用数字媒介参与健康管理的动力不足，在一定程度上制约了互联网健康传播的效果。

（二）互联网健康传播行业展望

健康传播的效果，按可达到的难度层次由低向高依次可分为知晓健康信息、健康信念认同、态度向有利于健康转变、采纳健康的行为和生活方式四个层次。其中"采纳健康的行为和生活方式"是健康传播效果的最高层次。受众接受健康信息后，在知识增加、健康信念认同、态度转变的基础上，改变其原有的不利于健康的行为和生活方式，采纳有利于健康的行为和生活方式并提高生活质量，这是健康传播的最终目的。目前国内大部分互联网健康传播平台均以传播健康信息、提供健康资讯为主要职能。从传播效果角度分析，这仍处在使公众知晓健康信息的初级阶段。因此，互联网健康传播应以引导公众转变不健康行为和生活方式为目标，从多角度入手，促进互联网健康传播行业的可持续、高质量发展。

1.传播主体：设置"意见领袖"，实现权威传播

由于自媒体的"去中心化"特点，所有受众都可以随心所欲地传达信息，容易造成互联网健康传播谣言与虚假信息泛滥、专业科普人员缺失、"伪专家"和"伪健康"盛行等情况。在突发公共卫生事件中，权威的"意见领袖"可以通过新媒体的精准传播，及时快速地帮助受众建立正确认知，遏制谣言的传播。

"意见领袖"是发布健康传播内容、做好舆论引导、稳定社会秩序的有效途径。"意见领袖"可以是各领域的健康专家，也可以是通过资格认定的专业机构，他们的主要任务是剔除健康传播中错误或无效的信息，发布正确有效的健康信息，引导健康议题讨论向正确方向发展。在互联网健康传播中，增强专家学者在健康信息中的地位，通过"意见领袖"的权威发声，建设健康信息传递的主流渠道，构建健康传播主体与受众群体之间的信任纽带，可以促进健康信息的有效传播。

2. 传播内容：增强双向交互，实现精准传播

当前，互联网健康传播的用户群体正在向全年龄段扩展，提供更加个性化、综合化的健康传播信息是未来互联网健康传播的发展方向之一。在互联网健康传播过程中，应利用互联网的共享性，参考用户医学体检、亚健康检测、疾病风险评估等完整的健康信息，对用户施行量身定制的健康教育。

健康相关内容传播在不同人群中的内容及重点存在较大差异，适宜采取分众乃至小众的传播方式。对于特殊需求，可以采用按需定制的方式，如中老年人群可能对健康保健和慢性病、老年病防治内容感兴趣，而年轻人则对环境及职业防护保健、婴幼儿、孕产妇保健更有需求。互联网运营者可以对信息的传播效果如阅读分享次数等数据进行统计分析，按照受众的不同属性对其进行分类、分组管理，在相应的传播内容上增加互动频率，注重与受众的互动体验，做到精准推送，从而确保信息传播效果的最大化。

3. 传播渠道：加强隐私保护，实现安全传播

随着"互联网+医疗健康"发展，使用健康 App 进行健康教育与在线医疗的用户越来越多，但多数健康类 App 会在用户不知情的情况下收集用户的个人资料和生活隐私，存在泄露风险。我国对个人健康信息保护的法律以《民法典》等基本法为基础，《网络安全法》《基本医疗卫生与健康促进法》《个人信息保护法》等为补充，但多为原则性、宣示性条款，尚未形成完善的个人健康信息保护体系。

想要实现互联网健康传播平台的长久发展，用户的隐私保护显得尤为重要。冯嘉诚、郜独秀、陈洪森从开发商与服务商角度给出了三方面建议：后台数据外包；开发或改良位置服务技术；加强行业自律，对 App 应用平台加强监管，通过开发人员许可协议对应用程序进行限制。[①] 同时，政府及有关部门也要加强对互联网健康传播平台的监管，组织制定保护受众个人信息

---

① 冯嘉诚、郜独秀、陈洪森：《基于用户隐私泄露预防的运动健康类 App 发展对策研究》，《吉林体育学院学报》2016 年第 6 期。

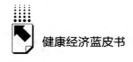

的行业行为规范，增强受众的自我保护意识，更好地保护传播受众的个人信息权益不受侵犯，促进互联网健康传播行业有序发展。

4. 传播方式：线上线下融合，实现辅助传播

互联网健康传播与传统传播不是对立关系，二者是相辅相成的。由于互联网技术的快速发展，很多时候健康传播主体往往更关注线上传播方式，而在互联网健康传播过程中缺乏线下接触和沟通，人为造就线上线下传播"孤岛"，影响传播效果。

实际上，通过"线上+线下"的互动融合，实现互联网健康辅助传播可使健康传播取得更好的效果。以互联网医疗问诊为例，线上的医患交流是一种基于特定人群的网络人际传播。互联网技术的工具优势为医患交流提供了诸多便利，但过度依赖技术提供的便捷性亦可能伤害医患群体之间的人文关系。应考虑发展线上咨询与线下看病的对接工作，通过线上咨询，引导人们前往线下医院进行进一步诊治，实现线上线下问诊联动，避免个人医疗咨询的烦琐细节，减少用户无用的个人支出，提升就医体验。但需要注意的是，对于没有医学基础的人们，在将线上问询的诊断、处方、建议等转接线下就医时可能会存在一定的沟通障碍，线上服务应该保证其健康信息传播的通俗易懂，通过简化语言、避免专业术语的滥用，并辅以直观的图片或图示，以降低人们误解的风险。

5. 传播受众：注重受众需求，实现多样传播

随着互联网技术的发展，信息可视化的应用越来越广泛。采用文字、视频、音乐、语音等多媒体形式传播可以让传播形式更加丰富，增加传播的深度和广度。赵加奎等通过实验发现，图文结合和纯图片的健康传播方式更适合新媒体健康传播。[①] 在互联网飞速发展的今天，短视频具有受众面广、简洁明了等特点，不仅是讨论健康话题的重要方式，也成为人们获取健康知识的主要渠道之一，更适合成为互联网健康传播的"主战场"。

---

① 赵加奎等：《三种呈现方式在新媒体健康传播中的效果评价》，《健康教育与健康促进》2020年第4期。

在互联网新媒体环境下，新媒体种类、数量不断增加，健康信息传播方式也随之变得更加多样，高质量、原创性的健康信息更容易提升公众的体验。在健康传播中不能为了配图而配图，配图应该以达到高效、良好的传播效果为目的，使健康传播更有价值。视频制作的门槛也较低，因此需要进一步提升视频制作的艺术水准，根据受众感兴趣的卫生健康类热门话题和热点内容，加强对视频制作内容的合理把关，坚持创新原则，明确自身定位，有效达到健康信息高速传播和准确传播的目标。

五　结语

无论如何，在国家政策支持、互联网技术发展与市场需求扩大的环境下，互联网健康传播将在健康传播领域表现出越来越重要的作用。这种传播方式不仅为个人提供了获取健康信息和咨询医疗建议的便利途径，也为健康相关企业和机构提供了更广泛的宣传和推广渠道。各行各业，从医疗机构、保健品公司到健康媒体和健康科技企业，都在积极利用互联网传播渠道，搭载更多的营销活动，进行健康信息的提供和推广。这种投入不仅体现在资金上，还包括人力资源和技术支持等方面。可以预见，随着互联网健康传播的持续发展，企业或机构对该领域的投入会进一步增加，互联网健康传播将展现持续的活力和创造力，互联网健康传播行业也终将成为我国健康经济中不可或缺的一部分。

参考文献

曹博林、代文犊犊：《理解线上医患交流：基于"医—患—技术"三元视角透视作为传播行为的在线问诊》，《新闻大学》2022 年第 11 期。

陈虹、梁俊民：《新媒体环境下健康传播发展机遇与挑战》，《新闻记者》2013 年第 5 期。

陈鑫伟：《健康医疗可穿戴设备对个人健康医疗信息保护的挑战》，《中国医学伦

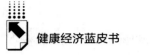
理》2018 年第 4 期。

黄辉等：《利用区域卫生信息平台开展网络健康传播的 SWOT 分析》，《中国健康教育》2014 年第 6 期。

金龙、代伟、马敬东：《接受美学视域下老年人在线健康服务数字鸿沟应对策略研究》，《医学与社会》2022 年第 5 期。

刘思奇等：《积极老龄化背景下老年人数字健康素养现况及对策研究》，《护理研究》2021 年第 2 期。

刘瑛：《互联网改变健康行为的作用探讨》，《华中科技大学学报》（社会科学版）2008 年第 5 期。

卢昕玥等：《新媒体视域下我国健康传播体系现状及优化》，《医学与哲学》2021 年第 3 期。

宋立荣、张群、齐娜：《我国医疗健康类网站的信息质量问题分析》，《中国医学图书情报杂志》2014 年第 9 期。

汪孔亮、刘哲峰、张翔：《互联网数字时代健康相关内容传播框架研究》，《医学与社会》2014 年第 12 期。

魏桂青、郭进建：《试论国内医学健康网站的现状与发展》，《情报探索》2001 年第 1 期。

薛一寰：《新媒介环境下传播效果影响因素的多维分析》，《新闻研究导刊》2020 年第 17 期。

徐颖茜：《短视频——健康传播有待开发的新战场》，《中国科技纵横》2020 年第 7 期。

严慧芳：《老龄化社会新媒体健康传播策略初探》，《新闻研究导刊》2019 年第 10 期。

张自力：《健康传播学——身与心的交融》，北京大学出版社，2009。

Thomas, J., et al., "Fake news: medicines misinformation by the media," *Clin Pharmacol Ther*, 2018, 6, pp. 59-61.

Weaver, B., Lindsay, B., Gitelman, B., "Communication technology and social media: Opportunities and implications for healthcare systems," *Online J Issues Nurs*, 2012, 17 (3), p. 3.

B.8

智能健康产品的发展现状与应用前景：
以可穿戴健康与医疗产品为例

张 衡 杨照芳 陈 晨 陈东义*

摘　要： 近年来，可穿戴技术因其无扰性、便携性和动态时空测量等特点成为医疗模式变革的关键工具。本报告深入探讨了可穿戴健康医疗技术的发展历程、相关产品的功能和技术以及未来的应用潜力。当前，以传感器、执行器、数据分析技术和应用平台为核心的可穿戴健康医疗产品，被广泛应用于生命体征监测、心血管疾病和糖尿病管理、睡眠及呼吸健康、情绪与认知健康、孕产妇及婴幼儿健康等领域，为当前国内外市场快速发展的、多样化的健康管理解决方案提供了有效工具。虽然行业面临诸如用户生命体征隐私数据安全问题、产品同质化以及医学实用价值有待进一步提升等挑战，但技术创新、医疗功能完备、集成与高精准度、数据云处理、自然交互体验以及远程诊断等发展趋势将推动产品的智能化和专业化进程，为更全面的医疗服务和个性化的健康管理创造新机遇。

关键词： 可穿戴技术　健康与医疗　可穿戴健康医疗技术

近年来，随着技术不断成熟，可穿戴健康医疗产品迅速发展并由最初的

---

* 张衡，博士，教授，西南大学可穿戴与健康计算实验室负责人，主要研究方向为基于智能穿戴、物联网与 VR 技术的健康监测与调节；杨照芳，博士，副教授，西南大学计算机与信息科学学院硕士生导师，主要研究方向为情感计算、嵌入式平台人工智能关键技术；陈晨，博士，副研究员，复旦大学人类表型组研究院硕士生导师，主要研究方向为智能传感、生理信号处理、健康监测等；陈东义，博士生导师，教授，电子科技大学移动计算研究中心创始人。

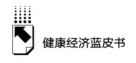
健身应用拓展到医疗领域，其检测功能已经覆盖血压、心电、血氧等多个领域，并正在向生化指标、超声影像以及干预治疗方向发展。例如，可穿戴式B超设备的精度已经超过传统B超，而医疗康复机器人成为新兴趋势，实现了全天候、全景式的健康监测与干预。未来，可穿戴技术将成为健康医疗领域的主流，我们需要积极布局以推动医疗事业的发展。

本报告共分五部分。第一部分，介绍可穿戴健康医疗技术的概况，包括其发展历程和政策支持情况。第二部分，详细阐述产品功能和技术基础，并探讨其在不同健康领域的应用。第三部分，评述国内外的产品现状，并展示我国在该领域的进展。第四部分，展望未来发展趋势，包括市场规模和发展潜力。第五部分，讨论行业面临的挑战和趋势，总结发展现状和未来方向。

一　可穿戴健康医疗技术发展概述

（一）可穿戴健康医疗产品简介

可穿戴健康医疗产品作为新兴技术领域起源于 20 世纪 70 年代。世界最早的可穿戴医疗设备之一是 1960 年开发的 Holter 心电监护仪（Holter Monitor）。Holter 心电监护仪是一种便携式设备，用于连续监测心脏电活动。21 世纪初，智能手表、智能眼镜等设备开始流行起来，人们可以通过这些设备进行通信、导航、健康监测等。随着时间的推移，这一概念逐渐渗透到纺织服装、生物医学工程和健康医疗等多个领域，逐渐演变为"智能穿戴"。

可穿戴健康医疗产品的设计旨在监测和诊断生理和行为信号，实现疾病的早期诊断、干预和治疗。随着技术的快速发展，电子和传感器已被整合到衣物、皮肤甚至体内，可穿戴健康医疗产品呈现"近体域"、"体表域"和"体内域"等发展趋势。

（二）可穿戴健康医疗技术优势

可穿戴技术中的小型化电子器件、柔性电子、织物电子和微电子机械系统（MEMS）等技术，使得设备具备舒适和无扰的穿戴性能。

可穿戴健康医疗技术具有以下优势。

1. 无扰性

与传统的医疗设备相比，不需要侵入性操作，减少对患者身体的干扰和不适感。

2. 舒适性

追求舒适性和便携性，采用柔软、透气的材料，轻便易戴，适应不同身材。

3. 长时性

可以长时间监测和记录患者的生理参数和健康数据，提供连续的监护和管理。

可穿戴健康医疗技术凭借其优势，在健康管理、疾病预警和远程医疗等领域展现出巨大潜力（见图1）。在在线应用中，这些设备能持续追踪患者的日常活动（Activity），如步数、睡眠质量和心率变化，全方位记录健康状况。借助异态检测（Anomaly Detection）技术，设备能及时发现健康风险，如心率异常和血压波动，并立即发出警报（Alarm），通知患者和医疗团队，确保紧急情况下的及时处理。在离线模式下，通过预测（Prediction）模型，设备能根据历史数据预判健康趋势，提供疾病预防的依据。诊断支持（Diagnose Support）功能则允许患者在居家或远程环境中，通过设备数据进行远程会诊，提高医疗服务的便利性和可及性。

（三）可穿戴健康与医疗产品发展历程

可穿戴健康与医疗产品经历了多个发展阶段，从早期的体育和健身应用，到更广泛的个人健康监测，再到智能功能的融合，以及在医疗领域的拓展。其发展历程概括如下。

20世纪70年代初为起源阶段，此时的产品包括心率监测器和运动追踪器，主要用于体育和健身领域。Polar心率监测器作为先驱产品，为用户提供实时心率监测功能。

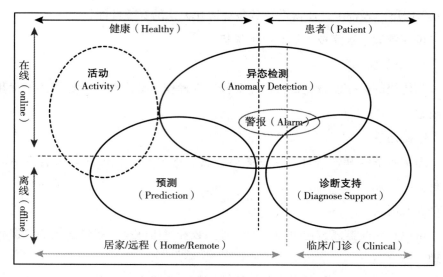

图 1　可穿戴健康医疗技术应用领域

20世纪八九十年代，随着微处理器和传感器技术的进步，出现更多个人健康监测设备，如血糖传感器、运动传感器等。Abbott公司于1987年推出了便携式血糖监测器，这款产品可以让糖尿病患者随时随地测量他们的血糖。

21世纪初，具有基本智能功能的可穿戴设备出现，如数字手表和运动手环，开始将数据采集和处理技术融合在一起。Polar公司于2004年推出了Polar S625X运动手表，可以监测心率、速度、距离和步频等数据。Fitbit公司于2009年推出了Fitbit Classic，可以追踪用户的步数、卡路里消耗、睡眠质量等数据。

21世纪10年代初，智能手机的普及催生了智能手表和智能眼镜的发展。可穿戴健康医疗产品开始整合更多智能功能。Nike+FuelBand是于2012年推出的一款运动手环，它可以追踪用户的运动活动、记录步数、卡路里消耗等数据。Google Glass是2013年推出的一款智能眼镜，具备显示屏和摄像头，可以通过语音指令和触控操作进行控制。

从21世纪10年代中期至今，技术进步进一步扩展了其功能和用途，尤其是在医疗领域的应用。Embrace2是一款专门用于癫痫监测的手环，以便及早发现癫痫发作的迹象。BrainStation 是一款由 Neuroverse 公司推出的可穿戴脑电（EEG）头环，用于认知康复和脑机接口应用。

随着 5G 技术和物联网的发展，可穿戴产品将更稳定高效地连接互联网，提供个性化健康管理和医疗服务。未来，可穿戴产品有望成为人们日常生活中不可或缺的健康管理工具。

（四）可穿戴健康与医疗产品发展支持相关政策

可穿戴设备的广泛应用能够促进医疗健康产业的发展，提升国民健康水平。为了促进可穿戴产品行业的发展，我国陆续发布了许多政策，确保可穿戴健康与医疗产品行业标准化、战略化（见表 1）。

表 1　2015 年至 2024 年 7 月可穿戴健康医疗产品相关国家发展政策汇总

发布时间	发布部门	政策名称	重点内容
2015 年	工业和信息化部	《中国可穿戴联盟标准》	建立可穿戴设备行业标准
2016 年	国务院办公厅	《国务院办公厅关于促进和规范健康医疗大数据应用发展的指导意见》	支持发展可穿戴健康与医疗设备
2016 年	国务院	《"十三五"卫生与健康规划》	开发可穿戴生理信息监测设备、便携式诊断设备
2016 年	国务院	《"健康中国 2030"规划纲要》	探索推进可穿戴设备、智能健康电子产品和健康医疗移动应用服务等发展
2021 年	国务院	《计量发展规划（2021—2035年）》	强调面向精准医疗、可穿戴设备、体育健身、养老等民生领域，完善相关计量保障体系
2021 年	工业和信息化部等八部门	《物联网新型基础设施建设三年行动计划（2021—2023 年）》	加快推动可穿戴设备、智能健康医疗产品的应用普及
2022 年	国家发展和改革委员会	《"十四五"扩大内需战略实施方案》	加快研发可穿戴设备、医疗机器人等智能化产品
2022 年	国务院	《"十四五"国家老龄事业发展和养老服务体系规划》	发展健康促进类康复辅助器具

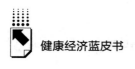

发布时间	发布部门	政策名称	重点内容
2023 年	国家卫健委	《全面提升医疗质量行动计划 2023—2025 年》	打破传统学科划分和专业设置壁垒
2024 年	国家发展和改革委员会	《产业结构调整指导目录（2024 年本）》	智能医疗、医疗影像辅助诊断系统、医疗机器人、可穿戴设备等被列入鼓励类目录

二 可穿戴健康医疗产品功能与技术

（一）产品定义和主要功能模块

1. 产品定义

可穿戴健康医疗产品是一种融合了生物电子学、传感技术、数据处理和通信技术等，旨在监测人体健康、预防疾病和进行治疗的可穿戴系统或装置。其特点如下。（1）形态多样，包括腕带、臂带、服装、眼镜等，满足不同需求，提高日常生活便利性和舒适度。（2）结构协同，由传感、执行、数据处理和通信模块组成，共同构建完备的功能体系，支持健康管理。（3）功能全面，实时监测生命体征和环境数据，提供健康管理、疾病预防、医疗保健等服务，强调便携性、实时性和个性化，提升医疗效率和个体健康管理效果。

2. 主要功能模块

可穿戴健康医疗产品通过实时生理监测、个性化康复训练、运动支持与医疗决策，为用户提供全面智能健康管理方案。产品功能模块涉及以下六种类别。

（1）传感功能，包括生理指标监测、运动监测、环境监测。生理指标监测（心率、血压、血氧、体温、呼吸）帮助用户了解自身状况，调整生活方式，提升医疗效率与准确性。运动监测（步数、卡路里、睡眠质量）助力量化锻炼目标、增强健身效果。环境监测（有害气体、颗粒物）指导呼吸健康保护。

（2）执行功能，如电刺激、药物释放、温度控制等。电刺激功能可缓解头痛、关节痛等，帮助肌肉功能恢复，适用脑卒中后遗症、多发性硬化症等病症。药物释放功能确保定时定量、局部靶向治疗，能提高疗效、减少副作用。穿戴式温度控制功能可缓解关节疼痛、肌肉紧张，减少止痛药服用量，促进血液循环、缓解疲劳、恢复机体功能。

（3）康复与运动支持功能，包括外骨骼助力与姿势矫正。外骨骼助力功能提供额外力量，帮助行动不便者进行行走训练，强化肌肉力量与平衡能力，适用脊髓损伤、肌肉萎缩、神经病变等病症。姿势矫正功能纠正患者姿势，防治脊柱侧弯，治疗腰痛、关节炎等病症。

（4）数据通信与分析功能，负责数据传输、处理与共享。设备上传数据至云平台或医疗中心，便于医生、护理人员及患者共享信息，精准掌握病情与健康状况。后端运用云计算、数据挖掘、AI、统计学等技术处理、分析数据，精准评估与预测健康状况，提供个性化健康建议与治疗方案。海量数据亦可用于医学研究与教育，深化生理机制与疾病进程认知，探寻新疗法与技术。

（5）视听呈现功能，可通过耳机、眼镜提供音频指导与视觉信息。音频功能优化声音，辅助听力障碍者进行运动，同时运动中语音指令、音乐节奏能更好地指导正确运动与放松。视觉功能将健康数据转化为直观图表，帮助用户理解健康状况，并且在运动中呈现直观、精确的身体姿态等信息，助力康复训练与有效锻炼。

（6）智能交互功能，如采用触摸屏、语音交互、手势控制等交互方式。触摸屏显示功能直观展示心率、血压、血氧等健康数据。为保障卫生与安全，用户可选择语音交互获取信息与控制设备，提高交互即时性与便利性；手势控制功能可以适应安静或嘈杂环境，有效控制设备。

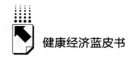

（二）可穿戴健康医疗产品实现技术

可穿戴健康医疗产品综合多领域技术为用户提供了创新的医疗体验。以下是可穿戴产品中常见的技术。

1. 传感技术

可穿戴健康医疗产品中使用的传感器主要包括生理传感器、行为传感器和环境传感器。

生理传感器，如心率传感器、血氧饱和度传感器、血糖传感器等，用于监测生理参数。心率传感器借助 PPG 技术，通过光电感应器捕捉皮肤下血液容量随心跳变化引起的光强脉冲波动，无创测得心率。[1] 血氧饱和度传感器利用红光（660nm）与近红外光（940nm）穿透组织，根据光传导强度差异计算氧合与脱氧血红蛋白比例，从而确定血氧饱和度。血糖传感器运用电化学法（酶促反应产生的电子数）或光反射技术（检测酶反应中间物的反射光强度）来测量血糖浓度。

行为传感器，监测人体的活动和姿态，可以采用陀螺仪与加速度传感器。加速度计依据质点惯性原理，通过电容、压电等方式将加速时产生的位移转换为电信号来测量线性加速度。其具体包括电容式（质点位移改变电容值）和压电式（材料受压产生电压）。陀螺仪（角速度传感器）基于角动量守恒定律，利用科里奥利效应（微振动结构旋转时产生垂直力导致位移）或光相位差（光纤中光旋转产生的波长相位差），测量物体在惯性空间中的角速度。[2] MEMS 陀螺仪因体积小、成本低、功耗少而在消费电子产品中广泛应用。通常加速度计测量线性加速度，而陀螺仪测量角速度，加速度结合陀螺仪和磁力计融合计算可以获得人体更准确的姿

---

[1] Zhang, Y. , et al. , "Wearable artificial intelligence biosensor networks," *Biosensors and Bioelectronics*, 2023, 219, p. 114825.

[2] Gu, C. , Lin, W. , He, X. , Zhang, L. , & Zhang, M. , "IMU-based motion capture system for rehabilitation applications: A systematic review," *Biomimetic Intelligence and Robotics*, 2023, 3 (2), p. 100097.

态运动信息。

环境传感器记录空气质量、温度、湿度、辐射、噪声等环境数据，结合GPS 追踪人类活动空间，实现个体位置的环境参数实时监测。① 这种以人类为中心的环境感知有助于个体适应性决策（如骑行路线选择）、大气环境探索以及疾病研究和城市规划。

2. 执行技术

执行技术在可穿戴健康医疗产品中起关键作用，如振动马达、神经电刺激、肌肉电刺激等，以满足不同的医疗和健康需求。具体技术内容如下。

振动马达，也被称为偏心振动机，将电能转为机械能，通过凹轮旋转产生离心力，引发马达抖动，使设备产生振动。这种技术被广泛应用于手机、游戏控制器、智能手表中，用于提醒或警示用户。

电刺激，通常包括经皮神经电刺激（TENS）和肌肉电刺激（EMS）。TENS 向神经发送低电压脉冲，干扰疼痛信号传递至大脑，并可能促进内啡肽分泌，用于疼痛缓解。EMS 通过将电极贴片贴在皮肤上，以低电压脉冲促使肌肉收缩，有助于减轻炎症、疼痛、疲劳等症状。

药物释放，通常采用微型泵和微针技术，用于持续或按需释放药物。微针由生物降解材料制成，能够精准控制药物在皮肤上的流量与释放速率，应用于胰岛素泵、持续给药系统和疫苗接种等。

温度控制，通常采用红外线遥测或直接皮肤接触方式，用于测量人体温度。柔性可穿戴温度传感器主要有热释电探测器、RTD（电阻温度探测器）和热敏电阻这三种。其中，热敏电阻因响应快、制造简便、感应范围广而被广泛应用于医疗与健身场景。

可穿戴助力，通过监测用户运动意图提供适宜助力。可穿戴助力骨骼采用轻质柔性材料、电机或气缸等部件，增强自然运动，实现对下肢单或多关

---

① Xiao，G.，"Wavelet sampling algorithm for environmental monitoring and management based on the internet of things," *Journal of Physics：Conference Series*，2021，1865（4）.

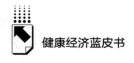

节的长时间协同助力，可以缓解传统外骨骼存在的关节对齐困难、附加质量大、步态不一致等问题。

3. 数据分析

通过对采集到的数据进行挖掘与分析，可以探测使用者的健康状态，具体技术内容如下。

信号处理对传感器数据进行操作，如去伪迹、滤波、放大、转换、傅立叶变换、波形分析等，以提取信息或改善数据特性。例如，心率监测设备滤除运动噪声以获取准确心率，步数计算器可剔除非步行活动数据。

模式识别采用统计、概率技术及机器学习（包括 CNN、RNN、Transformer 等深度学习技术）分析加速度计、陀螺仪等传感器数据以及心率变异性、皮肤电导率、体温等生理信号，识别用户的活动（如走路、跑步、骑车），预测情绪、压力水平、睡眠阶段（深睡、浅睡、REM），监测心律失常、糖尿病风险，分析运动模式及检测脱水、疲劳，等等。

4. 平台架构设计

在可穿戴设备系统中，前端、后台和通信技术共同确保数据能及时、准确地交互，为用户提供无缝体验。

前端：通过用户界面（如 App、智能手表应用）展现健康数据，并与后台服务器通过 API 交互。

后台：负责数据的存储和处理，通常运行在云服务器上。

通信技术包括蓝牙、Wi-Fi、GPS、NFC 和移动网络，保障设备间数据流畅传输。蓝牙功耗低，适合短距离同步；Wi-Fi 可支持高速数据传输；GPS 适用于定位；NFC 可用于近场交互；4G/5G 支持独立设备的快速网络连接。

5. 相关模组介绍

模组是可穿戴健康医疗终端的组成部分，提供了特定的功能、传感器或技术，主要传感器模组及其作用如表 2 所示。

表 2　主要传感器模组及其作用

主要传感器技术	分类	作用	常见应用场景
运动传感器（姿态）	陀螺仪	➤测量位置、位移、速度、加速度、振动位移、振幅等物理量 ➤测量人体运动反应、监测机械运动或其他物体运动	➤重力感应 ➤慢跑识别
	三轴加速度计	➤记录人体活动,例如跑步步数、游泳圈数、骑车距离、能量消耗和睡眠时间	➤速度测量 ➤运动管理
环境传感器	温湿度传感器	➤实现环境监测、天气预报、健康提醒等功能 ➤采集温度和湿度信号	➤环境监测 ➤特殊环境保护
	气体传感器	➤环境污染监测及空气含氧量监测 ➤有害气体监测	➤呼吸道疾病预警
	pH 传感器	➤监测体液,反馈身体 pH 值 ➤实时监测汗液	➤糖尿病监测 ➤皮肤感染监测
	气压传感器	➤环境压强监测	➤海拔监测 ➤极限运动身体预警 ➤垂直运动测量
	麦克风	➤声音监测 ➤音频捕获及处理	➤语音识别
	环境光传感器	➤根据周围的光线调整显示器的亮度	➤亮度调节 ➤夜间模式
生理健康类传感器	生物阻抗传感器（皮肤＋胸肺阻抗）	➤测量皮肤对少量电力的抵抗力来测量睡眠、心率、呼吸频率	➤身体管理 ➤睡眠监控
	心电电极、肌电电极、脑电电极、皮肤电电极	➤收集与心脏、大脑、皮肤、肌肉相关的电信号 ➤监控心率和心律 ➤评估肌肉功能和神经肌肉健康状态 ➤评估认知和心理状态以及实现脑机接口技术 ➤监测皮肤的汗腺活动和自主神经系统状态	➤诊断和监测心脏、神经性疾病状况 ➤分析人体的肌肉活动,优化运动效果,并在康复中评估和治疗神经肌肉障碍 ➤研究情绪、压力和焦虑等心理状态,并在生物反馈疗法中应用 ➤用于假肢控制、人机接口和脑机接口技术,读取生理信号以控制外部设备

续表

主要传感器技术	分类	作用	常见应用场景
生理健康类传感器	体温传感器	➤测量并记录人体体温变化	➤体温异常监控 ➤生理期预警
	光学心率传感器（PPG）	➤检查手腕上的血流速度来计算每分钟的心跳数	➤健身过程心率测量
	SpO2 监视器	➤检查血液的颜色，以了解其中的氧气含量 ➤追踪血氧含量	➤脑血栓预警 ➤突发疾病急救

（三）可穿戴健康医疗产品监测原理

随着可穿戴技术的进步，其在健康监测、评估与干预中的价值日益显现。

1. 基本生命体征监测

其包括心率、血压、体温和呼吸率等，是评估健康状况的核心。异常值可能揭示心脏病或高血压（心率）、肾脏或神经系统疾病（血压）、炎症或甲状腺功能异常（体温）、肺部疾病或脑部损伤（呼吸率）等问题。持续监测可及时预警异常，有助于早期诊断与干预。

2. 心血管与高血压管理

其包括脉率、心电图、血压、血氧、呼吸及运动量的监测，是提供心脏和血管健康的重要信息。由于心血管疾病的突发性，对于高风险人群，如老年人、有家族史的人或已知心脏疾病的患者，随时监测这些指标至关重要。可穿戴设备易于携带和佩戴（如 Apple Watch Ultra、Fitbit Sense 2、Garmin Forerunner 945、Omron HEM 7120）可以提供实时数据，预防突发性心血管事件。

3. 糖尿病管理

长期高血糖易导致眼部、肾脏、心脏、血管、神经慢性损害与功能障碍。[①]

---

① Busebaia, T. J. A., Thompson, J., Fairbrother, H., & Ali, P., "The role of family in supporting adherence to diabetes self-care management practices: An umbrella review," *Journal of Advanced Nursing*, 2023, 79 (10), pp. 3652-3677.

可穿戴设备实时提供血糖数据，助力患者了解与管理糖尿病，适时调整饮食、运动与药物治疗。代表性产品如 Dexcom G6（连续血糖监测系统）与 FreeStyle Libre（无创血糖监测系统，可提供历史数据）。

4. 睡眠与呼吸健康

睡眠对健康至关重要，长期有睡眠问题可诱发心血管疾病、肥胖、焦虑、抑郁等疾病。睡眠根据脑电图和眼动图分为非快速眼动期（NREM）与快速眼动期（REM）。[1] 监测脑电图、眼动、呼吸模式可评估睡眠质量与呼吸健康。现有可穿戴设备如 Fitbit Charge 5、COROS PACE 3、ResMed AirStart 10 APAP 等可以监测分析睡眠、呼吸数据，助力制定有效睡眠治疗与管理策略。

5. 情绪健康监测

其涉及脑电、心率、皮电、皮肤温度、眼电的监测。情绪健康与日常行为、决策、社交紧密相关，不良情绪可能导致心理健康问题（如焦虑、抑郁、应激反应）。市场上有多款专为情绪健康监测设计的可穿戴设备，例如 Empatica Embrace 2 手环通过监测体温和皮电来检测癫痫是否发作，Feel DTx 腕带帮助用户管理焦虑和抑郁情绪。

6. 运动姿态监测

其可以揭示身体动作与认知功能（如动作协调性与空间认知能力）的关系。运动姿态监测对运动科学和康复训练具有重要意义，能够帮助运动员优化训练，改善运动表现，并在康复过程中评估和改进患者的动作协调能力。实时监测和分析运动姿态也可以用于日常健康管理和预防运动损伤。此外，通过与脑电图（EEG）等设备结合使用，还能更全面地了解运动姿态与大脑功能之间的关系，促进整体健康管理。现有产品如 Microsoft Kinect 等可监测运动姿态，能够提供运动协调与空间认知数据。

---

[1] Giarrusso，G. S.，Machine learning strategies for single-channel EEG automatic detection of REM sleep behavior disorder: A model based on REM and slow wave sleep（Doctoral dissertation，Politecnico di Torino，2023）.

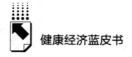
7. 认知健康管理

其涵盖脑电与认知功能监测。认知健康涉及思维、记忆、决策和学习能力，是大脑健康的核心。监测大脑活动能够帮助用户了解自己的认知状态，优化学习和工作效率。此外，认知健康管理还可以用于早期检测和预防神经退行性疾病，如阿尔茨海默病，通过长期监测认知功能的变化，提供早期干预的机会。现有产品如 NeuroSky MindWave Mobile 2、Emotiv EPOC+等能够检测大脑的思维模式与注意力集中度。

8. 孕产妇健康监测

其产品包括胎儿心率监视器、防孕吐手环等，对孕产妇健康与孕期监测至关重要。母体心率、子宫收缩的监测为医生提供分娩进程的重要信息。远程医疗技术使孕产妇健康监测从医院延伸至家庭。市面上已推出一系列孕产妇健康与孕期监测可穿戴设备，如 Owlet Smart Sock 3 监测胎儿心率、Bloomlife Connects 监测子宫收缩、ReliefBand Premier 可防孕吐。

三　国内外可穿戴健康医疗产品现状

（一）可穿戴健康医疗产品行业现状

随着科技进步和健康意识的提高，我国可穿戴医疗健康设备迅速发展，成为行业焦点。这不仅为企业带来发展机会，也促进了创新和竞争。我们对此领域进行了广泛调查，关注厂商表现，包括公司信息、产品种类、医疗认证、规模和创新能力，以深入理解其市场表现和行业应用。

本次调查共收集了国内 108 家可穿戴医疗健康领域公司的数据，主要发现如下。

（1）产品类型包括成品和模组两类，其中 89% 的公司生产成品，仅有 11% 的公司专注于模组（见图 2）。成品占比较高表明市场更注重提供综合解决方案，强调产品的整体性能和用户体验。然而，11% 的公司专注于模组可能是为了满足定制需求或提供更灵活的组件，有助于推动技术创新和产品多样性。

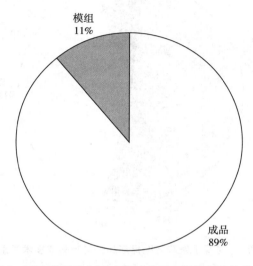

图 2   可穿戴健康与医疗产品公司产品模组占比分布

（2）产品的技术类别包括消费类、健康类、健身类、医疗类、儿童类、行业应用类（见图 3）。其中，行业应用类和消费类产品占比最高，分别为41.50%和41.03%，占比最低的是儿童类产品，为 1.45%。这一现象反映了市场对可穿戴健康与医疗产品的需求特点，行业应用类产品可能受到专业领域的青睐，在医疗、健康监测等领域发挥着重要作用；消费类产品的占比也相对较高，这可能是因为消费者对个人健康管理的关注度不断增加；相比之下，儿童类产品在可穿戴技术中的占比最少，可能是由于研发滞后和家长对安全和实用性的疑虑。这也提示了在儿童类产品领域可能有进一步的研究和创新的空间，以满足家庭对于儿童健康监测的需求。这一调查结果为企业在产品研发和市场推广中提供了有益的指导，有助于更好地满足不同领域的用户需求。

（3）调查数据显示，在公司主要产品名称中，智能手表占比最高，有25 家公司销售智能手表，其次是可穿戴式血压计或血压表、手持式心电卡

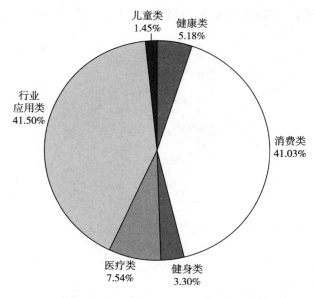

儿童类
1.45%

健康类
5.18%

行业
应用类
41.50%

消费类
41.03%

医疗类
7.54%

健身类
3.30%

图3 可穿戴健康与医疗产品公司产品或技术类别

或贴片式心电贴、穿戴式体温计（见图4）。这一现象在一定程度上也反映了市场对智能手表的广泛接受和需求，表明智能手表市场成熟度相对较高。智能手表因其受众群体广泛和多功能性受到用户的广泛好评，不仅能够实时监测健康数据如步数、心率等，还能提供消息通知、运动追踪等功能，因此成为消费者在可穿戴健康与医疗产品中的首选。而一些医疗可穿戴产品因为具有特定的受众人群，导致产品占比较小。

（4）关于企业在医疗健康健身领域的应用情况，针对"是否获得医疗企业认证""是否通过国家创新医疗器械特别审查"问题，有31家公司填写了该问卷，其中24家公司获得了医疗企业认证或通过了国家创新医疗器械特别审查，7家公司未获得医疗企业认证。获得认证的公司因其符合行业标准而更有可能赢得消费者信任，相比之下，未获得认证的公司可能需要加强法规遵从，以提升其产品竞争力。这一趋势也凸显了在医疗健康领域合规性对企业成功进入市场的关键性作用。

（5）产品的市场类型主要包括消费市场、国内市场、国际市场、行业

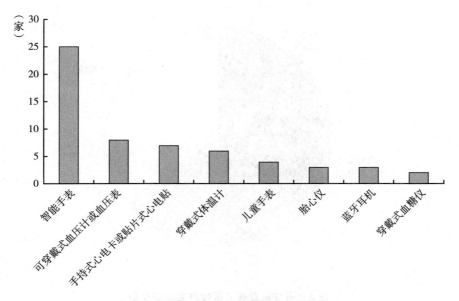

图4　可穿戴健康与医疗产品公司主要产品

市场（见图5）。本次调查结果显示，国内市场占比最高，反映了在国内市场上这类产品具有广泛的受众和需求。这可能与日益关注健康管理的国内消费者群体增多有关，推动了可穿戴产品在本土市场的普及。

（二）可穿戴医疗健康产品应用现状

根据面向的人群，可穿戴健康医疗产品可被划分为主动健康类、疾病管理类、康复与运动支持类、助听与视觉辅助类、护理与安全类以及精神健康与情感支持类。

1. 主动健康类

通过监控生理参数、健身跟踪及数据分析，提高个人健康和医疗护理水平。它们能够进行全方位的健康监测，在紧急情况下直接联系医护人员，并在日常生活中用于预测性健康分析。[①]

---

① Moon, K. S., and Sung, Q. L., "A Wearable multimodal wireless sensing system for respiratory monitoring and analysis," *Sensors*, 2023, 23(15), p. 6790.

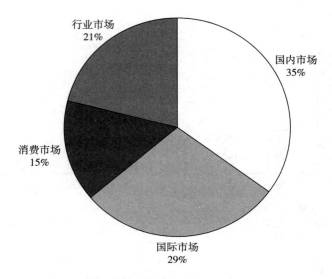

图5 可穿戴健康与医疗产品市场类型

2.疾病管理类

通过主动记录生理参数和跟踪代谢状态，提供持续的健康数据，用于疾病诊断和治疗。[1] 该类设备在医疗领域被广泛应用，涵盖了从生理疾病（如心血管疾病、高血压和肌肉疾病）到神经认知障碍（如帕金森病、阿尔茨海默病和其他心理疾病）。[2]

3.康复与运动支持类

主要用于医疗保健领域。这些产品包括外骨骼助力装置、康复手套和按摩设备等，它们通过提供身体支持、监测运动和促进肌肉康复等功能，帮助下肢瘫痪或行走障碍人士康复，改善中风患者的手部协调性、力量和灵活性，以减轻康复者的肌肉不适，增加血液循环。

---

[1] Lu, L., Zhang, J., Xie, Y., Gao, F., Xu, S., Wu, X., & Ye, Z., "Wearable health devices in health care: Narrative systematic review," *JMIR mhealth uHealth*, 2020, 11.

[2] Iqbal, S. M. A., et al., "Advances in healthcare wearable devices," *npj Flexible Electronics*, 2021, 5 (1), p. 9, https://doi.org/10.1038/s41528-021-00107-x.

4. 助听与视觉辅助类

主要按照智能助听器、智能眼镜、盲文显示器进行分类。智能助听器放大声音或通过骨传导帮助听障者；智能眼镜识别文本和物体，用声音反馈辅助视障者；盲文显示器利用触觉反馈，帮助盲人读取数字内容。

5. 护理与安全类

主要面向老年人、孕妇、儿童等特殊需求人群。例如为老年人提供生理监测、跌倒监测及紧急警报，降低跌倒风险；为孕妇提供胎动和胎心监测，追踪胎儿健康，提升孕期安全性；为儿童提供实时睡眠和呼吸监控，帮助父母及时了解孩子健康。

6. 精神健康与情感支持类

可提供从情感管理到癫痫监测的多样化服务。例如，头戴式冥想和脑波监测设备通过脑波活动监测帮助评估情绪状态，促进冥想，提供反馈以改善情绪管理和减压。癫痫监测设备则需要戴在手腕上，通过生理监测和实时警报支持癫痫患者，增强其情绪稳定，减轻焦虑。

表 3 中列举了国外代表性的可穿戴健康医疗产品。

表 3　国外代表性的可穿戴健康医疗产品

序号	分类	产品名称	产品功能	简介	产品现状	生产厂商名称	国家
1	主动健康类	CardiacSense CSF-3	心电、心率监测、运动追踪	监测心电图和心率，99%灵敏度和特异度区分心房颤动和窦性心律	获FDA批准	CardiacSense	以色列
2		Fitbit Charge 4	心率、睡眠、步数、距离、卡路里监测	具有心率监测、GPS、健身和睡眠追踪等功能的健康追踪器，支持智能通知	获FDA批准，已在市场上合法销售和使用	Fitbit, Inc.	美国

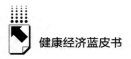

序号	分类	产品名称	产品功能	简介	产品现状	生产厂商名称	国家
3	主动健康类	Apple Watch Series 9	心电、血氧饱和度监测、运动追踪	具有心率监测、健身追踪、电子脉搏表、通知以及手表功能	获FDA批准，已在市场上合法销售和使用	Apple Inc.	美国
4		Garmin Forerunner 165	运动追踪、心率监测	具备GPS、心率监测、运动模式、音乐存储和智能通知	获FDA批准，已在市场上合法销售和使用	Garmin Ltd.	美国
5		Withings Body+	体重、体脂百分比、心率、空气质量监测	智能体重秤，具有体重和体脂监测、心率监测、Wi-Fi同步和健康趋势分析功能	获FDA批准和CE认证，已在市场上合法销售和使用	Withings S. A.	法国
6		Oura Ring	睡眠，活动追踪，心率和体温监测	智能戒指，追踪睡眠、活动，监测体温、心率，情绪分析	获FDA批准和CE认证，已在市场上合法销售和使用	Oura Health Ltd.	芬兰
7	疾病管理类	PageWriter TC30	心电、心率监测	模拟导联心电图	获FDA批准，已在市场上合法销售和使用	Philips	荷兰
8		Zio XT 心电贴	心电、心率监测	成立于2006年，开创了贴片式ECG监测	获FDA批准，已在市场上合法销售和使用	iRhythm	美国
9		Cardea SOLO 心电贴	心电、心率监测	存储七天的ECG数据，分析之后发送给医生	获FDA批准，已在市场上合法销售和使用	Cardiac Insight	美国
10		Kardi aBand Kardia Mobile	心电、心率监测	FDA批准的首个医用级可穿戴设备，AI算法支持数据分析	获FDA批准，已在市场上合法销售和使用	AliveCor	美国

续表

序号	分类	产品名称	产品功能	简介	产品现状	生产厂商名称	国家
11	疾病管理类	CMS	心电、心率监测	面市超过 20 年，在全美范围内拥有超过 4000 名医生用户	获 CE 认证，已在市场上合法销售和使用	Cardiac Monitoring Service	美国
12		Cardiologs ECG Analysis Platform	心电、心率监测	基于云的 AI 软件服务，可以分析来自不同设备的 ECGs 数据	获 FDA 批准，已在市场上合法销售和使用	Cardiologs	美国
13		MoMe Kardia mobile cardiac monitoring system	心电、心率监测	硬件适配心电仪，深度学习软件 SaaS 平台实时报告，加速诊断	获 FDA 批准，已在市场上合法销售和使用	Inf oBionic	美国
14		Inf oBionic	心电、心率监测	在对照试验中，监测效果好于心电图	获 FDA 批准，已在市场上合法销售和使用	Peerbridge Health Inc	美国
15		Reveal LINQ ICM System	植入式心电监测器	植入胸部，自动监测心脏异常节律，最长可持续三年	获 FDA 批准和 CE 认证，已在市场上合法销售和使用	美敦力	美国
16		Dexcom G6	连续血糖监测	皮下传感器监测葡萄糖，无须频繁血糖测试	获 FDA 批准和 CE 认证，已在市场上合法销售和使用	Dexcom	美国
17		Omron Platinum Blood Pressure Monitor	自动血压监测	血压监测，数据存储，高精度	获 FDA 批准，已在市场上合法销售和使用	Omron Corporation	日本
18		Medtronic MiniMed 670G	连续监测血糖	深度学习胰岛素泵，根据血糖自动调整胰岛素	获 FDA 批准和 CE 认证，已在市场上合法销售和使用	Medtronic	美国

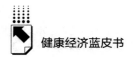

续表

序号	分类	产品名称	产品功能	简介	产品现状	生产厂商名称	国家
19	疾病管理类	FreeStyle Libre 2 Plus	连续葡萄糖监测系统	传感器固定于皮肤、手臂上,实时数据	获 FDA 批准和 CE 认证,已在市场上合法销售和使用	Abbott Laboratories	美国
20	康复与运动支持类	EksoNR	外骨骼康复系统	外骨骼康复系统,帮助行动受限者恢复行走	获 FDA 批准和 CE 认证,已在市场上合法销售和使用	Ekso Bionics	美国
21		Hyperice Hypervolt	手持式肌肉按摩设备	手持肌肉按摩,高频振动技术	符合相关医疗设备法规,已在市场上合法销售和使用	Hyperice	美国
22	助听与视觉辅助类	HumanWare Brailliant	电子书阅读器	盲文电子阅读器,多行显示,蓝牙连接	符合相关辅助技术法规,已在市场上合法销售和使用	HumanWare	美国
23		ReSound LiNX Quattro	智能助听器	助听器,智能声音处理,蓝牙连接	获 FDA 批准,已在市场上合法销售和使用	GN Group	丹麦
24		Doppler Fetal Heart Monitor	监测胎儿心跳仪	胎心监测,超声波技术,实时胎心率信息	获 FDA 批准,已在市场上合法销售和使用	Philips	美国
25		Elvie Pump	便携式电动乳汁泵	电动乳泵,无线,智能控制,可穿戴	获 FDA 批准,已在市场上合法销售和使用	Elvie	英国

序号	分类	产品名称	产品功能	简介	产品现状	生产厂商名称	国家
26	助听与视觉辅助类	Nanit Pro	智能婴儿监视器	智能婴儿监视器，高清视频，呼吸动作声音检测，睡眠分析	符合相关监测设备法规，已在市场上合法销售和使用	Nanit	美国
27	精神健康与情感支持类	Muse 2	脑波监测和冥想辅助设备	脑波监测，冥想辅助，通过手机应用实时反馈	符合相关法规，已在市场上合法销售和使用	Interaxon Inc.	加拿大
28		Woebot	情感健康 AI 助手	情感健康 AI，提供情感支持，认知行为疗法	获 FDA 突破性设备认定，用户可在匿名状态下在线与 Woebot 展开对话	Woebot Labs	美国

（三）国内代表性可穿戴健康医疗产品

1. 主动健康类

国内主动健康类可穿戴产品主要以可穿戴腕部产品为主，2023 年中国可穿戴产品市场的跟踪显示，国内可穿戴腕带产品市场份额排前五位的分别为华为（33%）、小米（20%）、小天才（11%）、苹果（6%）、荣耀（3%）。主要产品有 HUAWEI WATCH 4、小米手环 8、小天才儿童电话手表、Apple Watch Series 9、荣耀手表 4 Pro 等，能够提供运动追踪、心率监测、睡眠监测等服务。

2. 疾病管理类

目前国内的疾病管理类可穿戴产品主要包括心电、血压、血氧以及血糖监测设备。例如华米科技与阿里健康的 AMAZFIT 可穿戴动态心电记录仪，结合胸部电极，实现医疗级实时心电监测；杭州质子科技有限公司的卡帕奇超长程柔性心电贴和智柔科技的智柔心电贴，采用柔性电子技术，提供长时间心电和心率监测；深圳长桑技术有限公司的无袖带血压计和云镶医疗器械有限公司的云镶智能血压监测手表，实现了连续血压和心率监测；深圳乐普的深圳乐普指夹式血氧仪和久乐科技的穿戴式脉搏血氧仪，通过光学检测，监测血氧和心率；鱼跃医疗与凯立特的 CGM 系统（安耐糖 Anytime）和微泰医疗的 AiDEX 持续葡萄糖监测系统，提供连续葡萄糖监测，更好地提升了患者的血糖监测水平。

3. 康复与运动支持类

华星康复出品的华星康复治疗仪提供了多种康复器械，包括针对不同肌肉群和关节的设备，可以提供不同程度的阻力和调节选项，以满足不同康复阶段的需要。上海博利叶智能科技有限公司研发的博利叶智能外骨骼装置可以附着到患者的下肢，提供额外的支持和辅助力，有助于那些需要康复治疗或行走支持的个体。

4. 助听与视觉辅助类

助听类代表性产品有锦好医疗出品的锦好助听器以及爱听科技出品的爱可声助听器，都配备智能降噪技术，可以帮助用户过滤环境中的噪声，主要用于听力受损的个体，这些助听器还具有无线连接性，用户可以将它们与智能设备配对，如智能手机，可以接听电话、收听音乐和进行语音控制。

视觉辅助类代表性产品有上海肇观电子科技有限公司研发的天使眼智能眼镜，该眼镜配备摄像头和声音传感器，可以捕捉周围环境的图像和声音，然后将这些信息转化为声音或文本反馈，提供视觉和听觉支持，也可以用于导航，帮助用户避开障碍物，警告他们潜在的危险，并指导他们到达目的地。

5. 护理与安全类

信安智囊公司研发的信安智囊物联网智能防护腰带用于监测用户的腰部活动和健康状况，如果腰部姿势不正确或负荷过重，腰带可能会发出警报或通知用户采取正确的腰部姿势或休息。智能腰带可以通过应用程序与智能手机连接，以便用户查看健康数据和分析结果。

6. 精神健康与情感支持类

中科心研研发的中科心研心晴表可通过人工智能提供情感支持、智能 AI 心理健康监护，以及 7×24 小时 SOS 一键救助。彼岸心智研发的彼岸心智情绪智能手表，除了具有情绪监测和干预的功能外，还实现了对特种行业特种岗位的员工工作状态监测。

表 4 中列举了国内代表性的可穿戴健康医疗产品。

表 4　国内代表性可穿戴健康医疗产品

序号	分类	产品名称	产品采用的核心技术	产品功能	生产厂商名称	产品特点
1	主动健康类	小米手环 8	光学心率传感器、加速度计和陀螺仪	心率、步数、运动距离、睡眠质量监测	小米科技	多运动模式跟踪，全天舒适佩戴
2		HUAWEI WATCH 4	Lite OS 操作系统、光学心率传感器、内置 GPS 模块	心率、血压、血氧、睡眠质量监测及运动追踪	华为技术有限公司	长续航，精准 GPS，多健康监测
3		小米手环 7PRO	集成了 GPS 模块、光学心率传感器	心率、血压、血氧、睡眠质量监测及运动追踪	广州小米移动电子技术有限公司（子公司）	精致外观，多模式，深度睡眠监测
4		360 健康手环	配备加速度计、陀螺仪、心率传感器、内置数据处理单元	心率、血压、血氧、睡眠质量监测及运动追踪	奇虎 360 科技	实时健康监测，防水，长续航
5		OPPO 手环	集成了 GPS 模块、光学心率传感器	心率、血压、血氧、睡眠质量监测及运动追踪	OPPO 公司	多模式，小巧全天佩戴
6		亲情互动可穿戴心率手表	PPG 采集传感器、加速度和陀螺仪	心率和运动监测	深圳亲情互动科技有限公司	可定制、长时程全天候追踪
7		魔样可穿戴心率手表	PPG 采集传感器、加速度和陀螺仪	心率和运动监测	深圳市魔样科技有限公司	模块化、可定制

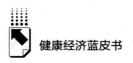

续表

序号	分类	产品名称	产品采用的核心技术	产品功能	生产厂商名称	产品特点
8		AMAZFIT 可穿戴动态心电记录仪	心率异常检测算法、心电数据实时监测技术	实时心电图（ECG）监测	华米科技，阿里健康	轻便，长时心电监测
9		OPPO Watch ECG	AI 运动算法 GoMore	ECG、心率、睡眠、呼吸质量监测	OPPO	睡眠、心率、久坐提醒等健康功能
10		HUAWEI WATCH GT3 Pro	TruSeen 5.0+	ECG、血氧、睡眠、压力监测	华为	24 小时心电、血氧监测
11		HUAWEI WATCH D	TruSeen 5.0+	ECG、血压、脉率监测	华为	集成血压测量，ECG 传感器
12		恩识贴附式动态心电贴	柔性电子技术、云技术	心电、心率监测	恩识医疗科技（上海）有限公司	循环充电，手机同步心电数据
13	疾病管理类	卡帕奇超长程柔性心电贴	柔性电子技术、高分辨率传感器、异常心电信号数据分析算法	心电、心率监测	杭州质子科技有限公司	7 天连续心电记录，防水防汗
14		智柔心电贴	柔性电子技术、无线通信技术、生理传感技术	心电、心率监测	智柔科技	2.2mm 超薄，可弯折
15		智能心电衣	柔性电子技术、人工智能分析算法	十二导联心电监测	善行科技	吸汗透气，智能心律失常识别
16		可穿戴血压手表	示波法测量血压	血压、运动监测	深圳金亿帝医疗设备股份有限公司	穿戴式血压精准测量
17		无袖带血压计	指端脉搏波检测技术	动态血压监测	长桑技术有限公司	无须袖带的脉搏波检测

续表

序号	分类	产品名称	产品采用的核心技术	产品功能	生产厂商名称	产品特点
18	疾病管理类	云镶智能血压监测手表	微气囊技术 & 新型算法	血压、心率监测	云镶医疗器械（云南）有限公司	24 小时血压心率监测，大数据分析
19		康泰医学CMS 系列脉搏血氧仪	光电血氧检测技术结合容积脉搏描记技术	血氧饱和度、灌注指数、脉率监测	康泰医学（contec）	快速光电血氧测量
20		深圳乐普指夹式血氧仪	光学式检测技术	血氧饱和度、灌注指数、脉率监测	深圳乐普	无痛血流监测，高性能传感器
21		穿戴式脉搏血氧仪	光学传感技术、低功耗设计	血氧、心率监测	久乐科技	异常预警，健康行为改善提醒
22		iHealth可穿戴血氧仪	光电容积脉搏波描记技术	血氧饱和度、灌注指数、脉率监测	九安医疗	血氧、脉搏无线同步
23		安耐糖Anytime	持续葡萄糖监测系统（CGMS）、柔性传感器、4电极设计、蓝牙无线传输功能	血糖动态持续监测	鱼跃医疗，凯立特	血糖管理，指血检查，持续监测
24		顾得康	动态血糖监测系统（CGMS）:传感器外膜设计、校准算法、酶固定化技术	实时血糖水平监测	九诺医疗	皮下葡萄糖监测，高精度
25		AiDEX 持续葡萄糖监测系统	动态血糖监测系统（CGMS）	实时血糖水平监测	微泰医疗	高低血糖报警，准确率超 90%
26		Gyenno Spoon	手部抖动抑制算法	手部微小抖动检测与抑制	GYENNO Technologies	餐具自动调整，便携式设计

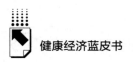

续表

序号	分类	产品名称	产品采用的核心技术	产品功能	生产厂商名称	产品特点
27		华星康复治疗仪	电刺激技术、生物反馈技术	肌肉加强、疼痛减轻、功能提升	华星康复	多模式康复治疗，个性化调整
28		易动智能康复器	云计算、数据分析算法	肌肉关节运动康复监测	首康科技有限公司	融合虚拟现实技术的康复器
29		ExoMotus 下肢外骨骼机器人	传感器、模块化设计、一体化执行器、仿生机械结构	脑卒中、脊椎损伤下肢瘫痪机械支持	上海傅利叶智能科技有限公司	轻量化，集成先进技术
30	康复与运动支持类	锦好助听器	蓝牙，HF 数字降噪，App 自主验配技术	人声识别与增强	锦好医疗	小巧入耳设计，长期舒适
31		爱可声助听器	Acod210 和 Acod3101 芯片、4 通道到 32 通道的压缩放大技术	声音放大、听力互动辅助	爱听科技	助听器自动环境调整
32		天使眼智能眼镜	计算机视觉技术、增强现实技术、语音识别与合成技术、头部追踪技术、无线连接技术	虚拟盲杖、视觉识别及定位	上海肇观电子科技有限公司	视转听、避障、导航、识别
33	护理与安全类	信安智囊物联网智能防护腰带	安全气囊技术、内置微型传感器、处理器	老人摔跤气囊主动防护。	信安智囊	实时监测、定位、警报
34		衣带保智能防摔马甲	安全气囊技术、内置微型传感器、处理器	老人摔跤气囊主动防护	衣带保公司	智能防摔，多样风格，GPS 定位
35	精神健康与情感支持类	中科心研心晴表	多模态人因感知智能算法	脉搏、皮温、运动数据监测，情绪评估。	中科心研	健康监测，智能连接，多功能表盘
36		彼岸心智情绪智能手表	情绪识别、数据处理技术	心率、皮肤电、体温测量，情绪理解辅助	彼岸心智	情绪监测与反馈，健康管理

四　可穿戴健康与医疗产品应用前景

（一）可穿戴健康与医疗产品市场规模预测

随着传感器、芯片、无线通信等技术的日益成熟，可穿戴医疗设备在健康监测、疾病管理、康复理疗等健康医疗领域被广泛应用。2023 年，可穿戴医疗设备市场规模估计为 361.2 亿美元，预计到 2024 年将达到 417.5 亿美元，复合年增长率为 15.60%，到 2029 年将达到 862 亿美元。[①] 中国可穿戴产品市场规模庞大，呈持续增长态势。行业包括健身跟踪、健康管理、远程问诊等多个领域，诸多医疗器械企业和科技巨头纷纷进入市场，2021 年的前十年相关企业注册增速都保持在 20% 以上。近年来，市场规模迅速增长，2016~2020 年复合增长率为 37.8%。预计到 2025 年，市场规模将达 1573.1 亿元，复合增长率为 20.0%。[②] 目前，可穿戴产品分为消费级和医用级两类。消费级产品主要是智能手表、手环和耳机，用于日常健康监测。医用级产品主要包括慢性病监测和干预治疗两类，且市场呈高速增长的态势，2020 年中国医用级可穿戴产品市场规模为 124.6 亿元，2016~2020 年复合增长率为 46.2%，预计 2020~2025 年为 30.0%。在相关政策和需求增长驱动下，医用级智能可穿戴设备发展将不断加速，预计 2021~2025 年市场规模由 162 亿元增长至 462.6 亿元，占智能可穿戴设备的比重由 21.36% 增长至 29.41%。[③]

从出货量来看，根据 IDC 最新发布的《全球可穿戴设备市场季度跟踪报告》，2023 年三季度全球可穿戴出货量 1.5 亿台，同比增长 2.6%。尽管

---

① 《可穿戴医疗设备市场规模和份额分析——增长趋势和预测（2024—2029）》，https://www.mordorintelligence.com/zh-CN/industry-reports/global-wearable-medical-device-market-industry。
② 《2021 中国可穿戴设备产业研究报告》，健康界研究院官网，2021 年 5 月 10 日，https://www.cn-healthcare.com/articlewm/20210510/content-1218598.html。
③ 《智能穿戴设备行业细分市场现状及趋势分析 医用级智能穿戴设备发展前景广阔》，观研报告网，2022 年 6 月 8 日，https://www.chinabaogao.com/jingzheng/202206/599891.html。

增长较为温和，依然为 2021 年以来三季度最高出货量。① 以腕带市场为例，如图 7 所示，2024 年成人智能手表将增长 11%；儿童智能手表市场将基本保持稳定；手环在需求已明显释放的情况下将有明显收缩，降幅超过 10%。成人智能手表仍然是腕戴市场的重要推动部分，也将在应用场景扩展、产品差异化和技术创新的加持下持续增长。

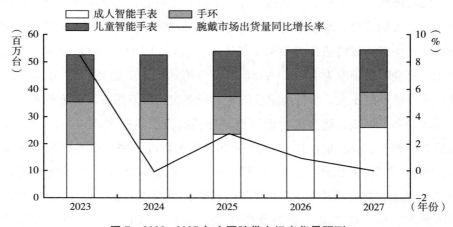

图 7　2023~2027 年中国腕带市场出货量预测

资料来源：《可穿戴市场同比增长 7.5%，全球同比增长 2.6%，创两年来当季最高出货纪录》，IDC，2023 年 12 月 18 日，https：//www. idc. com/getdoc. jsp? containerId＝prCHC51569823。

受市场规模不断提高，以及下游应用有待进一步深化的影响，中国可穿戴产品未来仍有较大增长空间，预计 2021~2025 年中国可穿戴产品出货量复合增长率为 20%，2025 年中国可穿戴产品出货量将达 2.66 亿台。IDC 认为在可穿戴市场保持高速增长的背后，运动健康传感技术应用对拉动市场需求具有重要作用，例如血压、血糖等指标监测能力，奠定了可穿戴市场迭代的基础。②

① 《三季度中国可穿戴市场同比增长 7.5%，全球同比增长 2.6%，创两年来当季最高出货纪录》，IDC，2023 年 12 月 18 日，https：//www. idc. com/getdoc. jsp? containerId＝prCHC51569823。
② 《IDC：预计 2022 年中国可穿戴市场出货量超过 1.6 亿台 同比增长 18.5%》，新浪财经，2022 年 3 月 17 日，https：//finance. sina. com. cn/stock/hkstock/ggscyd/2022－03－17/doc－imcwipih9023983. shtml。

（二）可穿戴健康与医疗产品未来前景

1. 主动健康意识逐渐增强

随着健康观念的提升，人们对健康管理的需求不断增加，可穿戴健康产品成为预防疾病的首选。这些产品通过监测生命体征、提供健康分析报告，帮助用户更好地管理健康。中国移动医疗市场蓬勃发展，2022 年共有 18 起投融资事件，投融资额达 21.76 亿元，2023 年 1 月 1 日至 2023 年 11 月 1 日已有 9 起投融资事件，投融资额达 3.34 亿元，资本市场的持续繁荣，带动着全产业链受益。[①] 在用户规模逐渐增长的基础上，各类健康医疗企业围绕健康场景提供全方位的健康医疗服务，优化产品体系，深度挖掘用户需求，这也让依靠人工智能、大数据对健康医疗做出分析与评估管理的智能穿戴行业前景一片明朗。

2. 老年可穿戴健康产品迎来新机遇

目前我国人口老龄化趋势攀升。2022 年 9 月，国家卫健委老龄司司长王海东表示，据测算预计 2035 年左右进入重度老龄化阶段，60 岁及以上老年人口将突破 4 亿，在总人口中的占比将超过 30%，呈现数量多、速度快、差异大、任务重的形势和特点。[②] 随着老年人口不断增长，他们对健康和医疗的需求也在增加。智能照护设备能减轻护理员压力和缩减成本，对解决养老机构人员成本上升、人才空缺等问题起到一定作用。[③]

可穿戴健康与医疗产品在居家养老和社区养老中具有重要意义，可以有效监测健康状况、提供一键呼救、跌倒监测、步态检测等功能，提升老年人生活质量。《"十四五"国家老龄事业发展和养老服务体系规划》指出，政府将支持研发穿戴式健康监测产品，满足老年人健康需求，

---

① 《一文读懂 2024 年移动医疗行业现状及前景：平安健康下载量遥遥领先》，新浪看点，2023 年 11 月 23 日，https：//k. sina. com. cn/article_ 7829375716_ 1d2aacae4001017khh. html。

② 《国家卫健委：2035 年左右 60 岁及以上老年人口将破 4 亿占比将超 30%》，光明网，2022 年 9 月 20 日，https：//m. gmw. cn/2022-09/20/content_1303147818. htm。

③ 《4200 万失能老人的"痛"，点燃百亿老年智能照护产品市场》，澎湃网，2021 年 2 月 22 日，https：//m. thepaper. cn/baijiahao_11414153。

为产业发展提供新动力。表 5 列出了可穿戴产品能够为老年人提供的常用功能。

表 5　可穿戴产品能为老年人提供的服务功能

名称	作用
一键呼救	当老年人发生紧急情况时,可以省略复杂的操作,方便快速地与外界取得联系,进行求助
跌倒监测	跌倒是 65 岁及以上老年人创伤和死亡的主要原因,跌倒监测可以在老年人因跌倒失去呼救能力时自动联系救援
步态检测	纠正老年人行走时的不正确姿势,提高协调性,减轻腿部负担,使老年人不易摔倒和疲劳
电子围栏	老年人离开设定区域时给联系人发出提醒和定位,防止老年人走失和受到伤害
提醒吃药	解决老年人因易患病、用药多且每种药的服用时间和剂量不同而导致吃错药、忘吃药等问题

3. 慢性病群体对可穿戴产品的需求增加

慢性病群体对可穿戴健康与医疗产品的需求也在日益增加。随着人们生活方式的改变和生活节奏的加快,心脑血管疾病、糖尿病、精神疾病等慢性疾病患病率逐年提升,是严重威胁我国居民健康的一类疾病,我国居民慢性病死亡占总死亡人数的比例高达 86.6%,造成的疾病负担已占总疾病负担的 70% 以上,已成为影响国家经济社会发展的重大公共卫生问题。[1]

慢性病具有患病时间长、服务需求大这两大特点,且患病人数多,占据了大量的医疗资源。以常见的心血管疾病为例,《中国心血管健康与疾病报告 2021》显示,我国心血管病患者人数达 3.3 亿,患病率持续上升,应加强早期防治。[2] 传统医疗监测方式烦琐耗时,须前往医院检查,对患者有很大不便。而可穿戴医疗产品可以实现 24 小时实时监测,能有效改善健康管理体验。表 6 列出了可穿戴产品为慢性病的预防和治疗提供的功能。

---

[1] 《解读〈中国防治慢性病中长期规划(2017—2025 年)〉》,国家卫健委官网,2017 年 2 月 14 日,http://www.nhc.gov.cn/zwgk/jdjd/201702/34a1fff908274ef8b776b5a3fa4d364b.shtml。

[2] 《中国心血管健康与疾病报告 2021》,国家心血管病中心官网,2023 年 6 月 9 日,https://www.nccd.org.cn/Sites/Uploaded/File/2023/6/中国心血管健康与疾病报告 2021.pdf。

表 6　可穿戴产品为慢性病的预防和治疗提供的功能

名称	作用
实时监测	在日常生活和工作中方便地使用，可对用户的身体各项指标进行 24 小时实时监测，并且使医生摆脱繁重的记录工作，节约医疗资源
风险预警	提醒突发性风险，对慢性病高危人群由于突然剧烈运动导致的猝死、心肌梗死等心血管疾病具有重大的意义，提升用户运动的安全系数
健康管理	可以结合人工智能和大数据分析给出个性化健康生活建议，改善用户的不良生活习惯和行为方式，对预防慢性病发生和发展具有重要作用
医疗分析	客观的数据记录往往比患者向医生描述的自我感受或者记忆更为精准，为更好地开展患者的状态评估和支持临床决策提供了重要信息

4. 智慧医疗兴起

在慢性病管理方面，可穿戴健康医疗产品不受时空限制，可实时跟踪管理患者，并及时提醒与进行风险预警。而且可穿戴产品有利于提高患者自觉性、促进依从性，可进行长期监测提供精准数据，能提高慢病管理效率，并降低疾病危害和治疗费用。[①]

可穿戴产品在健康医疗领域的需求巨大，前景广阔，很可能是一项在根本上改变人类健康医疗的新技术。移动互联和大数据的高速发展为移动智慧医疗的发展提供了必要条件，而可穿戴产品通过大数据、云计算、物联网等技术应用，实时采集大量用户健康数据信息和行为习惯，已然成为未来智慧医疗获取信息的重要入口。[②] 近年来，众多公司在可穿戴医疗和健康数据平台领域加快布局。例如，HomeDoctor 提供健康服务和医疗监测设备，其 Medbot 套装可测量 20 多项参数并提供专业诊断报告。凌拓科技推出全球首创的心电健康戒指 NexRing Pro，采用医疗级传感器监测心电图、睡眠、心率等，并提供健康报告。[③]

---

① 《让可穿戴设备助力慢病防控》，光明网，2020 年 9 月 13 日，https：//m. gmw. cn/baijia/2020–09/13/34181428. html。

② 《简析可穿戴医疗设备的发展前景》，朗锐慧康网，2020 年 7 月 14 日，http：//www. lrioh. com/about/news/531. html。

③ 《2024 年医疗健康 8 大行业趋势 最具代表性的智能健康产品》，搜狐网，2023 年 12 月 30 日，https：//www. sohu. com/a/748055185_120818224。

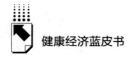

随着新医改的推进和医疗信息化的成熟，数字化医疗成为主流选择，可穿戴移动医疗设备也受到越来越广泛的关注和欢迎。可穿戴产品为公共卫生、移动健康和远程诊断提供了解决方案，也在医学临床研究中发挥着重要作用。自动采集和分析数据降低了人工成本，远程监控节约了时间和成本。未来，人工智能技术与可穿戴产品将更紧密结合，为个人健康监测、疾病预警和慢病管理提供更强大的功能，推动可穿戴产品迈向新的发展阶段。

五　可穿戴健康与医疗产品发展态势

（一）总体现状及发展阶段

随着技术的不断进步和应用场景的多元化，可穿戴健康医疗产品受到了社会各界的高度关注，行业创新活力持续迸发。当前阶段，可穿戴健康与医疗产品的医学价值和市场竞争格局正日益成熟，国内诸如小米、华为、德康、九安医疗等公司已在可穿戴医疗领域取得了显著成就。许多可穿戴产品已获得医疗器械Ⅱ类注册证，也有越来越多的产品达到了医疗器械的门槛准入标准。此外，国家市场监督管理总局和国家标准委员会相继批准发布了一系列可穿戴医疗器械产品的相关标准：《可穿戴产品数据规范》（GB/T 37037—2018）、《可穿戴产品分类与标识》（GB/T 37035—2018）、《可穿戴产品应用服务框架》（GB/T 37344—2019）、《可穿戴设备的光辐射安全要求》（GB/T 41265—2022），分别涉及数据规范、产品分类与标识、服务框架和设备的光辐射要求，为行业的规范化发展奠定了坚实的基础。

近年来国家持续鼓励可穿戴医疗器械发展，2019 年，国家发展和改革委员会等多部门联合印发的《促进健康产业高质量发展行动纲要（2019—2022 年）》明确支持企业推广穿戴式、便携式、非接触式采集健康信息的智能化健康管理等电子产品。① 2024 年，国家发展和改革委员会发布的《产业结构调整指导目录（2024 年本）》将智能医疗、医疗影像辅助诊断系统、医疗机器人、可穿戴设备等列入鼓励类目录。② 伴随着国家的政策指引以及以云计算、5G 和物联网等信息基础建设的快速发展，未来中国可穿戴医疗设备的市场规模将持续扩张。③

（二）现存问题

尽管可穿戴健康与医疗产品取得了显著的进展和成就，但仍然面临着一些问题和挑战，具体如下。

（1）有关用户生命体征隐私数据的网络安全问题亟待解决，需要在硬件设计、软件开发、产品的生态布局等方面全方位考虑用户数据安全，让用户对自己的数据做到可知、可管理、可溯源、可控等，避免隐私泄露。

（2）可穿戴健康产品应针对用户个性化需求进行设计和校准，同时考虑与院内医疗设备使用环境的差异。医院内的检测能够严格控制设备状态等因素，而可穿戴产品测试易受多种因素干扰，如佩戴牢固度、电磁干扰等，这对产品的精度和鲁棒性提出了一定挑战。

（3）市场上智能手表和智能手环等可穿戴设备众多，但功能和外观都极其相似，缺少引领行业的创新产品，同质化问题凸显。因此，亟待进一步精细化市场定位和提供个性化产品，以满足特定的目标人群和应用场景。

（4）当前可穿戴健康医疗产品尚处于发展初期，产品功能单一，并且科研机构、临床医生的参与度较低，真正适用于临床的产品少。近年来上市的可穿戴健康医疗产品功能主要集中在心电监测和血糖监测方面，其数据准

---

① 《关于印发〈促进健康产业高质量发展行动纲要（2019—2022 年）〉的通知（发改社会〔2019〕1427 号）》，国家发展和改革委员会官网，2019 年 9 月 29 日，https：//www.ndrc. gov. cn/xxgk/zcfb/tz/201909/t20190929_ 1181930. html。

② 《产业结构调整指导目录（2024 年本）》，中国政府网，2023 年 12 月 27 日，https：//www. gov. cn/zhengce/zhengceku/202312/content_ 6923472. htm。

③ 《"十四五"国家老龄事业发展和养老服务体系规划》，中国政府网，2022 年 2 月 21 日，https：//www. gov. cn/zhengce/zhengceku/2022-02/21/content_ 5674844. htm。

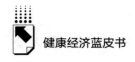

确性、监测科学性及疾病监测指标匹配度仍不明确，医学应用价值需进一步提升。

（三）发展趋势

1.技术革新

（1）传感器技术。传感器技术从最初的温度、压力、湿度监测发展到多参数、高精度和微型化，实现了多维度的联合监测系统。微型传感器的出现使得传感器更便携、小巧，并广泛应用于如数据采集芯片、医疗设备等多个领域。

（2）柔性电子技术。柔性电子技术采用柔性、超薄和轻量级的电子器件，以裸片、纳米薄膜等方式贴合人体曲面，可实现与不同类型材料的无缝集成，提高了可穿戴设备的舒适性和灵活性。

（3）电子皮肤技术。电子皮肤以其皮肤般的柔软性、超薄轻量、高柔韧性和延展性特点，紧密贴合人体，实时监测生理信号，如心电、体温等，这不仅给医疗诊断、康复治疗提供了数据支持，也为智能健康管理和疾病预防开辟了新途径。

2.功能专业化，医疗属性升级

随着用户医疗需求的增加，华为、小米等科技巨头进军医疗领域，推动可穿戴设备向头戴设备、可穿戴耳机、智能服装等多领域扩展。可穿戴医疗设备不仅支持广泛健康监测和疾病预防，还能进行疾病筛查和远程诊疗，可以帮助医生远程管理患者，降低患者的就医频次和成本。

3."传感—监测—分析—反馈—干预"一体化及精准化

可穿戴健康医疗产品通过大数据和云计算技术有望形成一体化、精准的新型医疗体系，并在远程诊断与治疗、移动诊疗等场景落地应用。这些设备结合人工智能、无线传输和微型传感技术，已实现产品形态、准确度等多方面的突破。穿戴式健康监测技术有望依托互联网时代的高集成度信息和互联互通等特性，将医疗监测无缝融入日常生活中。

4. 数据云端化

可穿戴健康医疗产品通过与云平台联动，实现数据共享，使患者和医生能跨越时空限制，便捷获取诊断结果和治疗方案。这不仅提高了病情诊断的精准度，还为患者的生命安全提供了保障。

5. 体验互动化

可穿戴健康产品除基本功能外需兼顾使用者的交互体验，包括知识情感交互与体感交互。建立在线健康医疗社区增加用户间情感和知识的交互，不仅提高使用率，也助于医疗知识普及和缓解医疗资源不均问题。此外，设备可通过惯性、光学等技术增强体感互动，不仅使患者沉浸式感受其中，还可以通过对用户的活动监测提供及时反馈并进行有效干预。

6. 诊断远程化

可穿戴健康医疗产品通过无线技术实现实时监测与数据传输，对远程诊疗至关重要，特别是在医疗资源匮乏的地区，能扩大医疗服务范围，同时，医生远程监测患者生理参数也可减少感染风险。

B.9

特殊膳食用食品产业现状与发展方向：
以特殊医学用途配方食品为例

李雅慧　范柳萍*

摘　要： 特殊医学用途配方食品（以下简称特医食品）是指为满足进食受限、消化吸收障碍、代谢紊乱或者特定疾病状态下人群对营养素或者膳食的特殊需要，专门加工配制而成的配方食品，主要包括特殊医学用途婴儿配方食品和特殊医学用途配方食品。我国人口基数庞大，人口老龄化加速，与营养相关的慢性病患者人数不断增长，特医食品的需求日益攀升，发展前景广阔。本报告概括总结了国内外特医食品的产业发展概况及监督管理制度体系，分析我国特医食品产业发展过程中存在的关键瓶颈问题，从大健康产业政策、市场需求和卫生经济学效应等角度分析了我国特医食品发展趋势，提出推进产业发展的路径与建议，以期为产业高质量发展提供参考。

关键词： 特医食品　产业链　食品安全　配方食品　健康需求

一　引言

依据相关食品安全国家标准我国将特医食品分为两大类：特殊医学用途婴儿配方食品（GB 25596）和特殊医学用途配方食品（GB 29922）。特殊医学用途婴儿配方食品适用于 0 月龄至 12 月龄婴儿食用，包括无乳糖配方食

---

* 李雅慧，博士，江南大学国家功能食品工程技术研究中心，研究员，主要研究方向为特医食品；范柳萍，博士，江南大学食品学院，教授，主要研究方向为功能食品。

品或者低乳糖配方食品、乳蛋白部分水解配方食品、乳蛋白深度水解配方食品或者氨基酸配方食品、早产或者低出生体重婴儿配方食品、氨基酸代谢障碍配方食品和母乳营养补充剂等。特殊医学用途配方食品适用于 1 岁以上人群食用，包括全营养配方食品、特定全营养配方食品、非全营养配方食品三类，每一类又依据年龄、疾病种类、应用场景等包含多个产品。特医食品必须在医生或临床营养师指导下，单独食用或与其他食品配合食用。特医食品可以维持和改善患者的营养状况、减少并发症、降低住院率、缩短康复时间、有效地节省患者的医疗成本。特医食品在国内外已经使用多年，经过数十年的努力，通过特医食品对患者进行营养支持的理念不仅被广大医学界接受，而且已经成为救治各种危重患者的重要措施之一，挽救了无数人的生命。因此，本报告将从目前国内外特医食品产业发展现状、监督管理制度体系、发展趋势、机遇及挑战等方面分析我国特医食品产业发展的趋势，为产业高质量发展提供参考。

近几年，我国特殊膳食用食品市场规模持续增长。一方面，我国人均收入水平持续提升，消费者对特殊膳食用食品消费能力增强；另一方面，消费者健康意识提高，对特殊膳食用食品认知程度提高。如图 1 所示，2021 年我国特殊膳食用食品市场规模为 3452 亿元，2022 年达到了 3860 亿元，增长率为 11.8%，2025 年将突破 5000 亿元。在婴幼儿配方食品及辅助食品方面，尽管近年来我国出生人口及出生率呈现下降趋势，但出生人口基数仍处于较高水平，对婴幼儿配方食品及辅助食品需求量仍然较大，能够支撑特殊膳食用食品市场销售。特殊医学用途配方食品方面，随着老龄化社会的到来，中青一代工作生活压力长期超负荷使得身体处于亚健康状态，日常饮食结构不合理加剧了营养失衡和身体状态的失衡，我国特殊人群持续增多，驱动特殊医学用途配方食品快速发展起来。保健食品方面，受社会经济发展水平不平衡、人口老龄化和不健康饮食方式等影响，当前我国居民仍面临营养缺乏与过剩并在、膳食营养与生活方式有待改进、部分人群中营养相关疾病高发等问题，致使中国亚健康人群巨大，满足人们日益增长的健康需求成为保健食品创新的基础。

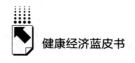

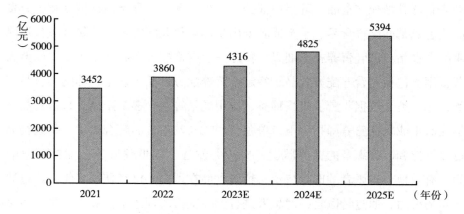

图1   2021～2025年中国特殊膳食食品市场规模预测

资料来源：共研产业咨询《中国特殊膳食用食品市场全景调查与未来发展趋势报告》，2023年4月。

二   国外特殊医学用途配方食品产业发展概况及监督管理制度

（一）国外特殊医学用途配方食品产业发展概况

1. 特医食品产业发展历程

从1790年Hunter通过管饲治疗吞咽障碍患者，成功开创了第一例肠内营养（通过消化道给予营养）治疗病例开始，医学研究者们开始认识到肠内营养在某些种类的疾病治疗方面能发挥重要作用，而且具有安全性、营养充足性和方便性等特点。此后，人们开始关注工业化营养产品的研究。全球首例特医食品于1957年经美国食品药品局（FDA）批准，作为"孤儿药"上市，用于苯丙酮尿症患者的膳食管理。从20世纪70年代开始，特医食品在欧洲、美国、加拿大、澳大利亚、新西兰、日本等国家和地区的临床辅助治疗中使用，不同国家都制定了相关的法律法规和标准，并采取相应的管理方式对这类食品实施有效管理。尽管特医食品的名称在不同国家不完全一致，但产品定义和用途基本相同，定位为区别于药品和普通食品的"特殊食品"，需要在医生和营养师指导下，单独食用或与其他食品配合食用。

特医食品对于从婴幼儿到老年的全部年龄段患者的健康管理都能起到积极的作用。在欧洲，科学家和医护人员通常会在科研和临床过程中积极合作研发特医食品，并在医护人员的建议和监护下，在医院、养老院、诊所或家庭中使用。经过几十年的临床实践，特医产品被证实对乳蛋白过敏、肾功能障碍、先天性代谢障碍、中风等神经性疾病和由肿瘤等疾病引发的营养不良具有积极的作用。针对不同的疾病患者，特医食品按食用方式可分为肠内管饲型（适用于吞咽障碍等人群）和口服营养补充型；按用途可分为特定疾病配方、婴幼儿配方、先天代谢疾病配方、罕见病配方和仅包含几种营养素的营养素组件类等。

2. 国外特医食品市场发展现状

北美是特医食品最大的区域市场，占全球市场份额约为 45%，其次是亚太地区，份额约为 30%。欧洲特医食品市场规模为 56 亿美元，预计到 2030 年将以每年 2.9% 的复合年增长率增长。慢性病发病率的上升，老年人口的迅速增长以及欧美各地政府对减少营养不良的努力，是欧美医用食品市场规模扩大的关键因素。从欧洲内部地区来看，英国特医食品市场的预期增长速度最快，2022~2030 年，英国特医食品市场年均复合增长率预计为 4.3%，这可以归因于该国老年人口的增加和人口中慢性病负担的加重。

根据中国营养保健协会的调查数据，全球市场上的特医食品约有 705 款，其中，0~1 岁婴儿用产品 39 款，1~10 岁儿童用产品 170 款，10 岁及以上人群用产品 469 款（17 款适用于老年人），还包含无乳糖、低乳糖、乳蛋白部分水解等配方食品 27 种。① 从产品形态上看，特医食品有粉剂、液体、半固态（啫喱状、奶昔状）、固体等多种形式。从营养学特征上看，既

---

① 《特医食品行业发展现状及分析》，冬泽特医网，2019 年 6 月 26 日，http://www.daisyfsmp.com/detail-5-1021.html.

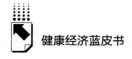

有全营养配方食品也有非全营养食品，其中非全营养食品数量最多，因为非全营养食品可以和日常膳食配合食用，更接近消费者的日常饮食习惯，因此较受欢迎。

3.国外特医食品产业发展特点

国外特医食品的不断创新离不开企业、科研智库和医疗机构的多方合作和长期的研发投入。一方面，在科学和研发方面持续投资，建立了以市场需求为导向、以企业投入为主体、以政府投入为补充的多元科技投入体系，企业投入约占国家科研经费的60%，政府科研经费占20%~30%。多元投入机制不仅激发企业自主研发创新，也促进了生产企业、医疗机构以临床需求为导向的紧密合作，不断将科技成果转化为生产力。另一方面，通过科研智库数据佐证临床效果，推动产品更新换代。如纽迪希亚、雀巢、雅培、费森尤斯卡比等跨国集团均在全球范围内建立了国际化的研发网络，便于与各国的生产工厂对接、开展临床试验以及与全球的专家、学者开展协作。欧洲和美国特医食品市场主要生产企业包括雀巢、雅培、纽迪希亚、梅地亚、达能以及纽曼思六家跨国集团，产业集中度高。产品开发以临床需求为导向，创新活跃，为临床医生和患者提供多样化选择。

（二）国外特殊医学用途配方食品监督管理制度体系

随着营养治疗的成功应用，20世纪70年代，特医食品在欧洲、美国、澳大利亚、新西兰、日本等多个国家和地区得到普遍应用。从全球看，特医食品经历了由"药品"向"食品"的过渡，各国均以国际食品法典委员会的标准为依据，在此基础上建立了自己的标准或法规（详见表1）。尤其如欧美等发达国家，对特医食品上市许可、生产销售和日常监督都制定了完善的法规标准，监管措施明确。总体而言，国外管理制度体系完善，监管措施明确，制度宽松灵活。产品上市程序简单，市场准入速度快，管理相对宽松和灵活。

表 1 国外特殊医学用途配方食品管理制度

国家(组织)	中文名称	类别	法规标准名称
欧盟	特殊医用食品	特殊营养目的用食品	特殊医用食品指令（1999/21/EC）；可用于婴幼儿、FSMP 和体重控制代餐类食品中的营养物质名单（EU No. 609/2013）
美国	医用食品	特殊膳食食品	医用食品的生产和监管的指导原则
澳大利亚和新西兰	特殊医学用途配方食品	特殊膳食类食品	特殊医学用途配方食品标准（Standard 2.9.5）；婴儿配方食品（Standard 2.9.1）
日本	病人用特别用途食品	特殊用途食品	《健康增进法》（2002 年法律第 103 号）

1. 欧盟特殊医学用途配方食品监管实践

欧盟早在 1989 年就提出特医食品的概念，随后在 1999 年制定了《关于特殊医学用途配方食品的指令》（指令 1999/21/EC），对特医食品的定义、分类、管理方式、标签标示以及营养成分等进行了规定。2009 年欧盟颁布了《关于特殊营养用途食品的指令》（2009/39 指令），规定在欧盟任意一个成员国首次上市特殊营养用途食品（包括特医食品），其生产商或进口商需要把该产品告知所有成员国的国家主管部门，并提供标签和所有相关的产品信息，以便促进对特医食品的有效监测并核实遵守情况。2013 年，欧洲议会和理事会发布了关于婴幼儿食品、特医食品和体重控制全代餐食品的第 609/2013 号条例（以下简称《条例》），并于 2016 年正式生效。[①]《条例》的发布，意味着各成员国无须再制定本国的相关法规而可以直接执行这一法律，它废除了特殊营养用途食品的概念，而是引入了特殊人群食品的概念，并对三类特殊人群的产品进行了规定。

2. 美国特殊医学用途配方食品监管实践

在美国，特医食品被称为医用食品（Medical Foods），1972 年以前按照

---

① 佚名：《欧盟通报婴幼儿食品及特殊医疗用途食品的法规提案》，《食品与发酵工业》2011 年第 8 期，第 194~194 页。

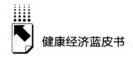

药品对其进行管理，后来发现按照药品管理阻碍了产品创新，美国开始将其划归为食品管理，1973 年在《营养标签最终法规》中首次出现"医用食品"这个名词；1988 年《罕见病药物法案》修订版首次对医用食品进行了明确定义，并分别在 1991 年、1996 年及 2006 年对定义进行修订，但至今没有制定产品标准，对特医食品的管理依据 2006 年出台的《医用食品生产和进口的监管指导原则》，该原则对特医食品的定义、类别、生产、抽样、检验、判定等进行了规定，并实施年度检查来确保其持续的安全性和完整性。

在美国，没有适用于医用食品的上市前审核要求（即没有批准上市、标签提交、注册或临床试验/科学数据方面的要求）。但美国有权在医用食品上市后对其进行监管，视情况采用发放警告函、召回、禁止进口、没收、颁布禁止令、进行刑事检控及其他必要措施，以及可以实施随机市场监督。正是由于这种宽松的管理模式，特医食品在美国得到长足发展。此外，美国相关行业协会在推进行业发展方面发挥了积极的作用。如美国婴儿营养委员会发挥了配方营养食品制造商和经销商协会的作用；美国医疗营养委员会致力于通过提出能提高人们营养意识及其对患者健康服务成本有影响的政策来改善公众健康，促进营养筛选诊断、评估和恰当且及时的营养临床干预，并通过持续关怀来保障患者能够得到特殊营养食品和服务。

3. 澳大利亚和新西兰特殊医学用途配方食品监管实践

1991 年，澳大利亚和新西兰两国政府联合颁布《澳新食品标准法案1991》，旨在通过建立一个高效、透明和负责的技术框架，保证食品生产、加工、销售和出口等环节的质量和安全。2005 年，在该法案的基础上，《澳大利亚新西兰食品标准法典》颁布，对于特医食品需要符合的法规及标准被包含在该法典中，形成了澳新的食品安全标准法律法规体系。

澳大利亚和新西兰与特医食品相关的法律法规在设计时已经考虑与美国和欧盟的法律法规相匹配，因此等同于采纳国际食品法典委员会对特医食品的定义，对产品的要求基本与欧盟的特医食品法规一致。在澳大利亚和新西兰，特医食品不需要上市前的注册批准，但有销售限制，它们只能由注册医师或营养师、药房或医疗机构或特医食品的主要销售商销售给消费者。总体而言，澳大利亚和新西兰的特医食品法规与欧盟的法规相当，并且更加灵活。

4. 日本特殊医学用途配方食品监管实践

日本是亚洲国家中发展特医食品较早的国家。2001 年出台《健康增进法》，将食品分为一般食品、健康食品和特殊用途食品。病患用食品（特医食品）被包含在特殊用途食品类别之内，在日本需要进行许可管理，监管部门是日本厚生劳动省。日本厚生劳动省对于特医食品的申请和批准有严格的管理程序和部门，其申请、审核、注册均有特定的部门进行监管，脉络清晰。

目前，日本特医食品有两种审批途径。对于标准型病患用食品，日本对其营养成分进行了规定，相应产品符合规定要求即可被快速审批通过。对于个别评估型病患用食品，因其营养成分与标准型相比进行了调整，所以需要提供相应材料对这些调整进行说明，通过技术审评和批准后方可上市，时间长，审批流程复杂。

三 国内特殊医学用途配方食品产业 发展概况及监督管理制度

（一）国内特殊医学用途配方食品产业发展概况

为深度了解我国特医食品产业发展概况，以及生产企业研发、生产、检验、流通等实际情况，本报告对国内外特医食品发展历史、监管法规标准和产业概况等进行了系统的分析和研究，并召开由业内专家、学者、监管人员和特医食品代表性企业参加的研讨会，组织特医食品企业进行座谈；对有代表性的生产企业、医疗机构和住院患者进行问卷调查。总体情况如下。

1. 监管制度逐步建立健全，产业进入规范化发展阶段

特医食品在我国已经有几十年的使用历史，20 世纪 80 年代开始在我国

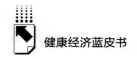

以药品身份（肠内营养制剂）实施注册管理，需经国家药品监管部门批准上市。我国自 2016 年起对特医食品按照特殊食品实施注册管理，与注册相关的监督管理制度逐步建立健全。制度的实施在保障产品的安全、营养、特殊医学用途临床效果及规范行业发展、夯实市场监管基础等方面发挥了重要作用，特医食品产业进入了规范化发展阶段。整体上，我国特医食品产业的发展可以分为以下四个阶段。

（1）肠内营养发展的萌芽阶段（1995 年以前）

20 世纪 60 年代，基于解决外科病人营养需求的目的，我国引入"营养支持"的概念。北京协和医院、南京军区总医院率先将肠外营养应用于患者并取得成功，此后，我国陆续开展比较规范的肠外营养研究，有关营养支持的方法与各类病人的代谢改变的研究在这一阶段有了迅速的发展与进步。由于当时肠外营养在临床应用的时间尚短，其不足之处尚未暴露，致使肠外营养支持研究一直占据主要地位。到 20 世纪 80 年代中期，人们认识到肠黏膜具有屏障功能，肠外营养将导致肠黏膜废用、萎缩，屏障功能发生障碍，但肠内营养有修复和维护肠黏膜屏障的功能，肠内营养支持的研究与应用随之崛起。

（2）药品肠内营养制剂稳步发展阶段（1995~2010 年）

20 世纪 90 年代，基于临床的迫切需要，肠内营养制品进入中国，按照化学药品对其进行监管，经药品注册批准后方可上市销售。1995 年第一款药品肠内营养制剂上市。在这一时期内，肠内营养制剂形式越来越多样化，水解型、整蛋白型、免疫增强型、即用型配方陆续出现，用于肠内营养支持用的管道、配液袋等医疗器械也日趋完善。2006 年，中华医学会发布了《肠外肠内营养学临床"指南"系列》，制定了系统性的肠外肠内营养学指导方案，帮助医师合理选择营养支持方法，肠内营养支持的比例有所上升。随着能量代谢研究、重危病人代谢与营养支持研究、肠黏膜屏障功能研究等工作的不断深入，人们对肠内营养的认知与重视程度逐步提高。

（3）由药品肠内营养制剂向特殊食品转化阶段（2010~2015 年）

此阶段，我国开始引入国际食品法典委员会及发达国家特医食品的概念。2010~2013 年，国务院卫生行政部门相继颁布三个关于特医食品的食品安全国家标准——《食品安全国家标准 特殊医学用途婴儿配方食品通则》（GB 25596—2010）、《食品安全国家标准 特殊医学用途配方食品通则》（GB 29922—2013）、《食品安全国家标准 特殊医学用途配方食品良好生产规范》（GB 29923—2013），形成"2 个通则和 1 个规范"的特医食品标准体系，明确特医食品是食品，根据我国标准体系，属于特殊膳食类食品的一种，为后续相关政策的出台奠定了基础。

（4）按照特殊医学用途配方食品监管阶段（2015 年至今）

2015 年，新修订的《中华人民共和国食品安全法》规定"特殊医学用途配方食品应当经国务院食品药品监督管理部门注册"，从法律层面明确特医食品按照特殊食品进行注册管理；2016 年，《特殊医学用途配方食品注册管理办法》及 6 个配套文件发布，形成了"1 个办法+6 个配套文件"的特医食品注册管理体系，并于 2016 年 7 月 1 日起开展特医食品的注册工作。2019 年，国家市场监督管理总局发布特医食品的生产许可审查细则、评审机构工作规范、特定全营养的临床试验技术指导原则等各种规范和指导性文件；2020 年，发布了特医食品广告审查文书格式范本、《特殊食品注册现场核查工作规程（暂行）》。至此，与特医食品注册管理有关的法律、法规、规范、食品安全国家标准体系初步形成。截至 2022 年 12 月底，国内外共有 94 个产品获得特医食品注册证书，特医食品进入了注册审批管理的规范化发展阶段。

2. 食品与药品并行流通，产品数量与健康需求不匹配

（1）特医食品与药品肠内营养制剂并行流通

目前，住院患者肠内营养支持用产品主要包括药字号肠内营养制剂与食字号特医食品（批号以"TY"开头）。其中食字号特医食品大多由营养科采购与管理，医院整体参与度低。一些医院也会使用健字号食品（保健食品）和其他食字号（批号无"TY"的普通食品）食品（见图 2）。

①药字号肠内营养制剂数量。根据国家药品监督管理局官网查询结果，按国产药品批准的肠内营养制剂，产品剂型名称主要有乳剂、混悬剂和干混

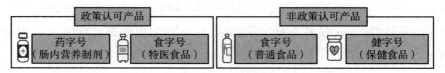

医院中营养剂不同批号对比

批号	采购管理科室	是否纳入医院收费系统	是否纳入医保报销范围
药字号	药剂科	是	是（乙类）
食字号和健字号	营养科	否	否

图2 医院肠内营养产品使用现状

悬剂，涉及6家国产企业的19个国产药品批准文号；按进口药品批准的肠内营养制剂，涉及5个国家8家进口企业，产品剂型名称主要有散剂、粉剂、溶液剂、混悬剂和乳剂，共有43个药品批准文号（35个进口药品批准文号和8个进口药品分包装批准文号）。2019年，按照药品批准的肠内营养制剂国内生产量15800吨左右，进口量7600吨左右，销售总额约20亿元人民币。[①]

②食字号特医食品数量。获准注册产品总体情况：根据国家市场监管总局公布的审批数据统计结果，截至2022年12月底，国内外共有94款特医产品获准注册，产品情况见图3。批准产品共涉及32家国内生产企业，6家国外生产企业（雀巢集团公司旗下同时有国外、国内生产企业）。其中国内产品65款，占比69%；国外产品29款，占比31%。

国内特殊医学用途配方食品获批生产企业情况：32家国内生产企业分布在我国13个省、1个直辖市、1个自治区。其中，河北省1家，海南省1家，湖南省2家，福建省1家，浙江省3家，江苏省7家，山东省4家，黑龙江省4家，吉林省1家，江西省2家，广东省2家，山西省1家，湖北省1家，天津市1家，西藏自治区1家，共获批65款产品（见表2、图4）。

---

① 吕俊玲、夏路风、胡咏川、刘蕾：《肠内营养制剂基本特点及治疗中的药学监护》，《临床药物治疗杂志》2020年第10期。

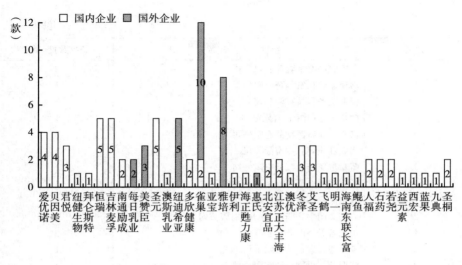

图3　国内外批准注册特医食品情况

资料来源：本数据是以国家市场监督管理总局"特殊食品信息查询平台"发布的特医食品获批信息为准，统计时间截至 2022 年 12 月底。

表 2　国内特殊医学用途配方食品生产企业获批产品情况

序号	获批生产企业名称	获批数量（款）
1	杭州贝因美母婴营养品有限公司	4
2	苏州恒瑞健康科技有限公司	5
3	圣元营养食品有限公司	5
4	雀巢健康科学（中国）有限公司	2
5	杜尔伯特伊利乳业有限责任公司	1
6	天津澳斯乳业有限公司	1
7	南通励成生物工程有限公司	2
8	吉林麦孚营养科技有限公司长春分公司	5
9	爱优诺营养品有限公司	4
10	广东君悦营养医学有限公司	3
11	亚宝药业集团股份有限公司	1
12	西藏多欣健康科技有限公司	2
13	浙江海正甦力康生物科技有限公司	1
14	广州纽健生物科技有限公司	1
15	明一国际营养品集团有限公司	1
16	江苏正大丰海制药有限公司	2

续表

序号	获批生产企业名称	获批数量（款）
17	北安宜品努卡乳业有限公司	2
18	海南东联长富制药有限公司	1
19	河北艾圣科技有限公司	3
20	澳优乳业（中国）有限公司	1
21	江苏冬泽特医食品有限公司	3
22	黑龙江飞鹤乳业有限公司	1
23	鲲鱼健康药业江苏有限公司	1
24	哈尔滨拜仑斯特临床营养有限公司	1
25	宜昌人福特医食品有限公司	2
26	石药集团中诺药业（泰州）有限公司	2
27	山东若尧特医食品有限公司	2
28	浙江益元素食品有限公司	1
29	江西西宏生物医药有限公司	1
30	青岛蓝果营养健康科技有限公司	1
31	湖南九典制药股份有限公司	1
32	青岛圣桐营养食品有限公司	2

资料来源：数据以国家市场监督管理总局"特殊食品信息查询平台"发布的特医食品获批信息为准，统计时间截至2022年12月底。

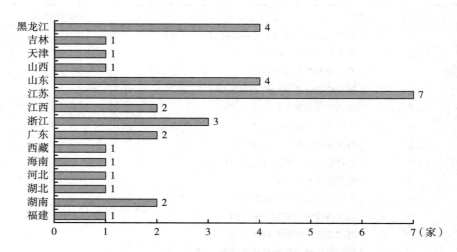

图4　国内特殊医学用途配方食品获批生产企业地域分布

资料来源：数据以国家市场监督管理总局"特殊食品信息查询平台"发布的特医食品获批信息为准，统计时间截至2022年12月底。

进口特医食品生产企业获批的情况：获批的进口产品涉及 9 个国家的 12 家生产工厂。其中，荷兰有 1 家雀巢和 1 家美赞臣的生产工厂，英国有纽迪希亚的 1 家生产工厂，德国有 1 家雀巢和 1 家纽迪希亚的生产工厂，瑞士有 1 家雀巢的生产工厂，西班牙、新加坡分别有 1 家雅培的生产工厂，美国也有 2 家雅培的生产工厂，韩国有 1 家每日乳业的生产工厂，爱尔兰有 1 家惠氏的生产工厂。共获批 29 款产品（见表 3）。

表 3　进口特殊医学用途配方食品生产企业获批产品情况

序号	获批厂家名称	获批数量（款）
1	SHS International Ltd.	4
2	Abbott Laboratories S. A.	3
3	Abbott Nutrition，Abbott Laboratories	2
4	Abbott Manufacturing Singapore Private Limited	2
5	Abbott Nutrition	1
6	美赞臣荷兰有限责任公司	3
7	Nestle Nederland B. V.	5
8	Nestlé Deutschland AG	2
9	Suisse SA，factory Konolfingen	3
10	Milupa GmbH	1
11	每日乳业平泽工厂	2
12	Wyeth Nutritionals Ireland Ltd.	1

资料来源：数据以国家市场监督管理总局"特殊食品信息查询平台"发布的特医食品获批信息为准，统计时间截至 2022 年 12 月底。

获批特医食品的产品类别和形态：在产品类别方面，适用于 1 岁以下人群产品 39 款，占总数的 41%；适用于 1 岁及以上人群产品 55 款，其中普通全营养配方 23 款，占总数的 24%，特定全营养配方 1 款，占总数的 1%；非全营养 31 款，占总数的 33%。在产品形态方面，94 款产品中的 72 款产品为粉状，22 款为液态。

（2）产品数量与健康需求不匹配

目前我国（含进口）已获准注册的特医食品为 94 款，产品数量远远不能满足庞大的营养不良人群的健康需求；在产品种类方面，适用于1岁以下人群的特医产品为39款，其中适用于罕见病和过敏婴幼儿的产品仅有10余款，特定疾病型产品只有1款，产品结构也不能满足患者多元化的健康需求。

3. 市场稳中向好，自主品牌产品竞争力不强

近年来，特医食品一直被看作医疗大健康领域的一片新"蓝海"，在自2016年对特医食品实施注册管理的几年时间里，我国特医食品行业取得长足发展，市场稳中向好。

（1）特医食品市场规模

我国特医食品产业处于发展的初级阶段，还没有形成一定的市场规模，仅占全球的不到5%，但在最近几年实现快速发展，年均增速超过30%。据不完全统计，2016~2020年，我国特医食品行业市场规模逐年上升，从2016年的25.9亿元增至2020年的77.2亿元，扩大了约2倍，特别是2020年开始，提高免疫力的食品和功能性食品受到市场欢迎，因而特医食品市场规模增至77.2亿元，同比上升达32.19%。2016~2020年国内特医食品市场规模及增速见图5。

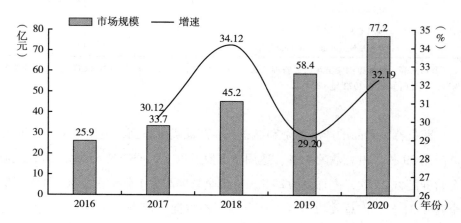

图5　2016~2020年国内特殊医学用途配方食品市场规模及增速

资料来源：梁芳慧等《我国特医食品行业的发展现状与机遇分析》，《现代食品》2023年第15期。

（2）国产特医食品市场份额

《中国特殊医学配方食品行业研究报告（2022 版）》指出，我国特医食品产业基础薄弱，市场份额仅占 10%。以纽迪希亚、费森尤斯卡比、雅培、雀巢为代表的外资品牌产品占据大部分的市场份额。主要原因是外资公司部分产品是药品身份，已在市场上销售多年，社会认知度高，可开具药品处方并可通过医保报销，因此销售量高；部分产品虽为特医食品身份，但此前在中国市场已上市销售多年，品牌价值高。而国内产品在品牌价值方面低于进口产品，产品研发、注册、生产成本偏高导致产品价格偏高，因此在一定程度上缺乏市场竞争力，严重影响了国产产品的销售和使用。

4.产业链配套不完整，国内企业产品创制能力不足

特医食品的产业链涉及原料供应，产品研发、生产和检验，产品流通三个主要环节。在产业链各环节中，特医食品原辅料的生产供应、产品研发和生产管理、生产设备和检测设备技术水平、产品质量追溯体系建立，是特医食品质量保障和风险管控的关键环节。

（1）核心原料依赖进口，新型原料使用受限

①原料使用情况。特医食品主要营养成分包括蛋白质、脂肪、碳水化合物、膳食纤维、维生素、矿物质、营养强化剂、氨基酸等。其中：提供蛋白质的原料主要有乳清蛋白及其水解物，酪蛋白、酪蛋白酸盐及其水解物，牛奶蛋白，大豆蛋白等。其中乳清蛋白用量最多，占全部蛋白质原料的 65% 以上。除大豆蛋白以外，其余原料全部依赖进口。受国际贸易影响，供应量和价格并不稳定。

②国产原料与进口原料使用比例。不完全统计结果显示，国内企业国产原料与进口原料使用比例最高为 1∶0，最低为 1∶10，平均约为 7∶3。[①]

③进口原料与国家标准的适用性。目前，乳蛋白原料全部依赖进口，其中牛奶蛋白、酪蛋白酸盐及其水解物、乳蛋白水解物等原料国内没有相应的

---

① 唐辉、汤立达：《我国药品与保健食品、特医食品、新资源食品的界定和监管比较》，《现代药物与临床》2020 年第 2 期。

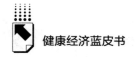

食品安全国家标准，需要生产企业自拟原料标准，存在标准不统一、不适用等问题；部分原料在国内虽有相对应的食品安全国家标准，但存在与国标不相符合的问题，导致原料使用受到限制。

④新型原料使用情况。目前，允许在特医食品中使用的原辅料种类有限，新食品原料、功能肽等兼具营养和功效作用的原料，在特医食品中的使用受到严格限制。新食品原料菊粉，批准公告的使用范围是"各类食品，但不包括婴幼儿食品"，因此不可用于3岁以下的特医食品中。而雨生红球藻，批准公告中明确"使用范围不包括婴幼儿食品"，但因其具有生物活性，属于GB 29922和GB 25596列明的可选择性成分以外的原料，不建议添加，故雨生红球藻不可用于特医食品中。

（2）国内企业产品创制能力有待提升

①研发能力现状。特医食品兼具食品和药品特性，研发人员应具有食品、医药、营养学或相关专业背景，具备食品加工、产品质量控制等相关专业知识。目前，国内生产企业综合性专业人才普遍缺乏，研发人员数量平均不足10人，产品研制仅限于符合国标，大部分以仿制为主，缺少具有自主知识产权的产品。根据不完全调查结果，40%以上的国内生产企业依托大专院校、科研机构来研发产品。

②研发投入现状和产品研制。国内生产企业研发投入普遍偏低，研发资金主要用于购买原辅料和检验检测，对原料物性、产品配方、加工制造等方面尚缺乏系统性的研究。绝大部分生产企业把产品是否符合国家标准放在配方研制的首位，还有不到50%的生产企业把与已获注册产品比对放在配方研制的第二位，只有约10%的生产企业把配方精准化设计放在配方研制的首位。目前，大部分生产企业的特医产品研制处于稳定增长状态，在研产品数量逐年增加，获准注册产品数量较多的生产企业开展了特定疾病型特医食品研制。其中肿瘤、糖尿病、肾病三种疾病型产品国家已发布了临床试验指导原则，研制数量也最多，但其他10种国家未发布临床试验指导原则的特定疾病型产品，研制数量很少。

③生产能力现状。国内生产企业生产线较为单一。由于对液体制剂

工艺技术研究尚不充分，生产设备和制备技术相对落后，营养素稳定性、矫味技术等技术壁垒尚未完全突破，许多生产企业，尤其是新进入此领域的往往仅有 1 条生产线，其中大部分为粉剂线，液体线较少。因此，当前市场上只有少量液体特医食品，而且产品货架期短仍然是其面临的主要问题。

④产能和产能利用率。特医食品产业产能普遍偏低，受销售终端尚未打通等多种因素的影响，生产线大多数时间处于闲置状态。为提高产能利用率，许多生产企业采取特医食品与普通食品、婴粉等共线生产。产能利用率低是国内特医食品生产企业面临的普遍问题，会增加生产成本，导致产品利润下降，也影响了新产品的研发和生产技术升级投入，如此反复会使企业陷入困境。

⑤生产质量管理体系和产品追溯体系建立情况。按照特医食品注册相关要求，100%的生产企业按照良好生产规范要求均需建立与产品相适应的生产质量管理体系。但由于大部分生产企业尚未进入规范化的生产阶段，生产质量管理体系运行情况并没有得到充分的检验和验证，存在质量管理体系不完善、执行不到位的情况。产品质量控制依靠检验，"质量源于设计"的全链条控制理念尚未广泛形成。

⑥检验检测能力。能够实现全部项目自行检验的生产企业，检验设备投入平均大于 1000 万元，关键设备主要使用进口设备。目前一半以上的生产企业具备对产品的全项目检测能力（包括 60 多个检测项目）；仍有近一半的生产企业产品检验不同程度依靠外检。全项目检验费用根据产品种类为7000~25000 元/每批，目前法规要求产品每一批出厂都要进行全项目检验，委托检验增加了企业生产成本。

5. 流通渠道不通畅，医疗保障不足

（1）特医食品流通渠道

特医食品的流通包括了院内和院外两部分。院内特医食品主要通过招标和采购两种方式进入医院库房，患者通过营养科医师的医嘱或处方进行购买使用。院外则分为线上和线下两部分，其中：线下渠道包括药店、超

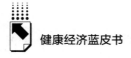

市和母婴店等；线上渠道则是指通过第三方平台或自建渠道销售，具体如图 6 所示。

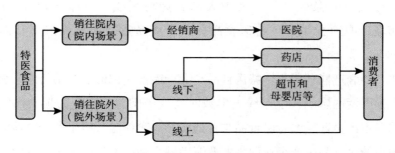

图 6　国内特殊医学用途配方食品流通渠道

资料来源：国家市场监督管理总局、艾媒数据中心整理。

（2）特医食品医疗保障管理

目前，已有江苏、山东等部分省份开始试点将特医食品纳入地方医保报销范畴，多为婴儿特医食品，如浙江为提高苯丙酮尿症患者的医保待遇，对于患者所需的特医食品实行每年 0.8 万～1.2 万元的定额支付；山西将苯丙酮尿症纳入新农合大病救助和城镇居民医保补偿范围，按每人每年 1.2 万元费用的 70% 予以补偿医疗费用和特殊食品费用。但大部分特医产品尚未被纳入医疗保险报销范畴，患者需要自费使用，经济负担加重。

2022 年 10 月 11 日，云南省医疗保障局办公室发布《关于进一步规范医保信息系统自费编码的通知》，将特医食品纳入医保信息系统自费编码；2023 年 4 月 12 日，北京市医疗保险事务管理中心下发《关于明确特医食品临时编码使用规则的通知》；浙江、重庆、济南等也在积极推进将特医食品纳入医保信息系统相关工作，医院的使用渠道正在逐步畅通。

（二）国内特医食品监督管理制度体系

1. 强监管贯穿产品全生命周期，监管制度体系不断完善

作为新兴产业，中外企业在特医领域纷纷布局。外资企业具有多年特医食品研发和生产经验，产品在全世界范围内（包括中国）上市销售多

年，此前在中国按照药品监管；而国内多为药品、保健食品和食品生产企业等，拟从业人员多，但大部分企业不了解特医食品，产品创制能力参差不齐。

2010~2013 年，国务院卫生行政部门相继颁布三个关于特医食品的食品安全国家标准，2015 年国务院发布的《中华人民共和国食品安全法》明确"国家对保健食品、特殊医学用途配方食品和婴幼儿配方食品等特殊食品实行严格监督管理"。2016 年以后，国家市场监督管理部门陆续发布《特殊医学用途配方食品注册管理办法（试行）》和一系列相关配套文件。目前，我国特医食品已逐步形成了包括产品注册、加工生产、质量管理体系审查、临床试验、广告审查发布、标签标识等在内的一整套管理制度体系。为规范各地特医食品流通经营和医疗机构经营使用，各省（市）陆续出台相应的管理办法，特医食品管理制度体系不断完善。

2. 制度引领产品创制能力提升，临床使用逐步规范

特医食品注册管理制度有效引导了生产企业规范研发、生产和检验，产品创制能力和产品质量安全管理水平明显提升。在研发能力方面，国内企业基本能够研制出符合国家标准要求的产品。在生产能力方面，100% 的生产企业具备与所生产产品相适应的生产能力，约 1/3 的生产企业通过 HACCP 体系和食品安全管理体系（ISO 22000）认证。按照良好生产规范要求，企业均建立了一系列与所生产食品相适应的生产质量管理体系，已有 94 个产品通过现场核查。在检验能力方面，有一半以上的生产企业具有对产品的全项目检测能力。

此外，注册管理制度的实施使得特医食品身份得以明确，在此基础上多地陆续出台经营使用管理规定，部分省市还将一些罕见病特医食品纳入地方医保报销范围。2021 年 8 月，国家医疗保障局发布《关于提供其他收费项目分类具体信息的通知》，进一步明确了特医食品类别。这些基于注册管理制度的举措逐步畅通了医院的使用渠道，促进其规范管理和安全使用，也推动了特医食品行业的发展。

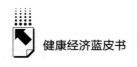
四　我国特医食品产业的市场需求与经济学效益分析

（一）特医食品市场需求分析

1. 寻求差异化定位与发展，产品数量与多样性将持续快速增加

国内特医产品数量与多样性将会在短期快速增加。全营养配方食品同质化加重且进入完全竞争市场；婴儿特医食品短期内大量获批；组件类产品因配方组成简单，需要与普通食品配合使用，更接近患者日常饮食习惯，患者接受度高。为避免产品同质化，增加产品品牌效应和产品竞争力，具备强研发能力、强资本、强渠道支撑的企业会寻求产品差异化定位与发展，市场将呈现差异化发展。

2. 住院患者是主要消费人群，医院将成为主要的分销渠道

（1）住院患者是特医食品的主要消费人群

①营养不良发生率和营养支持率。根据对 130 家医疗机构的调查结果，0~12 月龄婴儿的营养不良风险发生率均值为 15.40%；1 岁以上人群的营养不良风险发生率均值为 33.84%。各医疗机构肠内肠外营养支持率和肠内营养支持率均值分别为 48.55% 和 29.74%，这些人群是特医食品的主要消费人群。①

②住院患者应用的特医产品。目前以药品肠内营养剂为主，主要用于进食困难患者在医院治疗期间，与疾病治疗关系密切，销售渠道以医院为主，药店渠道销量不大。未来获准注册的特医食品将会逐步进入医院销售。

（2）医院将成为主要的分销渠道

我国医疗机构数量庞大，住院患者营养不良发生率高，对特医食品需

---

① 赵海霞等：《基于肠内营养耐受性评估表的早期肠内营养支持对重症监护病房患者疾病治疗的价值研究》，《陕西医学杂志》2024 年第 5 期。

求量大，院内将成为特医食品的主要分销渠道，其中等级医院又是最主要的消费场所。2022 年我国卫生机构数量及住院患者营养不良发生率见表4。

表 4 2022 年我国卫生机构数量及住院患者营养不良发生率

机构类别	机构数量（家）	入院人次数（万人次）	平均住院天数（天）	住院患者营养不良发生率
医院	36976	20099	9.2	14.67%~31.02%
公立医院	11746	16304		
私立医院	25230	3794		
医院中：三级医院	3523	11634		
二级医院	11145	6521		
一级医院	12815	1106		

资料来源：国家卫健委发布的《2022 年我国卫生健康事业发展统计公报》。

3. 医院外流通产品规模不断扩大

截至 2022 年底，获批的 94 款特医食品中，婴儿特医食品（适用于 0~12 月龄婴儿使用）39 款；非婴儿特医食品（适用于 1 岁及以上人群使用）55 款，已有 64 款特医食品在电商平台（天猫、京东等）直接对 C 端销售。这 64 款产品中，包含婴儿特医食品 29 款、非婴儿特医食品 35 款，目前线上销售已呈常态化，并且拥有较为稳定的客户群以及品牌效应，具体数据统计见图 7。

4. 消费者对特医食品关注度低，产品认知度需要提升

特医食品属于新兴的特殊食品类别，消费者对特医食品的关注度低，难以分清特医食品和部分普通食品、保健食品甚至药品的差别，购买时容易被一些商家通过营销手段所误导，产品认知度需要提升。在购买途径上，从医院药房购买特医食品的比例高达 56.25%，17.50% 的患者从医院超市购买，23.75% 的患者通过商超购买，11.25% 的患者通过药店购买，23.75% 的患者通过电商平台购买，7.50% 的患者通过营养科购买，部分为朋友赠送。在对特医食品关注点方面，80.0% 的住院患者关注特医食品的

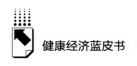

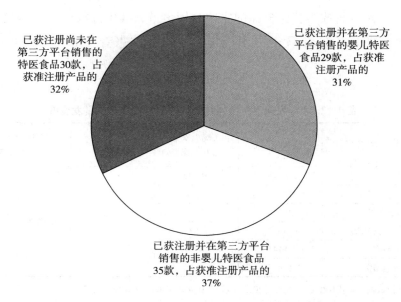

已获注册尚未在第三方平台销售的特医食品30款，占获准注册产品的32%

已获注册并在第三方平台销售的婴儿特医食品29款，占获准注册产品的31%

已获注册并在第三方平台销售的非婴儿特医食品35款，占获准注册产品的37%

图7 截至2022年底已获注册特医食品第三方平台销售情况

营养成分，67.5%的患者关注价格，52.5%的患者关注特医食品的口味，36.25%的患者关注特医食品的品牌，个别患者提出其关注临床使用效果和医生的建议。[①]

（二）特医食品卫生经济学效应分析

1.营养不良会大幅增加医疗花费

我国疾病相关营养不良和老年营养不良患病率较高，住院患者营养不良的发生率为20%~60%，住院老人营养不足患病率高达40%~60%。营养不良患者的住院天数比营养状况良好患者超出30%，癌症患者中营养不良患者住院天数比营养状况良好患者超出45%。[②] 国内一项研究发现，老年营养不足患者与营养良好患者的平均住院费用分别是13581.2元与10530.9元，前者比后

---

① 艾媒研究院：《艾媒咨询2021年中国特医食品产业运行大数据监测分析报告》，2021。

② Wittwer, J., et al., "Food Selectivity, Rash, and Leg Pain in A 7-year-old Boy with Malnutrition," *Pediatrics in Review*, 2023, 44（4）, pp. 232-235.

者多出3050.3元。① 2012年，我国老年人疾病相关营养不良直接和间接经济负担每年合计841.4亿元，其中直接经济负担为639.30亿元，间接经济负担为202.1亿元。在各类治疗费用中，因营养不良导致的额外费用占8.09%。②

2. 特医食品能够有效降低整体医疗费用

特医食品的有效使用可以降低患者的整体治疗费用，是投入产出比较高的医疗措施。欧洲学者对住院患者使用肠内营养的经济学作用进行了系统回顾，将14项使用肠内营养的费用和没有使用肠内营养的费用进行对比，其中12项研究表明使用肠内营养有利，平均费用节省12.2%。③ 英国一项针对腹部外科的研究显示，使用肠内营养的病人每人净费用可节省746英镑，同时可以降低死亡率，减少并发症和缩短治疗时间。④ 一项研究分析了Ⅱ型糖尿病患者使用糖尿病特医食品与其他食品对患者预后的影响，研究结果表明，与其他食品相比，使用糖尿病特医食品可使住院总费用降低18%，ICU费用降低27%；长期食用糖尿病特医食品与食用普通食品相比，患者5年的死亡率分别为5.1%和12.3%。⑤ 由于特医食品在我国使用时间较短，相关系统的卫生经济学研究较少。国内学者对食道和胃肠道术后的肠内营养治疗进行随机对照研究的结果表明，使用特医食品可有效降低住院天数。⑥ 目前，世界各国均面临医疗费用不断上涨的压力，不少国家已将特医食品纳入医保报销目录，并制定相关政策，在家庭和医院应用肠内营养干预的现象非常普遍，特医食品在有效降低整体治疗费用方面发挥越来越重要的作用。

---

① 朱跃平等：《老年住院患者营养风险筛查及营养支持状况》，《中国老年学杂志》2013年第11期。
② 柴培培等：《我国老年营养不良的疾病经济负担研究》，《中国卫生经济》2016年第3期。
③ Castanheira, N. V. J., et al., "Lipid Profile and Cost of Enteral Nutrition Formula with Addition of Fish Oil Used in A Public Hospital," *Clinical Nutrition ESPEN*, 2023, 57, pp. 288-296.
④ Burcharth, J., et al., "The Effects of Early Enteral Nutrition on Mortality after Major Emergency Abdominal Surgery: A Systematic Review and Meta-analysis with Trial Sequential Analysis," *Clinical Nutrition*, 2021, 40 (4), pp. 1604-1612.
⑤ 张坤鹏：《社区2型糖尿病患者健康素养与生活质量，直接医疗成本相关性研究》，硕士学位论文，河南大学，2019。
⑥ 魏萍、姚丹、贾树茂：《临床护士对ICU过渡期患者肠内营养治疗知信行现状调查》，《云南医药》2023年第5期。

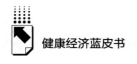

五 我国特医食品产业发展机遇与挑战

（一）大健康产业政策助力产业发展

营养事关国民身体素质的提高和经济社会的发展，是重大民生工程。国民营养与健康状况，是反映一个国家经济与社会发展水平的重要指标。2017年，国务院办公厅印发《国民营养计划（2017—2030年）》，明确要"实施临床营养干预"，"推动特殊医学用途配方食品和治疗膳食的规范化应用。进一步研究完善特殊医学用途配方食品标准，细化产品分类，促进特殊医学用途配方食品的研发和生产"。到2030年，"建立起体系完整、结构优化的健康产业体系，形成一批具有较强创新能力和国际竞争力的大型企业，成为国民经济支柱性产业"。各项国家政策都对特殊食品在提高居民营养水平、保障健康方面的作用进行了有力支持，鼓励大力发展特殊食品产业，为特殊食品产业的蓬勃有序发展提供了良好的宏观政策环境。

（二）特医食品市场前景广阔

随着我国人口老龄化的加剧、疾病模式和饮食结构的改变，慢性病已呈现高发态势。相比欧美发达国家比较成熟的特医食品产业，我国特医食品产业正处在上升期，市场需求尚未满足，具有巨大的需求潜力。在美国，有65%的营养不良患者在使用特医食品，英国有27%，而中国不到5%。[1] 针对营养不良患者，国外优先选择最为科学的经胃肠道供给特医食品的营养支持方式，肠外营养与肠内营养使用比例约为1：10，而我国约为8~10：1，远高于国外。[2] 国外特医食品应用范围包括医院、康复中心、养老机构家庭等；我国特医食品应用范围仅限于医院，产品数量远不能满足临床需求。

---

[1]　徐亚静、锋尚、赵乃育：《临床成本的艰难考量》，《中国食品药品监管》2016年第11期。
[2]　韩萌等：《围手术期结直肠癌患者营养治疗的研究进展》，《肿瘤代谢与营养电子杂志》2024第1期。

（三）民众对健康的需求提升

1. 大健康产业营收增加

大健康产业作为颇具潜力的新兴产业，前景无限。随着中国人均可支配收入的增加、全民健康意识的提升，健康产业逐渐成为国家的重要发展对象和经济的新引擎。《中国营养健康食品行业蓝皮书》显示，截至 2022 年，中国营养健康食品行业规模已经达到 5885 亿元，预计行业规模在 2027 年将超过 8000 亿元。

2. 民众对健康需求提升

随着城乡居民可支配收入的提高，更多家庭对健康产品有更高的需求。特别是线上医疗的兴起，一定程度上满足了家庭对医疗保健的需求，线上问诊、平台购药拓宽了特医食品的销售渠道。

此外，面对我国特医食品供需关系长期失衡的局面，各级政府出台相关政策举措促进行业发展，也指明了未来的发展方向与路径，我国特医食品行业的发展逐渐步入快车道。

（四）我国特医食品产业发展面临的挑战

我国特医食品产业发展仍然处于起步阶段。产品注册难、流通难严重制约产业发展，由此反映出我国特医食品法规标准仍须完善、审评工作尚待优化、监管能力有待提高、产业基础亟须夯实、终端使用保障不足、社会认知需要提升等诸多问题，这些问题是目前特医食品产业发展的瓶颈。

1. 法规标准滞后，产品获准注册难

从标准层面看，多种类别特医食品尚没有产品标准；已发布的特医食品产品标准，因为基本限定了产品类别，或限定了原辅料种类和营养成分含量，导致产品缺乏创新空间，部分临床需求的产品因不在标准适用范围内而无法研发。从监管法规层面看，多种特定疾病型特医食品尚未发布临床试验相关指导原则；关于特医食品生产经营、流通使用的法规规范尚不健全；对新型原料、创新型配方、新产品形态等技术创新项目的审评要求并不明确，

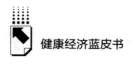
注册审评存在不确定性与风险。另外，应通过各种传播途径实时告知生产企业不断更新和调整的注册审评要求的内容，并加强宣贯，使企业更准确地理解和执行。

2. 注册门槛高，中小企业产品获准注册难

特医食品相关法规、标准对产品原料使用，产品标准，标签标识，生产企业研发、生产和检验条件，生产质量管理体系建立，特定疾病型特医食品临床试验等内容均提出了严格的要求，注册门槛较高。生产企业应当具备相应的条件，产品方能获准注册。审评、审批程序较为复杂，注册周期较长，资金投入大。中小企业研发、生产、检验和资金实力均显不足，产品获准注册难，且缺乏竞争实力。

3. 审评程序有待优化，注册周期较长

目前，产品注册平均需要1~2年时间，企业易错过产品最佳上市周期，影响产品研发和更新换代。究其原因，一是审评、审批、现场核查各注册环节应当有效衔接。目前，进口、国产产品均不同程度地存在等待现场核查时间较长的问题。二是注册审评程序有待优化，如对于临床急需的产品、罕见病产品等应当设置优先审评审批程序，对于已经过技术审评再次注册的产品应当简化审评流程等。三是重复现场核查，如同一生产企业每一个产品都要进行一次现场核查。由于资金不足和核查人员数量有限，产品注册时间延长。

4. 产业基础薄弱，产品缺乏核心竞争力

我国特医食品产业基础薄弱，与国外相比差距明显。一是缺乏基础研究数据，研究患者营养需求的基础数据多数参考国外数据或健康人群数据。二是国内生产企业研发、生产、检验能力和资金实力均显不足，普遍存在研发投入低、产品以仿制为主、配方同质化现象严重、核心原料全部依赖进口、缺少自主知识产权或核心技术，检验检测一定程度上依赖外检等现象。三是设施设备落后，产能利用率低。在产品质量控制方面，仍然停留在产品依靠检验阶段，"质量源于设计"的全链条控制理念尚未广泛形成。四是专业人才缺乏。国内食品、药品及生物化学等专业人才无法满足特医行业的综合性需求，对产品研发等专业人员要求高且缺口巨大。医院营养科建设不到40%（美国为70%），注册临床营养执业医师6800名（美国为89300名），影响特医食品在医院的推广应用。五是目前国家对特医食品的科研支持有限，科研成果转化率低，还处于主要依靠企业自主研发的阶段，由于人才、经费、科研平台等条件的限制，这些研发活动还处于较低水平，研发创新能力不足，产品缺乏核心竞争力。

5. 医院销售受到限制，产品终端使用保障不足

虽然云南、北京等地发布了相关规定，逐步将特医食品纳入医院 HIS 系统，但大部分地区仍然没有开始。因此，医生和临床营养师无法开具院内特医食品处方，住院患者仍以药品肠内营养剂为主。相较之下，特医食品既缺少规范的管理也很难体现其医学特点，与精准化、个性化、灵活化的临床需求特点具有一定差距，同时收费和医保管理也缺少相应规定，在大部分医院中需患者自费支付，增加了患者负担。这些情况在一定程度上阻碍了特医食品在医院中的销售行为。

6. 科普宣传不足，产品未能有效使用

我国特医食品产业起步晚，患者和医务工作者对特医食品的认知尚浅。在科普宣传方面并不广泛全面，多数普通消费者甚至特殊人群对营养科学和特医食品的相关知识不了解，特医食品没有得到有效的使用。在临床应用方面，我国临床营养学科正在建设之中，不同地区、不同类型医院发展不均衡，许多临床科室对特医食品了解程度不够，导致产品没有得到广泛使用。

六　推进特医食品产业发展的战略路径与法规建议

（一）加强顶层设计与战略引导，深化"放管服"改革要求

特医食品是朝阳产业，但目前绝大部分生产企业没有实现盈利，在国家层面亟须顶层设计实施一系列帮扶政策，重点要帮助企业实现规模化销售以及盈利，让患者真正获益，让特医食品这个新食品品类存活下来。要借鉴发

达国家政策清晰明确、制度宽松灵活的管理方式，需要在监管政策上做出适当调整，既不能太松弛，也不能让企业步履维艰。要深化国务院"放管服"改革要求，对特医食品实施科学的监管。通过建立健全从原料、生产、产品到检验各个环节的法规、规范、标准和要求，来规范产品上市；改变传统的大包大揽的行政管理模式，强调申请人承担产品注册的主体责任和义务。

（二）完善法规标准建设，优化审评审批流程，提高监管能力

1. 完善法规标准建设

要加快建立与国际接轨的、完善的各类特医食品产品标准体系和氨基酸等原料标准；在 GB 25596、GB 29922 产品标准中增加临床急需的产品品类，以满足各类疾病患者的营养需求；完善注册审评相关法规、规范，不断细化注册审评技术要求，制定更加科学的审批标准；积极推动特医食品临床使用、医保管理、销售宣传等环节的法规制定工作，提高临床使用的安全性、准确性和市场流通的规范性。

2. 优化审评审批流程，提高监管能力

一是推进特定疾病型特医食品注册审评工作，对于不同类型的特定全营养配方食品，应研究分类要求，制定更符合临床实际、可操作性更强的临床试验要求。二是研究探索更加科学化的注册审评审批制度，对于特定全营养配方食品等高风险产品，实施从原料、生产、检验等各环节严格审查的注册制度；对于全营养配方食品、非全营养配方食品应简化注册流程，逐步实行备案制管理。三是设置优先审评审批程序，明确适用范围和政策措施，引导鼓励企业研发注册临床急需、罕见病类别等的特医食品，满足临床需要。四是优化现场核查程序。境外产品现场核查委托国外政府主管部门进行；境内已通过现场核查的生产企业再次申请的新产品可以免于现场核查，或委托省级市场监督管理部门进行现场核查，以缩短核查时限，提高审评时效。五是不断细化注册审评技术要求，并实时告知生产企业；明确新型原料、创新型配方、新产品形态等技术创新项目的审评要求，以注册审评助力产业发展。积极开展宣贯培训、信息公开、咨询交流等工作，引导企业以满足临床营养

需求为出发点，加强产品研发创新，推动特医食品走上适应个体需求、全面保障供应的高质量发展道路。

（三）加大对科技创新的支持力度，促进国产特医食品竞争力提升

应从政策、资金、技术等方面，尽快缩小国内企业与外资企业之间的差距，以帮助优质的国内产品尽快崛起。发挥相关高校和科研院所基础性和应用性的研究优势，针对特医食品基础和应用研究，在国家重大科研项目部署中设置专项支持，在国家级科研平台建设（如国家重点实验室、国家技术创新中心等）中予以重点考虑。对已有较好研究基础的高校和企业科研团队予以重点支持，加快打造特医食品领域具有重要国际影响力的创新团队，促进特医食品产业在资源挖掘、功能解析、技术开发、设备创制等方面的全面转型升级。

坚持创新驱动，加强品牌引领。利用大专院校、医疗机构的技术优势，研究产学研协同创新模式，帮助生产企业优化产品配方、使用新原料、新技术和先进的检测手段，鼓励产品在种类、形态、口味等方面的创新。从政策方面引导和促进生产企业在技术装备、质量管理、营销模式等方面的结构升级。统筹布局共建共享平台，促进人才、资本、信息、技术等创新要素的聚集融合，形成特医食品研究和产业的集成式高地。

（四）加强人才队伍建设，促进特医食品科学规范使用

我国从事特医食品研发的高层次人才匮乏，临床营养师数量严重不足，直接影响特医食品的研发水平和临床使用。按照"健康中国2030"要求，要实现每1万人配备一名营养指导员，但目前我国每30万~40万人才共用一名营养师。今后应加强特医食品研究和开发相关所需的食品、临床营养、公共卫生、检测装备等领域高层次专业人才的引进和培养，促进该学科在基础前沿、应用领域的人才团队建设；还应畅通科研机构、企业高层次人才的双向流动渠道，建立科研专家进企业挂职和企业人才进入科研机构深造的交流互动机制。完善特医食品专业从业人员在岗培养与评价体系，着力培养专

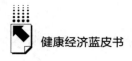

业营养师队伍，以保证特医食品质量和对特医食品的使用做出专业的诊疗与指导。

（五）加强科普宣传，积极推动社会共治

我国特医食品产业起步较晚，对营养科学、特医食品的科普宣传不广泛、不全面，人民群众甚至是特殊人群和医务工作者对科学营养和特医食品的认知普遍较浅；我国临床营养学科正在建设之中，不同地区、不同类型医院发展不均衡，大部分临床科室对特医食品不了解，导致其并未得到有效使用、产品应用不广泛。今后应加强科普宣传，组织开展培训，提高社会各界的认知度；要充分发挥行业协会在推进行业发展过程中的积极作用，鼓励公众积极参与社会监督，形成各方合力共治的工作格局，助推产业发展。

B.10

健康居家产品发展现状与市场前景：
以环境与健康家电为例

孙 鹏 张庆玲 齐晓梅*

摘 要： 本报告基于对具有改善居家环境和健康功能的家电产品发展现状的调研、主要产品的整理汇总以及标准体系的梳理，对其发展趋势、机遇与挑战进行了深入分析。本报告发现我国目前具有改善居家环境和健康功能的家电产品的功能主要在健康安全、健康管理和健康防护与促进等方面，产品种类较为丰富，标准体系越发完善。环境与健康家电的发展呈现功能、形式、应用场景、应用人群和领域多样化的趋势。智慧家居技术、全球贸易环境变化和消费趋势变化是未来面临的主要挑战。

关键词： 健康居家产品 环境与健康家电 健康管理 健康防护

一 引言

随着整体经济水平的提高、人们健康意识的增强和近几年公共卫生事件的频发，人们对家庭生活中的健康意识迅速提高，健康居家产品受到广泛关注，家用电器作为居家生活中与人们密切相关的产品，在守护人体健康安全

---

* 孙鹏，中国家用电器研究院家电及轻工标准技术产业研究所高级工程师，主要研究方向为家电及轻工业标准化、性能检测认证方法；张庆玲，中国家用电器研究院环境与健康相关产品检测所高级工程师，主要研究方向为环境与健康相关产品的抗菌、除菌、除螨、除过敏原等性能测试方法研究及标准化；齐晓梅，中国家用电器研究院家电及轻工标准技术产业研究所工程师，主要研究方向为家电及轻工业标准化。

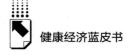

方面日渐发挥重要作用。消费者在对家电产品选购时的需求也在清洁、制冷、烹饪等基本功能基础上，衍生出更多健康功能的需求，如健康防护、环境质量改善和健康管理等。具有改善居家环境和人体健康功能的家电（以下简称环境与健康家电）越来越受到消费者的广泛欢迎。

日常生活中，病原微生物无处不在，健康防护需求体现在居家生活的方方面面。人员进入室内时，穿戴的口罩、衣物、鞋等可能附着有病原微生物，而且，户外空气易随开关门动作将室外可能存在的病原微生物带入室内，不仅会对室内空气造成污染，还会沉降在地面及家具表面。卧室环境中，宠物毛发及宠物身上附着的污染物易脱落在床单上、被罩上、地面上，导致微生物、灰尘、寄生虫污染，特定情况下引发过敏；加湿器若使用不当，内部易滋生细菌，或产生有害化学物质危害人员健康；室内晾晒的衣物在特定气候条件下易滋生细菌或发霉，菌体本身及霉菌产生的孢子会污染衣物和室内空气。厨房环境中，食品表面和内部易附着农药残留和病原微生物等各种污染物；食物腐烂变质时易滋生病原微生物和各种蚊虫，并释放异味和化学气体；餐具若未清洗干净，易滋生病原微生物；烹饪与饮用的自来水中可能含有管路中的铁锈、泥沙、化学物质、微生物等杂质；下水道干涸或堵塞时易导致管路中的气体污染物、异味、微生物气溶胶等进入室内；卫生间高湿度环境利于病原微生物繁殖，为病原微生物和蚊虫的滋生提供条件；使用年限久的洗衣机内部易产生各种细菌；马桶冲水时易产生气溶胶。

日常室内生活中，居家环境质量易受到以下因素影响。人员长期居住产生的二氧化碳等气体在室内持续累积，导致空气质量下降；户外空气质量较差时，空气污染物易通过门窗进入室内；来自室内外的光污染、噪声等易导致失眠或睡眠质量下降，损伤眼睛，加速机体老化，降低人体的免疫力。室内进行装修工程时，会产生大量颗粒物并飘散在空气中；装修及家具所使用的涂料、胶水等含有易挥发的化学物质，会产生强烈的异味，严重影响生活质量，其长期持续存在于室内空气中还会导致室内人员患癌概率大幅提高。

随着传感器和互联网技术的发展，健康管理需求越发旺盛。监测的数据可以进一步与医院、保健机构实现互联，实现家居环境生理指标监测与医疗保健机构的数据共享，为改善现有的医疗环境和完善医疗保健制度提供数据支撑。

本报告将重点关注环境与健康家电产品的发展现状、目前的产品及功能、标准体系等，探讨我国环境与健康家电的发展趋势、发展机遇和挑战，供消费者、生产企业等参考。

二 环境与健康家电发展现状

（一）家电行业发展现状

家电行业需求与国民经济发展密切相关，经过 40 多年的发展，我国家电行业的产业规模已经处于国际领先水平。并且随着家电技术、家电产品的升级迭代，我国家电产业已经从传统的劳动密集型组装制造产业，逐渐发展成为技术密集型的智能制造产业。

家用电器是家庭消费中的刚需产品，家用电器行业也是重要的消费品工业，是扩大内需和稳定工业经济的重要领域。工业和信息化部发布的数据显示，2021 年家电行业规模以上企业营业收入 1.7 万亿元、利润总额 1219 亿元；2022 年，家电行业规模以上企业营业收入 1.75 万亿元、利润总额 1418 亿元。2021 年，全行业实现出口超 1000 亿美元，产品畅销全球 160 多个国家和地区，服务全球 20 亿以上家庭用户，冰箱、空调、洗衣机等主要产品产量占全球比重超过 50%。[①]

2023 年中国经济保持了整体恢复向好的态势。中长期来看，中国正处在消费结构升级的关键阶段，城乡市场消费观念、消费结构同步提升，加上城镇化每年带来的消费增量，耐用消费品的升级需求将持续释放，这也将是

---

① 《推动消费品工业增品种、提品质、创品牌！"新时代工业和信息化发展"系列新闻发布会第七场实录》，工业和信息化部官网，2022 年 9 月 14 日，https：//www.miit.gov.cn/gzcy/zbft/art/2022/art_4e183449c6304f2aa3b5fc319da0ebcb.html。

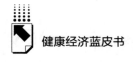

未来一段时期家电市场主要的增长来源。

近年来，干衣机、洗碗机、洗地机、集成灶等新兴家电增长迅速，消毒除菌、健康清洁、洗护合一、智能集成等功能产品备受关注，家用电器产业在满足人民美好生活需要、促进国内消费市场、拉动工业经济增长等方面起到了重要作用。

家电行业在高质量发展和科技创新中走在前列。轻工业200强企业中，海尔集团、美的集团、格力电器位居前三；轻工业科技百强企业中，家电企业上榜9家。2022年，家电行业研发总投入330亿元，比重达3.55%。其中，美的集团研发投入126亿元，研发比重为3.67%；海尔智家研发投入95亿元，研发比重为3.9%。家电行业研发投入持续增加，整体创新能力不断增强，自主创新能力日益提升，原始创新技术不断涌现，为全球家电强国建设和满足人民美好生活做出了极其重要的贡献。①

（二）环境与健康家电发展情况

近几年，消费者健康意识逐渐加强，环境与健康电器消费持续火热，拥有绿色环保材料，具备除菌、消毒等作用的环境与健康家电深受消费者欢迎，健康、智能、绿色成为家电家装消费主流趋势。苏宁易购数据显示，2023年春节期间，苏宁易购全国可比电器店包括净水器、除菌冰箱、消毒柜等在内的健康家电销售量同比增长154%。② 京东家电2023年"五一"销售数据显示，除菌空调成交额同比增长4倍；除菌冰箱成交额同比增长80倍；烘干机成交额同比增长10倍，母婴洗衣机成交额同比增长20倍；净水器品类成交额同比增长100%；洗衣机、吸尘器、扫地机器人等清洁型家电的成交额环比增长都超过了100%。③ 全国家用电器工业信息中心的数据显

---

① 《更强科技赋能 更高质量发展》，中国轻工业信息网，2023年5月19日，http：//www.clii.com.cn/ReDianJuJiao/TouTiaoXinWin/202305/t20230519_3957079.html。

② 李乔宇、陈红、彭衍菘：《家电市场火热 年轻消费者青睐"健康+智能"产品》，《证券日报》2023年1月30日A2版。

③ 京东集团：《京东公布"五一"小长假消费数据》，搜狐网，2023年5月3日，https：//www.sohu.com/a/392801504_310397。

示，作为环境与健康家电的代表，2022年洗地机产品销售额达到100.4亿元，同比增长75.3%；洗碗机2022年销售额达到102亿元，同比增长7.6%。①

全国家用电器工业信息中心统计数据显示，2023年前三季度国内家电销售额累计实现5297亿元，同比增长1.4%；各品类环境与健康家电成交额和同比变化情况见表1。

表1 2023年前三季度各品类环境与健康家电成交额和同比变化情况

序号	大品类	细分品类	2023年1~9月成交额（亿元）	同比（%）
1	空气类	空调	1253	6.9
		油烟机	223	5.5
		加湿器	11	−17.5
		空气净化器	31	−3.4
2	食物营养类	冰箱	662	2.4
		冷柜	85	−7.5
		电烤箱	20	−22.9
		蒸汽炉	8	−15.7
		微蒸烤一体机	61	4.3
3	灭杀衣物鞋毛巾病原微生物类	洗衣机	436	0.2
		干衣机	45	11.2
4	提升水质类	热水器（含燃气热水器）	358	1.4
		净水系列	184	2.4
5	对餐具除菌消毒类	消毒柜	24	−2.7
		洗碗机	74	8.8
6	环境卫生类	清洁电器（含吸尘、除螨、扫地机器人）	191	−2.7

资料来源：《2023年中国家电行业三季度报告》，全国家用电器工业信息中心公众号，2023年11月20日，https://mp.weixin.qq.com/s/ihMH5iP8XBJHSc0NbdBr9A；《2023年中国家电行业半年度报告》，全国家用电器工业信息中心公众号，2023年8月11日，https://mp.weixin.qq.com/s/HbIAVrBRWTkBWSS1JmNeNQ。

---

① 全国家用电器工业信息中心：《2022年中国家电行业年度报告》，2023年3月4日，https://mp.weixin.qq.com/s/IOfLc-_Iek_yP-zxicFgEw。

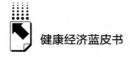

通过表 1 可以看出，空气类产品中，空调和油烟机销售也呈增长态势，同比分别增长 6.9% 和 5.5%，加湿器和空气净化器销售呈下降态势，主要是随着近几年空气质量的好转和空调多功能化的发展，空气净化器的销售会受到一定程度的影响；与食物营养类相关的电器产品中，冰箱和微蒸烤一体机销售呈上升趋势，而冷柜、电烤箱和蒸汽炉等单一功能类产品销售则下降明显，这说明现在的消费者受住房面积、生活习惯等的影响，更倾向于购买多功能化的产品；灭杀衣物鞋毛巾病原微生物类和提升水质类产品销售均呈现上升趋势，这与目前消费者更加注重健康有很大关系；对餐具除菌消毒类器具中，洗碗机销售上升趋势明显，增长 8.8%，但消毒柜销售则呈现下降趋势，可能与洗碗机集成了除菌、消毒、保管等诸多功能，逐步替代消毒柜这一单一功能类产品进入消费者家庭有关；清洁电器（含吸尘、除螨、扫地机器人）等环境卫生类电器产品销售同比下降了 2.7%。

目前，家用电器产品在环境与健康方面的发展主要包括健康安全、健康管理和健康防护与促进等方面。

1. 健康安全

健康安全是环境与健康电器产品发展的基础和前提，主要是为了防止家用和类似用途电器在安装、使用、维护和维修过程中产生的物理、化学、生物作用对人体和环境健康造成的危害。电器产品健康功能主要是通过在产品中增加功能性材料或模块来实现的，比如可以通过在普通材料中添加抗菌防霉剂，从而使传统电器产品增加抗菌功能；在整机产品中增加紫外线灯、臭氧发生器、离子发生器等功能模块使整机产品增加消毒、除菌、除螨、除病毒和除异味等健康相关功能。但需要注意的是，这些功能性材料或模块的增加，会使产品在运行过程中产生某种有害物质，对健康造成潜在危害，比如抗菌材料的使用可能会产生一定程度的有害物质溶出，紫外线灯、臭氧发生器和离子发生器等功能模块在运行中可能会发生紫外线泄漏和臭氧泄漏等问题。另外，电器产品本身在使用过程中也会产生噪声、电磁场（EMF）、总挥发性有机物（TVOC）等有害因子。因此为了避免这些有害物质对人体健康产生危害，在电器产品的整体设计和使用中需要通过某些手段将可能产生的有害因子控制在可接受的程度。

目前，针对健康安全的强制性国家标准《家用和类似用途电器 健康安全规范》正在制定中，对影响健康安全的因素提出了具体的技术要求，可以确保环境与健康电器产品在保证安全的前提下更好地发挥其健康功能。同时随着家用电器产品健康功能的丰富和其实现手段的多样化，健康安全后续需要考虑的因素也会逐渐增加，以最大限度地避免环境与健康家用电器产品对人体和环境健康的不良影响。

2. 健康管理

健康管理主要是指通过智能家居采集环境信息、监测人体健康状态，并调节家居生活环境和人体健康状态等。这些功能的实现主要是通过完成对家居环境的评价和对人体影响的生理指标的观测统计，并分析环境与人体健康的作用机理与联系，从而建立有益于人体健康的家居环境。目前的健康管理主要包含两方面：一是各类电器产品（包含家用医疗保健器具）对日常活动中各项人体生理指标的监测和数据收集；二是基于收集数据分析与产品关联的生理健康、心理健康、饮食行为习惯、健康环境因素等。

目前在家用电器产品中，健康管理相关功能发展较好的一类是食材管理和烹饪器具，比如蒸烤箱，可以通过健康测评问卷、健康测评报告、面诊舌诊和健康配餐的方式，在 App 上实现健康管理功能，通过智能硬件与营养健康技术的结合，实现健康闭环管理，帮助消费者实现健康状况的提升；另一类是电坐便器，可以通过对人体排泄物中蛋白质、葡萄糖、酮体、尿比重、隐血、白细胞等多项指标的监测，掌握使用者的身体状况，并为后续健康管理提供建议，协助改善整体健康状况。由于目前受限于传感器精度、数据收集方式等，电器产品在健康管理方面的功能开发和应用总体来讲相对较少，但是作为与我们日常衣食住行密不可分的一类产品，对健康数据的收集及后续健康管理是电器产品未来研究和发展的重点，也是与医学、医疗器械等领域交叉融合发展的契合点。

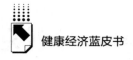

3. 健康防护与促进

健康防护与促进主要是通过电器的各项功能，发挥避免对人体健康造成损害或不良影响的防护功能以及对健康状况具有正向促进作用的功能。其中健康防护和促进功能主要包括以下三个方面。一是通过给电器产品添加某种功能模块去除存在于家居环境中影响健康的物理、化学、生物类的污染物，比如通过给洗衣机增加银离子模块或臭氧模块，使其在传统洗涤功能基础上具备对衣物的除菌、除病毒、除螨、除过敏原、除异味等功能；也包括在一些传统家具中增加用电功能模块，使传统家具具备电器的某种健康防护功能，比如可以在衣柜中使用离子发生器或蒸汽发生器，使其具备对衣物的除味、除螨和除皱等功能，在镜柜中增加紫外线灯等可实现对洗漱用品的消毒，在鞋柜中增加臭氧发生器和电加热元件，实现对鞋子的除臭、除菌和烘干功能等。二是对电器产品原有功能进行升级，使其对健康具有一定的促进和提升作用，比如冰箱的保鲜功能，电饭锅的低升糖功能、蒸烤箱对食物的营养保留功能等。三是通过对电器结构的优化，避免电器产品在使用过程中由于时间的延长自身变为影响健康的污染源，造成二次污染，比如免污洗衣机、洗地机的自清洁功能等。

这些健康防护和促进功能主要是通过对污染物去除效果的评价、营养成分的保留效果以及自清洁效果等科学合理的技术指标和试验方法来实现的。近几年受公共卫生事件的影响，家用电器的健康防护和促进功能发展速度较快，常见的电器产品和其具备的基本功能如表 2 所示。

表 2　具有健康防护功能电器产品示例

序号	器具类型	健康防护功能	对应标准	污染物
1	洗衣机	除菌率≥96.0% 衰减除菌率≥91.0%	GB 21551.5—2010	大肠埃希氏菌 金黄色葡萄球菌
		过敏原去除率≥90.0%	T/CAQI 97—2020	螨虫过敏原 花粉过敏原 狗皮屑过敏原
		除螨率≥90.0%	T/CAQI 97—2020	粉尘螨

续表

序号	器具类型	健康防护功能	对应标准	污染物
2	干衣机	除菌率≥99.9%	QB/T 5132—2023	大肠埃希氏菌 金黄色葡萄球菌
		过敏原去除率≥90.0%	T/CAQI 97—2020	螨虫过敏原 花粉过敏原 狗皮屑过敏原
		除螨率≥90.0%	T/CAQI 97—2020	粉尘螨
3	洗干一体机	除菌率≥99.9%	洗衣程序： GB 21551.5—2010 干衣程序：QB/T 5132—2016	—
		过敏原去除率≥90.0%	T/CAQI 97—2020	螨虫过敏原 花粉过敏原 狗皮屑过敏原 猫皮屑过敏原 蟑螂过敏原
		除螨率≥90.0%	T/CAQI 97—2020	粉尘螨
4	洗碗机	除菌率≥99.9%	QB/T 5133—2023	大肠埃希氏菌 金黄色葡萄球菌
		消毒功能	T/CAQI 106—2020	大肠埃希氏菌 金黄色葡萄球菌 脊髓灰质炎病毒
5	电冰箱	除菌率≥90.0%	GB/T 21551.4（报批稿）	大肠埃希氏菌 金黄色葡萄球菌
6	空气净化器	除菌率≥50.0%	GB21551.3—2010	白色葡萄球菌
		病毒去除率≥99.9%	GB/T 18801—2022	尘螨过敏原等
7	空调器	除菌率≥50.0%	GB21551.6—2010	白色葡萄球菌
8	食具消毒柜	细菌杀灭对数值≥3.0	GB 17988—2008	大肠埃希氏菌
		病毒灭活对数值≥4.0		脊髓灰质炎病毒
9	毛巾保温箱	除菌率≥99.9%	QB/T 5135—2016	大肠埃希氏菌 金黄色葡萄球菌
10	电子鞋柜	除菌率≥90%	QB/T 5134—2016	白色念珠菌 金黄色葡萄球菌
11	蒸汽消毒锅	杀灭对数值≥3.0	QB/T 5367—2019	大肠埃希氏菌 单核增生李斯特氏菌

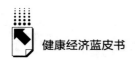
续表

序号	器具类型	健康防护功能	对应标准	污染物
12	蒸汽拖把	除菌率≥99.0%	QB/T 5426—2019	大肠埃希氏菌 金黄色葡萄球菌
		过敏原去除率≥80.0%		螨虫过敏原等
		除螨率≥80.0%		粉尘螨
13	除螨机 （吸尘器）	除螨率≥80.0%	QB/T 5363—2019	大肠埃希氏菌 金黄色葡萄球菌
		除菌率≥90.0%		尘螨过敏原等
14	蒸汽 挂烫机	除菌率≥99.99%	QB/T 5200—2017	大肠埃希氏菌 金黄色葡萄球菌
15	电子 坐便器	除菌率≥99.0%	GB/T23131—2019	大肠埃希氏菌 金黄色葡萄球菌
16	净水器	不得检出	GB/T 5750.12	大肠埃希氏菌
17	衣物 护理机	除菌率≥99.9%	QBT 5661—2021	大肠埃希氏菌 金黄色葡萄球菌
		除螨率≥95.0%		粉尘螨
18	电热毯	除螨率≥90.0%	T/CAQI 174—2022	大肠埃希氏菌 金黄色葡萄球菌
		除菌率≥90.0%		粉尘螨
		除过敏原率≥60.0%		尘螨过敏原等
19	电动 晾衣机	除菌率≥90.0%	T/CAQI 114—2020	大肠埃希氏菌 金黄色葡萄球菌
		除螨≥90.0%		粉尘螨
		除过敏原率≥60.0%		尘螨过敏原等

资料来源：根据相关国家标准、行业标准和团体标准等整理。

（三）常见的净化和消杀技术[①]

环境与健康家电中通常使用的净化和消杀技术主要有以下几种。

1. 热力

高温可以破坏微生物内部的蛋白质结构和酶活性，从而达到较好的杀灭

[①] 本部分资料来自中华人民共和国卫生部发布的《消毒技术规范》（2002年版）。

效果。在环境与健康家电中，高温去除微生物主要采用三种形式，分别是干热消杀、高温蒸汽消杀和高温液体消杀。干热消杀主要适用于瓷质餐具、不锈钢炊具等耐高温的物品，如食具消毒柜，可以采用100℃以上的干热功能对餐具等进行消毒，120℃以上的二星级消毒柜可以实现对脊髓灰质炎的有效杀灭。高温蒸汽消杀的效果较好。一方面是利用热蒸汽的高温进行消杀；另一方面蒸汽在冷凝过程中也会释放出热量，能达到更好的消杀效果。高温液体则是通过将液体加热到一定温度达到对微生物的杀灭效果。

2. 臭氧

臭氧是一种强氧化剂，也是一种广谱杀菌剂，可杀灭细菌繁殖体和芽孢、病毒、真菌等，并可破坏肉毒杆菌毒素，常用于水、物品表面和空气消毒。由于臭氧浓度过高会对人体健康造成危害，因此应注意臭氧泄漏的问题。

3. 紫外线

紫外线杀菌是一种常见的物理消杀方式，主要通过破坏微生物的 DNA 结构达到杀灭微生物的效果，被广泛应用于室内空气、物体表面和水的消毒。由于紫外线长时间照射会对人体皮肤、眼睛造成损伤，因此要注意在使用过程中紫外线泄漏的问题。

4. 金属离子

许多重金属离子如银、铁、锰、锌、铅、锡、汞、铜、镉等都具有较强的杀菌能力。其原理主要是微生物细胞能够富集金属离子，吸附在表面的金属离子可破坏细胞膜的功能而进入细胞内部，使某些细胞成分逸出，干扰细胞代谢过程或干扰各种酶的作用，使其失去应有的生物功能，最后导致细胞死亡，目前采用较多的是银离子杀菌。

5. 光触媒

光触媒采用多种纳米材料，主要成分是纳米二氧化钛，纳米二氧化钛在光的作用下，能够把空气中的氧气和水分子激发形成氧化能力非常强的羟基和活性氧，羟基和活性氧就能把空气中存在的甲醛、苯、氨以及综合挥发物氧化分解成无害的二氧化碳和水。光触媒可有效地破坏病毒细胞的细胞膜，凝固病毒蛋白的蛋白质，达到杀菌目的。

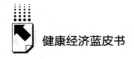

6. 等离子体

等离子体是由部分电子被剥夺后的原子及原子团被电离后产生的正负离子组成的离子化气体状物质，被视为除固体、液体、气体外的物质的第四种形态，其对外呈现电中性。而产生等离子体的装置是等离子发生器。等离子发生器同时产生的正离子与负离子在空气中进行正负电荷中和的瞬间会产生巨大的能量，从而导致其周围细菌结构的改变或能量的转换，致使细菌死亡，起到杀菌作用。

（四）环境与健康家电产品及功能介绍[①]

环境与健康家电产品的功能主要是为解决不同家居环境场景下可能存在的影响健康的各类问题而设置的。针对的对象主要包括室内空气、生活饮用水、食材、餐饮具、织物、地面等各类要素。目前常见的环境与健康家电产品主要有以下几类。

1. 空气类电器产品

室内空气质量是判断家庭环境好坏的重要依据之一。室内空气中存在各种污染物，如：颗粒物（PM2.5、PM10等）、气态污染物（甲醛、苯、甲苯等挥发性有机物）和微生物，其中颗粒物（气溶胶）是细菌、霉菌以及病毒进入人体的重要载体，也是各种疾病传播的重要方式之一。

（1）空气净化器

空气净化器是一种对空气中的一种或多种污染物具有一定去除能力的电器，通过马达和风扇使空气循环流动，并通过滤网拦截、吸附和电离等手段实现污染空气的清洁净化和有害微生物的消杀。

（2）新风净化机

新风净化机（以下简称新风机）是一种可直接向房间或区域提供处理过的空气的电器，主要包括通风、净化功能，还可以搭载热交换、加热、加

---

① 马德军等：《家用电器消杀净化技术分析与评价》，中国标准出版社，2020，第66～118页；《中国家电大健康场景技术发展白皮书》，2020。

湿等其他辅助功能。新风机通过内置过滤净化元件，在满足室内持续保有新鲜空气量的同时，还可解决室外空气污染物进入室内的顾虑。

（3）空气调节器

空气调节器（以下简称空调器）是一种向密闭空间、房间或区域直接提供经过处理的空气的设备。空调器在工作时，其使用空间也相对密闭，易导致室内的湿度和有害气体不易交换出去，因此在制冷、制热基本功能的基础上，逐渐开发出具有除湿和净化功能的产品。

（4）加湿器

加湿器是一种可以增加房间湿度的家用电器。研究表明，居室相对湿度达到45%RH~60%RH、温度为20℃~25℃时，人的身体、思维皆处于良好的状态，尤其在北方秋冬季节，室内空气干燥，更需要加湿器来增加室内空间的湿度。同时，现有的超声波等技术应用还可以使加湿器具有除菌的功能。

（5）紫外线杀菌灯

紫外线杀菌灯是一种采用透紫外材料制造的低气压汞蒸气放电灯。其放电产生以波长为253.7nm为主的紫外线辐射，可对房间内空气和物体表面的病毒和细菌进行消杀。

（6）吸油烟机

吸油烟机是一种净化厨房空气的厨房电器。餐饮油烟中包含醛、酮、烃、多环芳烃及强致癌物（如苯并蒽、氡等）等黏稠度很大的物质。吸油烟机能将炉灶燃烧的废物和烹饪过程中产生的对人体有害的油烟排出室外。

2. 能够提升水质的电器

伴随着健康生活概念的崛起，能够提升水质的产品越来越受到人们的关注。

（1）净水器

净水器是一种对日常自来水水质进行深度过滤、净化处理的家用水处理设备。净水器可以过滤水中的泥沙、悬浮物、重金属、余氯、铁锈，以及细

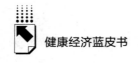
菌和病毒等微生物。

（2）电热水器

电热水器主要作用是为消费者提供热水，满足消费者在安全、节能、加热速度和出水量等方面的需求。随着人们健康意识的增强，行业又相继开发了具有抗菌和除菌等健康功能的新产品，再次提升了电热水器产品的使用性能。

3. 保证食品新鲜营养健康的电器

食品可能会在食材种植、养殖、销售、运输、存储、处理以及制备的环节中遭受污染。食材处理、制备是食品到餐桌的最后一道安全防线。在消费终端如何有效消杀细菌、病毒以及净化农残的问题亟须解决。

（1）电冰箱

电冰箱容易成为细菌聚集地之一，如果附着在食材表面，会加快食材的腐败速度，引起变质。抗菌电冰箱主要是在冰箱关键零部件中添加了抗菌剂，当细菌接触其表面就能被抑制甚至杀死，有着较高的除菌率，能有效延长食材的保质期，但该方法对漂浮在冰箱内部空间的细菌无能为力。目前，电冰箱行业通过技术革新，采用内置一个独特的除菌过滤器，通过内循环过滤冰箱内部空气，达到除菌、除异味的功效。

（2）果蔬清洗机或净食机

果蔬清洗机或净食机是一种用于蔬菜、水果或肉类等清洗、消毒、除菌以及去除残留农药、抗生素和重金属的器具。随着技术的发展和产品更新换代，超声、臭氧等技术逐步应用于果蔬清洗机，从而强化清洗效果和去除细菌、农药残留等。

（3）电烤箱

电烤箱是一种利用电热元件发出的辐射热来烘烤食品的厨房电器。电烤箱的温度一般可以在50℃至250℃范围内进行调节，以满足烘烤不同食品的需要。在烤箱的工作温度范围内，一般都可将食材表面及内部的微生物彻底杀灭。此外，有些烤箱中会配有紫外线灯管，以提高烤箱内部空间的除菌能力。

（4）电蒸箱

电蒸箱是一种利用快速蒸汽发生系统，将液态水快速转化成高温饱和蒸汽，直接加热烹饪食物的器具。水转化为高温蒸汽进行烹饪的过程，还兼具食物加热、去油分脂、消毒除菌等功能。

（5）电饭锅

电饭锅（煲）是一种拥有蒸、煮、炖、煨、焖等多种加工能力的现代化家用电炊具。由于电饭锅工作温度能够达到100℃，且一般都保持在20分钟以上，对大米、肉制品等食材携带的大部分微生物能够起到杀灭作用。

4. 对餐具进行除菌消毒的电器

餐具在日常生活中是必不可少的，但餐具也容易滋生很多细菌，需要定期进行消毒。

（1）洗碗机

洗碗机是利用电力驱动，依靠化学清洗剂、机械和热能对餐具进行洗涤、漂洗、干燥、消毒的电器。它不仅可以把各种餐具洗干净，还能够起到烘干、消毒、减少细菌交叉污染的作用。同时，洗涤剂的加入会对各种细菌产生良好的抑制和洗脱作用。

（2）消毒柜

消毒柜是一种通过高温、臭氧、紫外线或远红外线等方式，对食具、餐具等物品进行烘干、杀菌消毒、保温除湿的一种家用电器。为了增强消毒杀菌的功效，市场上的消毒柜通常采用多种消毒方式组合的形式，如"高温+臭氧""高温+臭氧+紫外线"等。

（3）筷子消毒机

筷子消毒机是一种专门对筷子进行自动化消毒的器具。筷子消毒机主要通过臭氧杀菌、红外高温杀菌以及紫外线杀菌的方式达到对筷子消毒、杀菌的目的。

（4）砧板刀具消毒机

砧板刀具消毒机是一种对砧板、刀具具有收纳、杀菌功能的器具。大多数家庭的砧板在长期使用过程中，会留下刀痕，容易堆积食物残渣，清洗后

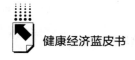

残留水分，这些都为细菌的繁殖提供了温床，对砧板的消毒十分必要。砧板刀具消毒机带有紫外线功能，能够对放置在内的刀具和砧板进行杀菌，排除细菌繁殖的隐患。

5. 能够杀灭衣物、鞋、毛巾上附着的病原微生物的电器

如果触摸了被病毒污染的衣物等的表面后再接触眼睛、鼻腔和口腔，病毒会通过黏膜侵入人体。因此，此类消杀也很有必要。

（1）洗衣机

洗衣机是消费者家中最常用的家用电器。随着洗衣机行业的不断发展，洗衣机已经不单单局限于洗涤衣物的功能，还具有烘干、抗菌除菌、洗涤桶自清洁、防皱等功能。应用于洗衣机的杀菌技术主要有蒸烫洗杀菌、臭氧杀菌、银离子杀菌和光触媒杀菌等。

（2）干衣机

干衣机是一种利用电加热产生的高温将洗后衣物中的水分即时蒸发干燥的器具。干衣机有效地解决了天气、环境、空间等因素限制无法晾晒衣物的难题。目前，市场在售的干衣机主要通过高温除菌和使用抗菌材料两种方式完成对衣物的护理。

（3）衣物护理机

衣物护理机是一种通过蒸汽、振动等方式实现清洁、除皱、除菌等功能的器具。具有消毒杀菌功能的衣物护理机，通过产生超过100℃的高温蒸汽，使高温蒸汽深入织物，去除灰尘、尘螨、细菌（如金黄色葡萄球菌、大肠埃希氏菌）、异味、花粉等，达到除菌、除过敏原的效果。

（4）蒸汽挂烫机和电熨斗

蒸汽挂烫机是通过电加热产生水蒸气，经喷头直接施加于悬挂的织物表面，通过"拉""压"的动作使衣物平整顺滑，并对衣物进行除皱以及消毒除菌等处理的器具。电熨斗与蒸汽挂烫机的工作效果较类似，其除菌功能的原理也是通过高温湿热来达到消杀效果的。

（5）内衣消毒机

内衣消毒机是一种专用于内衣等贴身衣物消毒杀菌的电器。由于内衣、内裤等贴身衣物在人体出汗时难以及时挥发风干，局部潮湿环境利于细菌大量滋生。内衣消毒机则可以通过紫外线、臭氧低温消毒等方式，对内衣、内裤等贴身衣物进行杀菌消毒。

（6）电子鞋柜

电子鞋柜是一种兼具储存、除菌等功能的新兴器具。电子鞋柜内部通常配有低温电热元件、臭氧发生器及微电脑控制系统，通过程序控制，使鞋柜内产生一定浓度的臭氧，对鞋子进行除臭、杀菌和防霉护理；控制电热元件间歇工作，使鞋柜内保持合适的温度，缓慢地对鞋子进行烘干护理，达到防霉、祛潮的功效。

6. 维护家庭环境卫生清洁的电器

（1）蒸汽拖把

蒸汽拖把是一种通过电能将水加热，并将产生的蒸汽直接施加于地板或家具表面来清除污垢的器具。相对于常规拖把，蒸汽拖把在不使用任何清洁剂的前提下，不仅能通过高温蒸汽对地板、地砖等表面进行深度清洁，还因蒸汽出口几乎都超过了100℃，可以更轻松地去除一些顽固污渍，并且能够有效减少细菌、螨虫等微生物的滋生，对病毒也有一定程度的杀灭和去除效果。

（2）扫地机器人或擦地机器人

扫地机器人是一种能凭借一定的人工智能，自动在房间内完成地板清洁工作的器具。扫地机器人一般采用刷扫和真空吸纳结合的方式，将地面杂物转移至自身的垃圾收纳盒。如今，部分扫地机器人或擦地机器人产品具有紫外线、消毒液等消毒功能，在清洁的同时还能完成对地面、地毯上细菌的消杀工作。

（3）除螨仪

除螨仪是一种通过吸力、拍打、紫外灯等方式去除床、沙发等物品中螨虫、微生物、过敏原等生物类污染物的器具。除螨仪的工作原理是通过持续拍打破坏螨虫腿部的抓力，将螨虫从卧室内寝具、沙发、地毯、窗帘等物体表面震落，或通过紫外线照射、热风烘干螨虫体内水分等措施杀死螨虫，再

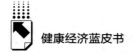

通过吸尘装置将螨虫及螨虫的代谢物吸出，经高效过滤网截留，并排出洁净空气。

（4）吸尘器

吸尘器是一种利用电动机带动叶片高速旋转，在密封的壳体内产生空气负压，吸取尘屑、灰尘和杂物等的器具。吸尘器可有效去除这些携带细菌、病毒的粉尘，且一般吸尘器带有过滤网，可以防止粉尘再次排放到空气中造成二次污染。

（5）家用废弃食物处理器

安装在洗涤槽排水口，用于将废弃食物处理成细小颗粒并和水一起排入下水道的器具。家用废弃食物处理器协助用户处理厨余垃圾，防止厨余垃圾在室内堆积滋生微生物和蚊虫，并省去部分垃圾分类的麻烦。

7. 保护人体远离病原微生物的电器

该类器具搭载人体皮肤表面各项指标的传感器，根据辨识结果自动运行用户需要的程序，如适宜的水温、风速、风温等。

（1）电坐便器

电坐便器是一种由电力驱动，通过水清洗人体上残余排泄物，并配有吹风、坐圈加热等单一或多种功能的器具。由于电坐便器特殊的使用环境和使用方式，其极易受到微生物的污染。因此，其抗菌、除菌和除臭等健康功能尤其受到消费者的关注。

（2）蒸脸仪

蒸脸仪是一种将水转化成纳米级、较高温度的雾状粒子，促使皮肤毛孔打开，通过疏通毛孔帮助肌肤排毒、加快血液循环和消除污垢的美容器具。当水雾作用于面部时，能够起到一定的杀菌消炎作用。

（3）洁面仪

洁面仪是一种对人体面部进行清洁、护理和保养的美容保健器具。可通过震动与摩擦，让洁肤品进入皮肤凹陷及缝隙中，与皮肤上及毛孔内的污垢充分结合与乳化，从而达到深层清洁的目的。

（4）电动牙刷和口腔冲洗器

电动牙刷是一种通过电动机芯的快速旋转或震动促使刷头高频震荡，从而清洁牙齿的器具。与传统牙刷相比，电动牙刷清洁能力更强、舒适感更好并减少对牙齿和牙龈的损伤。口腔冲洗器主要利用流动的水去除用户口腔中残留的食物残渣，预防口腔疾病。

8. 家用医疗保健类器具

该类器具可以监测人体健康指标以及提供家庭辅助治疗，达到促进康复和预防病变、增进健康的目的。

（1）电子血压计

电子血压计是一种利用现代电子技术与血压间接测量原理进行血压测量的医疗设备。通过控制从外部施加到被测部位上的压强，并将控制的结果与其相关的柯氏音的产生和消失的信息加以判断，读出收缩压和舒张压，从而得出血压值。

（2）血糖仪

血糖仪是一种测量血糖水平的电子仪器。直接测试血糖试纸反应区的微电流，通过酶与葡萄糖反应产生的电子，运用电流计数设施读取电子的数量，转化成葡萄糖浓度读数。

（3）按摩床/椅

按摩床通过对穴位的推拿、按摩可让使用者放松肌肉，消除疲劳。按摩椅利用机械的滚动力作用和气泵的气压力挤压来进行按摩，使用者使用这种仿人工推拿按摩椅能够疏通经络，在按摩后可感到肌肉放松、关节灵活、消除疲劳。

（4）注水式足部按摩器

注水式足部按摩器是一种通过电能加热对人体足部进行温热水浸泡和按摩的器具。抑菌型足部按摩器中设有金属离子缓释性载体，通过抗菌金属离子的缓慢释放，主动接触微生物，使微生物蛋白质结构破坏，造成微生物死亡或产生功能障碍，属于抗菌材料的应用。

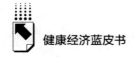
（5）家用制氧机

家用制氧机是利用分子筛物理吸附和解吸技术制取氧气的一类机器。制氧机内装填分子筛，在加压时可吸附空气中氮气，剩余的未被吸收的氧气被收集起来，经过净化处理后即成为高纯度的氧气。

三　我国环境与健康家电标准体系①

（一）体系结构

环境与健康家电标准体系划分为基础标准、通用标准、产品标准、场景标准、服务标准5个分体系，这5个分体系相互作用、相互依赖和相互依存。基础标准为其他4个标准分体系提供总体指导和编制实施原则，通用标准贯穿于产品标准、场景标准和服务标准之中。

（二）分体系

1. 基础标准

基础标准分体系为环境与健康家电标准体系提供基本原则、系统结构指南和典型应用模型，以及基础性的术语、定义、编码和标识，基础标准分体系结构如图 1 所示。

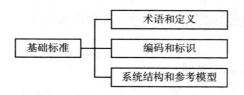

图 1　基础标准分体系层次结构

---

① 《〈智能健康家居标准体系（1.0 版）〉发布》，家用电器标准化公众号，https：//mp. weixin. qq. com/s/gdV3w5Uh6HNWKV7zK3Ldgg。

表3列出了环境与健康家电体系中基础标准分体系的主要国家标准、行业标准清单。

表3 基础标准

序号	二级类目	标准编号	标准名称
1	术语和定义	GB/T 2900.29—2008	《电工术语 家用和类似用途电器》
2	编码和标识	—	
3	系统结构和参考模型	GB/T 36429—2018	《物联网家电系统结构及应用模型》
4		GB/T 36432—2018	《智能家用电器系统架构和参考模型》
5		GB/T 36932—2018	《家用和类似用途电器安装及布线通用要求》

2. 通用标准

通用标准为环境与健康家电产品、应用场景、服务提供安全、技术、可靠性、健康防护、测试评价方面的基础支撑和通用规范，通用标准分体系层次结构如图2所示。

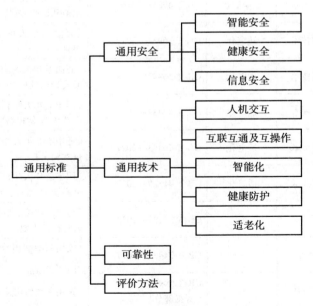

图2 通用标准分体系层次结构

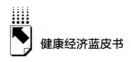

表 4 列出了环境与健康家电标准体系中通用标准分体系的主要国家标准、行业标准清单。

表 4 通用标准

序号	二级类目	三级类目	标准编号	标准名称
1	通用安全	智能安全	GB/T 41789—2022	《智能家用电器的通用安全技术要求》
2	通用安全	健康安全	—	—
3	通用安全	信息安全	GB/T 40979—2021	《智能家用电器个人信息保护要求和测评方法》
4	通用安全	人机交互	—	—
5	通用安全	互联互通及互操作	GB/T 38052（所有部分）	《智能家用电器系统互操作》
6	通用技术	智能化	GB/T 28219—2018	《智能家用电器通用技术要求》
7	通用技术	健康防护	GB 19606—2004	《家用和类似用途电器噪声限值》
8	通用技术	健康防护	GB 21551.1—2008	《家用和类似用途电器的抗菌、除菌、净化功能 通则》
9	通用技术	健康防护	QB/T 4984—2016	《家用和类似用途电器的溶出物限值和试验方法》
10	通用技术	适老化	GB/T 36934—2018	《面向老年人的家用电器设计导则》
11	通用技术	适老化	GB/T 36947—2018	《面向老年人的家用电器用户界面设计规范》
12	通用技术	适老化	GB/T 40439—2021	《用于老年人生活辅助的智能家电系统 架构模型》
13	通用技术	适老化	GB/T 40443—2021	《适用于老年人的家用电器 通用技术要求》
14	通用技术	适老化	GB/T 41529—2022	《用于老年人生活辅助的智能家电系统 通用安全要求》
15	可靠性	—	GB/T 23127—2020	《与水源连接的电器 避免虹吸和软管组件失效》
16	可靠性	—	GB/T 34434—2017	《家用和类似用途电器可靠性评价方法》
17	评价方法	—	GB/T 24986（所有部分）	《家用和类似用途电器可靠性》
18	评价方法	—	GB/T 38047（所有部分）	《智能家用电器可靠性评价方法》

3.产品标准

产品标准分体系为健康家居产品的设计、生产、测试、使用等环节提供主要技术依据，包括每类产品的特殊要求，产品标准分体系结构如图3所示。

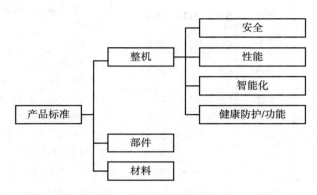

图3 产品标准分体系结构

表5列出了健康家居体系中产品标准分体系的主要国家标准、行业标准清单。

表5 产品标准

序号	二级类目	三级类目	标准编号	标准名称
1	整机	安全	GB/T 41527—2022	《家用和类似用途服务机器人安全通用要求》
2	整机	安全	GB 17988—2008	《食具消毒柜安全和卫生要求》
3	整机	性能	GB/T 18801—2022	《空气净化器》
4	整机	性能	GB/T 20290—2016	《家用电动洗碗机 性能测试方法》
5	整机	性能	GB/T 20292—2019	《家用滚筒式干衣机性能测试方法》
6	整机	性能	GB/T 22758—2008	《家用电动洗衣机可靠性试验方法》
7	整机	性能	GB/T 22759—2008	《家用和类似用途的制冷器具可靠性试验方法》
8	整机	性能	GB/T 22769—2023	《浴室电加热器具(浴霸)》
9	整机	性能	GB/T 23106—2008	《家用和类似用途毛发护理器具的性能测试方法》
10	整机	性能	GB/T 23118—2008	《家用和类似用途滚筒式洗衣干衣机技术要求》

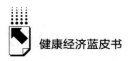

续表

序号	二级类目	三级类目	标准编号	标准名称
11	整机	性能	GB/T 23131—2019	《家用和类似用途电坐便器便座》
12	整机	性能	GB/T 23136—2008	《家用和类似用途地板抛光机性能测试方法》
13	整机	性能	GB/T 23332—2018	《加湿器》
14	整机	性能	GB/T 24985—2010	《家用和类似用途房间空气调节器可靠性试验方法》
15	整机	性能	GB/T 26182—2022	《家用和类似用途保健按摩椅》
16	整机	性能	GB/T 26206—2020	《注水式足部按摩器》
17	整机	性能	GB/T 26254—2023	《家用和类似用途保健按摩垫》
18	整机	性能	GB/T 30307—2023	《家用和类似用途饮用水处理装置》
19	整机	性能	GB/T 34454—2017	《家用干式清洁机器人 性能测试方法》
20	整机	性能	GB/T 35937—2018	《家用和类似用途饮用水处理装置性能测试方法》
21	整机	性能	GB/T 36419—2018	《家用和类似用途皮肤美容器》
22	整机	性能	GB/T 38048.1—2020	《表面清洁器具 第1部分:试验材料和设备的通用要求》
23	整机	性能	GB/T 38048.2—2021	《表面清洁器具 第2部分:家用和类似用途干式真空吸尘器 性能测试方法》
24	整机	性能	GB/T 38048.3—2019	《表面清洁器具 第3部分:湿式地毯清洁器具 性能测试方法》
25	整机	性能	GB/T 38610—2020	《家用电动洗干一体机 性能测试方法》
26	整机	性能	GB/T 40229—2021	《家用移动机器人性能评估方法》
27	整机	性能	GB/T 4288—2018	《家用和类似用途电动洗衣机》
28	整机	性能	GB/T 7725—2022	《房间空气调节器》
29	整机	性能	GB/T 8059—2016	《家用和类似用途制冷器具》
30	整机	性能	QB/T 1520—2023	《家用和类似用途电动洗碗机》
31	整机	性能	QB/T 1876—2023	《家用和类似用途的毛发护理器具》
32	整机	性能	QB/T 4133—2010	《直饮机》
33	整机	性能	QB/T 4143—2019	《家用和类似用途一般水质处理器》
34	整机	性能	QB/T 4144—2019	《家用和类似用途纯净水处理器》
35	整机	性能	QB/T 4409—2012	《家用和类似用途保健按摩床》
36	整机	性能	QB/T 4412—2012	《手持式电动按摩器》
37	整机	性能	QB/T 4414—2012	《循环运动按摩机》
38	整机	性能	QB/T 4683—2014	《家用和类似用途嵌入式制冷器具》

续表

序号	二级类目	三级类目	标准编号	标准名称
39	整机	性能	QB/T 4686—2014	《家用和类似用途湿巾机》
40	整机	性能	QB/T 4691—2014	《家用和类似用途便携式蒸汽桑拿器具技术要求和试验方法》
41	整机	性能	QB/T 4694—2014	《家用和类似用途龙头式净水器》
42	整机	性能	QB/T 4695—2014	《家用和类似用途前置过滤器》
43	整机	性能	QB/T 4698—2014	《家用和类似用途软水机》
44	整机	性能	QB/T 4704—2014	《腿脚按摩器》
45	整机	性能	QB/T 4833—2023	《家用和类似用途清洁机器人》
46	整机	性能	QB/T 4985—2016	《家用和类似用途按摩带》
47	整机	性能	QB/T 4990—2016	《家用和类似用途中央净水设备》
48	整机	性能	QB/T 4991—2016	《家用和类似用途净饮机》
49	整机	性能	QB/T 4992—2016	《家用和类似用途重力式净水器》
50	整机	性能	QB/T 5134—2017	《多功能电子消毒鞋柜》
51	整机	性能	QB/T 5199—2017	《食具消毒柜》
52	整机	性能	QB/T 5363—2019	《除螨机》
53	整机	性能	QB/T 5367—2019	《家用蒸汽消毒锅》
54	整机	性能	QB/T 5580—2021	《家用和类似用途新风净化机》
55	整机	性能	QB/T 5661—2021	《衣物护理机》
56	整机	性能	QB/T 5688—2022	《家用除湿机》
57	整机	性能	QB/T 5733—2022	《家用和类似用途空气净化机器人》
58	整机	健康防护/功能	GB 21551（第 3 部分至第 6 部分）	《家用和类似用途电器的抗菌、除菌、净化功能》
59	整机	健康防护/功能	GB/T 40977—2021	《家用洗衣机 降低微生物污染测试方法》
60	整机	健康防护/功能	GB/T 4214（所有部分）	《家用和类似用途电器噪声测试方法》
61	整机	健康防护/功能	QB/T 4832—2015	《家用电冰箱保湿性能技术要求及试验方法》
62	整机	健康防护/功能	QB/T 5132—2023	《家用和类似用途干衣机的抗菌、除菌功能技术要求及试验方法》
63	整机	健康防护/功能	QB/T 5133—2023	《家用和类似用途洗碗机的抗菌、除菌功能技术要求及试验方法》
64	整机	健康防护/功能	QB/T 5510—2021	《家用电冰箱保鲜性能试验方法》

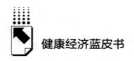

序号	二级类目	三级类目	标准编号	标准名称
65	整机	智能化	GB/T 37877—2019	《智能家用电器的智能化技术 电冰箱的特殊要求》
66	整机	智能化	GB/T 37879—2019	《智能家用电器的智能化技术 空调器的特殊要求》
67	整机	智能化	GB/T 38041—2019	《智能家用电器的智能化技术 电热水器的特殊要求》
68	整机	智能化	GB/T 39384—2020	《智能家用电器的智能化技术 洗衣机的特殊要求》
69	部件	—	QB/T 4100—2010	《饮水机专用净水器》
70	部件	—	QB/T 4697—2014	《家用和类似用途反渗透纯水机、纳滤净水机专用加压泵》
71	部件	—	QB/T 4827—2015	《家用和类似用途饮用水处理装置用紫外线杀菌单元》
72	部件	—	QB/T 4828—2015	《家用和类似用途反渗透净水机、纳滤净水机用储水罐》
73	部件	—	QB/T 4982—2023	《家用和类似用途电器用负离子发生器》
74	部件	—	QB/T 5267—2018	《空气净化器用静电式集尘过滤器》
75	部件	—	QB/T 5365—2019	《空气净化器用滤网式过滤器》
76	部件	—	QB/T 5492—2021	《电坐便器喷淋用加热组件》
77	部件	—	QB/T 5734—2022	《家用和类似用途电坐便器用喷淋电磁阀》
78	材料	—	GB 21551.2—2010	《家用和类似用途电器的抗菌、除菌、净化功能 抗菌材料的特殊要求》

4. 场景标准

场景标准分体系为智能健康家居场景化应用提供系统架构指南、智能健康功能规范、评价指标体系、评价规则和等级，场景标准分体系结构如图4所示。

健康家居体系中场景标准暂未有国家标准、行业标准，主要是部分团体标准。

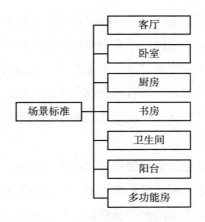

图 4　场景标准分体系结构

5. 服务标准

服务标准分体系为智能健康家居中各类智能化、健康化管理服务的实施和评价提供主要技术依据，服务标准分体系结构如图 5 所示。

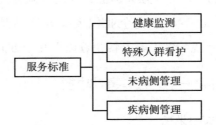

图 5　服务标准分体系结构

各分体系分别规定智能健康家居健康监测服务、特殊人群看护服务、未病侧管理服务、疾病侧管理服务的分类、技术要求、测试方法、评价方法、评价规则和等级。目前此分体系暂未有相应标准。

（三）存在的问题

目前环境与健康家电标准体系已初具规模并不断完善，各部分标准协调配套性良好，从目前的标准架构来看，基础标准、通用标准和产品标准相对

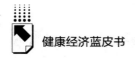

更加完善，且各项技术指标和要求在国际上也处于前列。其中，除菌、除螨、除过敏原等健康防护功能已经在引领国际标准的制定。

但是目前的标准主要还是以单一产品为主，在综合性的场景标准和服务标准制定方面相对比较薄弱。随着物联网技术的发展，环境与健康类产品也更加注重场景下各产品的联动，因此应根据不同场景的需求制定适用的产品使用标准，综合评价使用效果。

随着社会人口老龄化加剧和健康监测技术的发展，健康家居健康监测服务、特殊人群看护服务、未病侧管理服务、疾病侧管理服务等服务类标准也亟待完善，以便为各类人群的健康管理提供标准和技术支撑，形成更加完善的标准体系。

四　我国环境与健康家电发展趋势

环境与健康家电近年发展势头迅猛，同时，随着年轻消费群体对新产品、新功能的追求，也推动家电企业积极提升产品品质，赋能更多产品"健康"属性。未来环境与健康家电将朝着以下几个方向发展。

（一）功能多样化——"去有害"功能

1. 去除生物化学类污染物

细菌、真菌、病毒、螨虫等生物类污染物和农药、抗生素等化学类污染物是目前家居环境中最常接触到的几类污染物，这几年具有抗菌除菌和除农残等健康功能的电器已逐步进入普通消费者的家庭。

现在发展比较成熟的主要包括具有除菌功能的洗衣机、电冰箱、空气净化器、空调器和抗菌防霉材料等，随着近几年病毒类传染性疾病的频繁发生和除菌消毒净化技术的发展，具有抗病毒、除病毒或去除其他生物化学类污染物的功能也越来越强大；后续的发展将在目前已有产品的基础上，根据多个使用场景的特殊需求，将健康防护类电器逐步拓展应用到更多的产品品类中，在健康防护的大概念下做到产品功能重点凸出，特色鲜明，凸显产品的差异化竞争。

随着健康中国建设的推进，健康防护类产品将更加完备、更加成熟，目前国际上也逐步重视具有健康防护功能的电器产品，国际电工委员会（IEC）已启动对洗衣机除菌功能和洗碗机除菌功能的评价，健康防护类产品在全球范围内将得到快速发展，形成全球化的创新点，为促进全人类的健康持续发展提供保障。

2. 抑制二次污染

电器产品的二次污染主要来自两个方面：一是由于电器多功能化的发展而附加模块产生的有毒有害物质，比如紫外线、臭氧、可吸入颗粒物（PM10）、挥发性有机物（TVOC）等；二是电器在长期使用过程中污染物由处理对象转移至电器中造成的污染物积累以及在污染物中滋生的微生物、螨虫等生物类污染物，比如长期使用的波轮洗衣机套筒中会产生污垢和微生物，长期使用的净化器滤网上会吸附大量的固体和生物类污染物。

第一类污染物主要是健康安全关注的重点，也是电器产品需要满足的基本条件。第二类污染物主要是电器在长期使用过程中产生的二次污染物，目前一些电器产品可以通过特殊的免污结构设计对污染物进行自清洁。自清洁功能将是健康类产品未来研发设计关注的重点，可避免电器产品本身成为影响人体和环境健康的污染源。

目前各类电器产品都已经意识到自清洁功能的重要性，也都逐步在产品结构上进行升级改造，未来自清洁功能将会拓展到全品类生活电器中，全方位保障消费者的使用体验和健康，全面推动健康中国的建设。

（二）功能多样化——"保有益"功能

1. 食材管理和烹饪过程中营养物质的保留

随着整体生活水平的提高，消费者对食物的追求已不再满足于果腹，更多地追求食物的营养与健康，器具在对食物保鲜和营养成分保留方面起着重要作用。未来，可以以电冰箱为代表器具的保鲜功能和以蒸烤箱为代表器具的蒸、烤、炸、炖等烹饪方式作为切入点，研究不同保鲜技术和烹

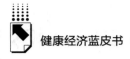

饪方式对各类食材在储存和烹饪过程中碳水化合物、蛋白质、脂肪、维生素、矿物质等营养成分的破坏与保留情况，提高营养成分的保有率以进行后续产品研发。

另外，食材管理还包括在储存过程中对食材质量的监控，主要包括使用传感器在储存过程中对食物腐败产生的特征性指标进行监控，达到一定阈值后进行提醒，同时可以通过对食材以及人们日常生活饮食习惯的数据统计，分析消费者的消费和饮食习惯，为后续产品研发和改善人们的身体状况提供依据。

2. 关注对人体功效的影响

消费者对个人生活品质追求的提升促进了诸如洁面仪、美容仪、冲牙器等个人护理器具市场需求的逐步增加，除了这些专用个人护理器具，一些传统家用电器也开始关注其功能对人体功效的影响，比如净水器出水对人体皮肤的清洁、保湿等功能，空调器、吹风机出风等对人体头发、皮肤的保湿功能等，还有一些电器产品具备对人体皮肤的清洁、导入、保湿、除皱和美白功能等。但是目前此类功能更多停留在宣传层面，尽管不同企业和产品也在技术层面积极开拓，但是受限于目前检测评价体系的缺失，此类功能的发展受到了一定阻碍。目前在电器产品对人体功效的评价方面主要借鉴化妆品或者其他临床上使用的方法选用志愿者进行试验，存在测试周期长、数据重复等问题。随着体外皮肤模型技术的发展，家用电器产品对人体功效影响的评价方法也将出现较大变化，将全面提升电器产品的整体质量。

（三）形式多样化——可穿戴和便携式

传统电器产品由于尺寸及安装等原因只能在固定场所或者有限移动范围内使用，随着社会的发展，人们的需求更加多元化与个性化，一些环境与健康产品逐步衍生出可穿戴和便携式品类，比如对个人微环境要求较高的人群可穿戴电动口罩或者可穿戴净化器随时对周边小范围内的空气进行净化，对仪表要求较高的商务人群可使用便携式除菌净味仪对衣物进行清洁处理。随着传感器及设备研发等行业的发展，可穿戴和便携式健康电器的品类将更加丰富，功能更加多样化，从而满足不同消费者的个性化需求。

（四）应用场景多样化——注重场景化与联动

健康家居的主要内容之一是通过对环境与健康的研究，完成对家居环境的评价和人体生理指标的观测统计，分析环境因素对人体健康的影响（包括单一性环境因素对人体的影响，多因素的相互作用以及对人体的影响等），建立有益于人体健康的家居环境，调节家居环境的基准值和特异值等。

随着电器产品的互联互通，可以实现不同电器产品在不同场景下的有效联动，实现多种功能的协同。根据需求实现健康厨房、健康卫浴、健康客厅、健康书房等多场景的个性化设计的整体联动。此外，电器产品健康家居相关功能也可被持续推广至养老院、学校、图书馆等场景，在全社会范围内推进健康家居的建设。

（五）应用人群多样化——特殊人群的使用需求

一方面，社会对于母婴群体健康的关注度不断提高。针对这类群体的特殊需求，目前除了暖奶器、奶瓶消毒器等母婴专用器具之外，洗碗机、洗衣机、取暖器等传统电器产品也根据母婴人群的个性化需求，附加了消毒、保管、除菌等功能。

另一方面，随着银发经济的崛起，"适老电器"应运而生，且品类日益细分。从取暖器到按摩椅再到扫地机器人，适配更多生活场景的家电产品开始走入老年消费者的家中。相关企业可以根据老年人的需求习惯，有针对性地开发相关产品，优化产品操作流程，为老年人使用提供便利。

（六）领域多样化——跨行业融合发展

1.家用医疗保健器具
随着消费者健康意识的增强，保健器具和医疗用品逐步走进普通消费者

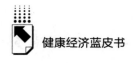

的家庭。由于使用场景由原来的医疗保健机构转变为家庭，使用者由原来的专业人员变为普通消费者，家庭用医疗保健用品在产品结构和功能上与专业器具会有一定的区别。

目前，家用制氧机是医疗保健器具在家用领域转化比较成熟的一类产品，已形成了行业标准《家用制氧机》（QB/T 5368—2019），并于2020年1月正式实施。保健按摩椅、缓解疼痛的各种理疗仪以及家用雾化器、血糖仪、家用胎心监护仪等产品目前大多还是参考医疗器械进行管理，在全社会生活节奏加快和老龄化加剧的背景下，家用医疗保健器具对缓解目前社会人群的亚健康状态和对老年人的疾病进行控制具有重要意义。后续可根据产品特点和市场需求，逐步实现与传统电器的融合，会有越来越多的医疗保健类产品向家用化转变，促进建立完善的家用医疗保健类产品系统，改善全社会健康状况。

2. 人体健康指标的监测

根据中医治未病理论，可以通过在电器产品中添加传感器等功能模块对日常生活中人体各项生理指标进行监测，实时掌握人体健康状况，预防疾病发生。

目前，已有部分品类的电器产品具备了生理指标的监测功能，随着传感器技术的进一步发展，未来家居环境中的主要电器产品可具备人体生理指标监测功能，实现家居环境生理指标监测与医疗保健机构的数据共享，为改善和优化现有的医疗环境和医疗保健制度提供数据支撑。

五　我国环境与健康家电发展机遇与挑战

（一）智慧家居技术带来的机遇和挑战

"十四五"时期，智慧城市、智慧家居将成为人们生活和城市发展新风尚，进入普及发展阶段。环境与健康家电产品中的智能技术水平将得到持续提高，带来更好的感知能力和用户体验，有较大增长潜力。但这也对过去只交付硬件的传统家电企业的创新能力、软硬件综合服务能力、生态资源整合能力以及数据安全掌控能力等都提出了全新的挑战。因此，在人工智能技术已经取得重大突破并且即将在各行业开展大范围应用的前提下，家电行业如何在应用场景上取得突破，将以"智能"为手段、"健康"为目标的理念在行业内切实落地，使其成为行业发展真正的引擎，是实现家电行业转型和优化升级、满足人民美好生活需要的关键所在。

（二）全球贸易环境变化带来的机遇和挑战

近年来世界经济增速放缓。未来全球贸易环境的不稳定性和不确定性将给中国家电整体发展带来压力，但国际家电产业格局的调整，也给中国家电工业的全球拓展带来发展机遇。未来国家还应继续加大相关研发力度，努力成为世界家电强国。

（三）消费趋势变化带来的机遇和挑战

目前，我国家电市场已从大规模普及的增量市场转向以更新需求为主的存量市场，家电行业将面临传统家电产品消费量增长放缓的压力。在消费升级的驱动下，在消费者对美好生活需要的拉动下，特别是在"智能和健康"两大主题的引领下，家电消费需求越来越趋于个性化和多样化，对家电产品从单一功能到场景体验提出了新的要求。人们对美好生活的向往，对高品质、健康化家电消费升级的需求将助推环境与健康家电产品结构升级。

B.11
"惠民保"商业健康保险的现状、问题与发展建议

朱铭来 王本科*

摘 要： 本报告基于截至 2022 年底推出的 246 款"惠民保"的产品数据进行深入研究。第一，从业务开展情况和主要产品特征分析"惠民保"的发展现状。第二，剖析"惠民保"保障责任的保障范围、待遇水平和发展趋势，梳理"惠民保"对特定药物、疾病的保障情况。第三，基于全国"惠民保"参保人的调研数据，分析"惠民保"参保人的反馈建议。结果发现，"惠民保"在多地政府的支持下发展迅速，其参保门槛普遍较低，产品保障责任不断升级，但存在易引发逆选择、参保状况不理想、参保人获得感有限等问题。本报告建议未来应探索多元化筹资模式、提升数据开放与共享水平、加强针对性监督管理、推动优势资源整合；鼓励企业坚持依法合规运营，合理设置产品保障责任，升级增值服务，探索新市民投保业务。

关键词： 惠民保 社会保险 补充医疗 商业保险

一 "惠民保"的发展现状

"惠民保"主要是指由地方政府相关部门指导或主导、商业保险公司承保、第三方服务商参与运营、居民自愿参保的定制型补充医疗保险产品。

---

* 朱铭来，南开大学卫生经济与医疗保障研究中心主任，南开大学金融学院养老与健康保障研究所所长、教授、博士生导师，主要研究方向为卫生经济与医疗保障；王本科，南开大学金融学院博士研究生，主要研究方向为卫生经济与医疗保障。

"惠民保"的定位是在基本医保和大病保险报销后提供补充保障，主要目的是减轻居民的高额医疗费用负担，因此要求参保对象必须是当地基本医保的参保人，所以从本质上而言，当前的"惠民保"是我国社会医疗保险的一种补充保险。

作为社会保险与商业保险两类不同属性险种融合的产品，"惠民保"能够在获得地方政府支持的基础上，依托保险公司和相关平台的商业化模式进行运作，同时发挥政府和市场的优势，夯实我国多层次医疗保障体系，以较低的成本和较广的覆盖面进一步满足居民在医疗保障方面的需求。

为进一步深入了解"惠民保"的发展情况，本报告对现有产品的业务开展情况和主要产品特征展开了详细分析。

根据本报告统计，截至 2022 年 12 月底，全国各地共推出 246 款"惠民保"产品。另有数据显示，其累计保费规模约 320 亿元，总参保 2.98 亿人次。[①] 需要说明的是，对于包含多个年度版本或待遇版本的"惠民保"产品，本报告将仅分析其最新推出且待遇水平最高的版本。

本报告统计的 246 款"惠民保"的概况如下。

（一）"惠民保"的业务开展情况

1. 区域分布情况

如表 1 所示，截至 2022 年 12 月底，"惠民保"已经覆盖了全国 29 个省份 150 多个地区，其中面向全省基本医保参保人的省级产品有 34 款，面向全国基本医保参保人的全国性产品有 12 款，[②] 有 37 个地市推出过两款或两款以上的"惠民保"产品。具体来看，各省市"惠民保"的发展水平较不均衡，在产品数量方面存在较大差异。其中推出产品数量最多的省份为

---

① 针对"惠民保"累计保费规模及参保情况的统计数据存在一定差异，如亿欧智库统计的截至 2022 年底累计保费规模为 277 亿元，截至 2021 年底的累计参保人数为 1.26 亿人。本报告的相关资料来源为众托帮。

② 部分未获得政府支持的保险产品在宣传时将自身归为"惠民保"，但其产品特征和运营模式与百万医疗保险较为相似，例如"碧惠 e 生 2021 版""众民保 2022 版（优享款）"等。

"惠民保"的诞生地广东，多达 32 款。此外，山东、江苏、广西、浙江和四川的"惠民保"数量也相对较多，均超过了 15 款。值得注意的是，除直辖市外，广东、山东和广西已经基本实现了全省地市级产品的覆盖。①

表 1　截至 2022 年 12 月底"惠民保"产品的区域分布情况

单位：款

省份	数量	省份	数量	省份	数量	省份	数量
安徽	8	河北	10	辽宁	10	四川	16
北京	3	河南	6	内蒙古	3	天津	3
福建	11	黑龙江	2	宁夏	2	云南	7
甘肃	1	湖北	7	青海	1	浙江	16
广东	32	湖南	12	山东	21	重庆	2
广西	17	吉林	5	山西	4	全国	12
贵州	3	江苏	19	陕西	3	总计	246
海南	2	江西	7	上海	1		

资料来源：根据公开资料结合各地"惠民保"官方公众号整理。

2. 政府支持情况

由于未有政策文件或通用标准可以用于界定"惠民保"项目中政府有关部门的参与程度，本报告借鉴学界和业界研究"惠民保"的分类经验，基于所研究"惠民保"官方公众号和当地政府有关部门宣传材料的实际情况，将政府支持情况大致分为三种：政府主导、政府指导和不参与。在 246 款产品中，超 79% 的产品属于政府指导，约 3% 属于政府主导。在政府支持情况下，各地医保局、金融局、银保监会等有关部门会通过开放基本医保数据、参与产品设计、开放个人账户资金、参与产品宣传等方式对运营机构提供不同程度的指导、监督和支持②。在政府主导"惠民保"运营的情况下，当地政府提供的政策支持更加完备，经营主体一般由政府有关部门或保险行

---

① 暂不将浙江省金华市推行的"选缴保费法"大病保险制度作为"惠民保"产品来分析。

② 由于政府部门的部分支持措施未公开，因此可能存在部分"惠民保"政府支持力度被低估的情况。

业协会组织招标遴选，政府在产品设计、参保动员和运营管理等方面的支持和把控力度相对更大。对于无任何政府部门参与的"惠民保"，一般仅有当地保险行业协会、工会等组织参与指导或完全由商业保险公司自发运营。部分地区支持"惠民保"发展的相关政策见表2。

表2　部分地区支持"惠民保"发展的相关政策

发文年份	地区	发文机构	文件名称
2021	上海	上海市医保局、财政局、卫生健康委、银保监会、大数据中心	《关于新增医保个人账户资金购买商业医疗保险产品有关事项的通知》
2021	天津	天津市医保局、金融局、银保监会	《关于支持促进商业健康保险发展的指导意见》
2021	江苏南京	南京市医保局	《关于职工基本医疗保险个人账户支付购买商业补充医疗保险的通知》
2020	江苏徐州	徐州市医保局、财政局、民政局等八部门	《关于印发〈进一步完善我市多层次医疗保障体系实施方案〉的通知》
2020	浙江杭州	杭州市医保局、财政局、税务局	《关于印发〈杭州市商业补充医疗保险实施方案〉的通知》
2021	浙江绍兴	绍兴市医保局、财政局、税务局、银保监会	《关于印发〈关于促进商业补充医疗保险发展进一步完善多层次医疗保障体系的实施方案(试行)〉的通知》
2020	浙江丽水	丽水市人民政府办公室	《关于印发丽水市全民健康补充医疗保险(浙丽保)实施方案的通知》
2021	河北唐山	唐山市人民政府办公室	《唐山市惠民保险指导意见(试行)》
2020	江西南昌	南昌市医保局、民政局、扶贫办	《关于规范补充医疗保险发展完善多层次医疗保障体系的指导意见》
2020	广东深圳	深圳市医保局、人社局	《深圳市重特大疾病补充医疗保险试行办法》
2021	四川成都	成都市医保局	《关于印发〈关于支持规范商业健康保险发展内部风险监控的十条措施〉的通知》
2022	黑龙江	黑龙江省医保局等七部门	《关于支持惠民型商业健康保险发展的指导意见》

资料来源：根据公开资料结合各地政府网站整理。

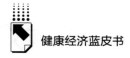

从参与支持的政府部门来看，近60%的产品由当地医保局牵头指导，各地推出的"惠民保"相关政策通常也都涉及基本医保中的个人账户余额缴费、基本医保数据共享以及结算方式等。例如，2022年黑龙江省医疗保障局等7部门发布《关于支持惠民型商业健康保险发展的指导意见》，提出支持商业保险公司研发推广与基本医疗保险、大病保险紧密衔接的惠民型商业健康保险产品。同时，少数地区如浙江丽水、河北唐山是由当地人民政府出台相关政策，对"惠民保"发展的支持力度也相对更大。如2021年河北省唐山市政府印发《唐山市惠民保险指导意见（试行）》，引导商业保险机构丰富低门槛、广覆盖、强衔接的普惠型商业健康保险产品供给，构筑基本医疗保险与商业健康保险融合发展模式等。

从政府参与支持的地区来看，浙江省"惠民保"的政策环境在全国居前列，值得其他地区借鉴。例如，2022年11月22日，浙江省医疗保障局、浙江省财政厅、浙江银保监局、国家税务总局浙江省税务局联合发布的《关于深化浙江省惠民型商业补充医疗保险改革的指导意见》提出，到2025年，建成市场机制运作、群众自愿投保、基金稳健运行，与基本医疗保险有效衔接的浙江省惠民型商业补充医疗保险（以下简称浙里惠民保）制度，满足人民群众多样化医疗保障需求，推进具有浙江特色的共富型多层次医疗保障体系更加成熟定型；发挥浙里惠民保在防范因病致贫返贫风险中的梯次减负作用，困难群众医疗费用综合保障率达到85%以上；加快促进商业健康保险发展，稳步提升商业健康保险赔付支出占卫生总费用比例。

3. 经营主体情况

总的来看，保险公司组成共保体进行运营和第三方管理公司参与运营已经成为"惠民保"的一大特点，在提升项目整体运营稳定性的同时，可以充分发挥各经营主体的专业优势。根据本报告统计，有167款产品是由两家及两家以上商业保险公司共同承保，这些产品平均是由7家以上保险公司运营，其中共保公司最多的产品为河南省的2022版"中原医惠保"，达到了

22家；在所有产品的主承保公司中，约66%为财产险公司，近30%的保险公司风险综合评级为A级及以上①，约68%的保险公司风险综合评级为B级、BB级或BBB级；从第三方服务商来看，超过61%的"惠民保"产品运营都有第三方服务商参与，更有近28%的产品有两家及以上第三方服务商参与运营。

4.参保和赔付情况

在参保情况方面，总的来看，全国"惠民保"总参保人次的增速逐渐趋缓，2020年全国"惠民保"累计超4000万人次参保②，2021年的参保人次达到了10117万，同比增长超150%，2022年的参保人次约为15800万，同比增长速度为56%。2021年当期参保人数排前十的"惠民保"见表3。

表3 2021年当期参保人数排前十的"惠民保"

省份	地区	产品名称	参保人数（万人）
广东	深圳	重疾补充险	790
上海	上海	沪惠保	739
浙江	杭州	西湖益联保	470
四川	成都	惠蓉保	390
广东	广州	穗岁康	367
浙江	绍兴	越惠保	306
北京	北京	北京京惠保	301
河北	全省	冀惠保	300
重庆	重庆	渝惠保	290
浙江	嘉兴	嘉兴大病无忧	268

注：由于部分"惠民保"的续保情况不够理想，其运营主体并未公布最新年度的参保人数，因此无法比较分析得出2022年度"惠民保"的参保人数排名，故本报告仅列举2021年度的相关情况。

资料来源：根据公开资料结合各地"惠民保"官方公众号整理。

---

① 参照各公司在推出"惠民保"产品季度内最新披露的风险综合评级，下同。

② 参保人次资料来源为众托帮，下同。

从具体产品的参保率来看，如图 1 所示，由于部分产品尚未公开其参保率①信息，本报告仅以公开过相关数据的 86 款产品为例进行分析。尽管"惠民保"都是面向当地参与基本医疗保险的参保人，但产品间的表现差异较大。所有产品参保率的均值为 19.3%，有 51 款产品的参保率在 15% 以下，参保率最高的产品为 2022 年"浙丽保"，达到了 93.3%。值得注意的是，由于浙江省政府对"惠民保"较为重视，2022 年度浙江省"惠民保"产品的平均投保率为 53.34%，总承保人数达到 2969.25 万人，续保率平均为 80.9%，远超其他地区。

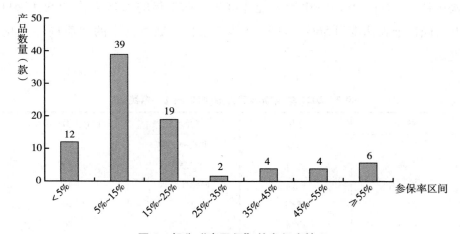

图 1　部分"惠民保"的参保率情况

资料来源：根据各地"惠民保"官方公众号和 2021 年、2022 年的《中国医疗保障统计年鉴》整理，其中基本医保人数源自各地政府 2021 年度、2022 年度的统计公报。

截至 2022 年底，公开赔付信息的"惠民保"极少，几乎均属于政府支持力度较大的产品，其中部分产品还设置了待遇动态调整机制，一旦赔付率无法达到预期要求，便会通过提高报销比例、降低免赔额和扩大特药目录等方式优化"惠民保"的待遇水平，并对先前出险但符合调整后报销要求的

---

① 指"惠民保"官方公众号在 2022 年或最近年份公布的参保率。对于不同年度的同一款产品将分别统计其参保率，对于年度相同但待遇版本不同的同一款产品仅统计一次。

费用进行追偿，因此最终全年赔付率可以达到 80%，甚至超过 90%。但对于政府参与程度有限的产品而言，其赔付率则难以保证。部分"惠民保"产品的年度赔付情况见表 4。

表 4　2022 年及以后部分"惠民保"产品的年度赔付情况

省份	地市	产品名称	保费收入（万元）	赔付金额（万元）	实际赔付率（%）
上海	上海	沪惠保	84985	75000	88.3
浙江	温州	益康保	29242	27193	93
浙江	湖州	南太湖健康保	17485	16205	92.68
浙江	嘉兴	嘉兴大病无忧	26827	22856	85.2
浙江	衢州	惠衢保	16919	15669	92.61
广东	广州	穗岁康	66060	47000	71.21

注：部分产品的理赔和会计审核工作仍在开展，故其赔付率可能还会变化。

资料来源：根据各地"惠民保"官方公众号和在 2022 年或最近年份公布的年度赔付情况整理。

5. 推出时间

本报告对 246 款"惠民保"产品首次正式发布或者开放参保的时间进行了分析，具体情况如图 2 所示。总的来看，自 2020 年开始，"惠民保"的发展进入了爆发期，全国各地平均每年推出不少于 80 款产品。同时，受政策驱动和保险公司之间竞争等因素的影响，同一省份推出产品的时间通常较为集中，比如 2020 年广东省在 11 月一个月间相继推出了 5 款地市级"惠民保"。此外，作为投保窗口期通常仅有 1~2 个月的短期健康保险，为了尽可能与基本医保的保障时间接轨，超过 40%的惠民保在当年第四季度推出，更有相当一部分产品将其保障期限设置为自然年度。

（二）"惠民保"的主要产品特征

1. 保费定价

在保费分档情况方面，根据本报告统计，在 246 款"惠民保"产品中，所有产品都不会根据参保人身体的健康状况分档定价，仅有 38 款会根据参保人的年龄、职业等情况采用不同的保费标准。比如 2021 版"山东民生

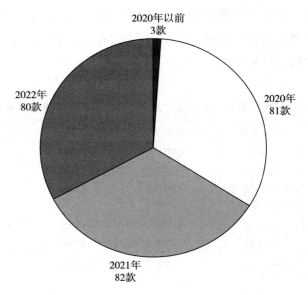

图 2　"惠民保"的推出时间及产品数量概况

资料来源：根据公开资料结合各地"惠民保"官方公众号整理。

保"的保费定价为：0～40 周岁 49 元/（人·年）；41～60 周岁 79 元/
（人·年）；61 周岁及以上 139 元/（人·年）。同时，为了提高参保率和续
保率，部分"惠民保"产品采取了多种方式提供保费优惠以进一步降低参
保门槛。比如，有部分运营时间超过一期的"惠民保"产品开始尝试为续
保人群提供一定的费率优惠。还有极少数地区的"惠民保"会对特殊参保
人群进行财政补助，例如"西湖益联保 2022"对参加浙江省子女统筹医保、
杭州市少儿医保、大学生医保参保人减免 50 元/人。

　　在具体的保费价格方面，为了提高分析的准确性，本报告对按年龄段分
档定价的"惠民保"进行了如下处理：以第七次全国人口普查所公开的年
龄构成情况（即 0～14 岁、15～59 岁、60～64 岁、65 岁及以上的年龄构成
情况）为基础，将各产品为保费分档所设置的年龄段与其逐一进行对比，
如果二者能够匹配，则通过加权估算出该产品的实际价格，无法匹配的产品
则暂不纳入后续的价格分析。

最终本报告根据 221 款价格相对明确的产品信息得出我国"惠民保"的平均保费约为 108 元（截至 2022 年 12 月底），各产品保费占当地人均可支配收入①比例的平均值仅为 0.3%，其中有超过 60% 的"惠民保"保费不足百元，充分体现了产品的普惠性。在不分档定价的产品中，最高价格可达365 元，如江苏省的"泰州市民保 2022 版（升级款）"；最低价格仅需 29元，如海南省的"乐城特药险 2022 版"。具体的产品价格分布如图 3 所示。

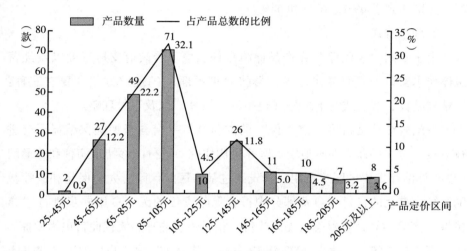

图 3　截至 2022 年末"惠民保"的产品定价概况

资料来源：根据公开资料结合各地"惠民保"官方公众号整理。

2. 支付方式

本报告从支付渠道和支付来源两个方面对"惠民保"的支付方式展开分析。

在支付渠道方面，除传统的线下缴费外，"惠民保"项目几乎均搭建了官方微信公众号平台，可以使用微信支付宝支持的一系列支付方式，仅有极少数产品的参保入口设置在支付宝或专属应用程序，总的来看，所有产品的

---

① 各地人均可支配收入数据取自产品被推出年度的统计公报，鉴于惠民保产品进行定价时所使用的数据有滞后性，因此用于比较分析的收入数据源自 2021 年统计公报。

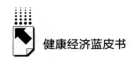

参保人均可以按照参保指引通过线上端口进行缴费。

在支付来源方面，尽管国家医保局并未发布允许使用个人账户余额支付的相关政策，但据本报告统计，截至2022年12月底，共有83款"惠民保"支持参保人使用基本医保个人账户的结余资金购买，对各省份（仅考虑产品数量超过5款的省份）支持使用个人账户缴费的产品占该省份产品总数的比例进行分析后可以发现，比例最高的3个省份分别为浙江、山东和江苏，分别达到了69%、67%和58%。

3. 理赔方式

由于不同"惠民保"在产品保障责任、项目受政府支持程度以及经营主体技术实力等方面存在差异，当前"惠民保"的理赔方式主要有三种：一站式结算、线上或线下理赔（包括零星结算）以及直付理赔。

一站式结算是指将"惠民保"的支付结算平台与当地医保结算平台进行对接，对于参保人在本地定点医疗机构住院、进行门诊特定病种和普通门（急）诊治疗发生的医疗费用，首先经过基本医疗保险、大病保险和医疗救助结算，剩余的自付和自费部分中符合保险责任的医疗费用同步进行"惠民保"产品结算，被保险人无须垫付，相对传统的理赔流程而言更为便捷。

据本报告统计，截至2022年12月底，共有237款"惠民保"提供基本医保目录内保障责任，其中支持一站式结算的仅占21.0%，其余产品均不支持或尚未开通一站式结算。

线上或线下理赔的模式与传统的商业健康保险基本一致，被保险人需要按照理赔须知将医疗费用收据、费用明细清单、身份证等材料通过产品线上官方平台（如微信公众号、小程序或专属软件）进行提交，或者邮寄、携带到指定的线下营业网点进行索赔申请，审核结算后才能收到报销账款。对于支持一站式结算的"惠民保"而言，也并非所有索赔均满足一站式结算的要求，比如对于异地就医未进行医保结算的医疗费用，需要按照线上或线下理赔的模式进行零星结算。

直付理赔一般仅适用特定高额药品保障。以浙江省绍兴市的"浙里医保·越惠保2022"为例，对于高额外购自费药品理赔，其采用"事先审核购药直付"方式,具体流程如下。

首先参保人员需在产品的官方微信公众号,通过特药理赔入口上传用药合理性的审核材料,工作人员将进行用药合理性审核,并在申请提交后24小时内将审核结果通知用药申请人员。在审核通过后,参保人可以选择到店自取或送药上门,属于"浙里医保·越惠保2022"报销的部分,将在付款时直接扣除,参保人员仅需支付剩余自费部分即可完成购药,无须再进行理赔报销(见图4)。

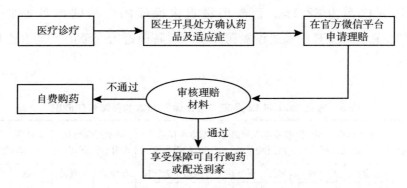

图4 "浙里医保·越惠保2022"高额外购自费药品理赔流程

资料来源:"浙里医保·越惠保2022"官方公众号。

二 "惠民保"的保障责任分析

本报告分析了现有"惠民保"的整体保障范围和待遇水平,总结了"惠民保"保障责任的发展趋势,并从特药保障频率和特药适应证两方面对"惠民保"的特定药品保障情况展开了深入分析。

(一)"惠民保"的保障责任概况

1.保障范围概况

总的来说,"惠民保"涉及的保障责任主要可以分为对基本医保目录内自付费用的保障和对基本医保目录外自费费用的保障。各产品具体的保障概况如表5所示。显然，对基本医保目录内的自付费用进行保障是"惠民保"的主要特征，在246款产品中仅有9款不提供相关保障，而对基本医保目录外的自费费用进行保障的产品占72.3%。同时，根据本报告统计，"惠民保"的保障责任还可以进一步拓展细分为对门诊特殊病（以下简称门特）、门诊慢性病（以下简称门慢）和特定（高额或创新）药品（以下简称特药）等方面的保障。其中对门特提供保障的"惠民保"占产品总数的比例为38.2%，而对门慢提供保障的产品则相对较少，为16.7%，在保障责任中通过设置药品清单对特药进行保障的产品占比超过了85%。

表5 截至2022年12月底"惠民保"涵盖的保障责任概况

指标	基本医保目录内住院保障		基本医保目录内门特保障		基本医保目录内门慢保障		基本医保目录外住院保障		特定药品保障	
	有保障	无保障	有保障	无保障	有保障	无保障	有保障	无保障	有保障	无保障
产品数量(款)	237	9	94	152	41	205	178	68	211	35
所占比例(%)	96.3	3.7	38.2	61.8	16.7	83.3	72.3	27.6	85.8	14.2

资料来源：根据公开资料结合各地"惠民保"官方公众号整理。

与此同时，随着诊疗技术的不断发展，为了满足参保人的就医需求，有49款"惠民保"产品设置了CAR-T疗法药品保险金，有37款产品对质子重离子医疗费用提供保障（通常会设置定点医疗机构，如上海质子重离子医院）。

2.待遇水平概况

本节从报销起付线、可报销总额和报销比例三个方面对当前"惠民保"保障责任的待遇水平（仅考虑非既往症）进行了分析。由于各地医疗费用的分段信息不可得，因此对于赔付比例根据治疗费用来分档的产品而言，本报告将各档次报销比例的加总平均值作为该产品的最终报销比例，如某产品对于10万元及以下的医疗费用支出可报销65%，超过10万元的治疗费用可报销77%，那么此产品的报销比例将被视为71%，对免赔额的处理与之类似。同时，暂不考虑少数"惠民保"产品对续保客户、团体参保群体和特殊困难人群等给予的待遇水平提升和参保人异地就医等导致的待遇水平下降。对于向城乡居民和城镇职工分别设置不同免赔额的产品，本报告将取二者的平均值作为产品的免赔额。

首先分析237款涵盖基本医保目录内住院自付费用保障责任产品的待遇水平。由表6可知，所有产品的基本医保目录内住院自付费用保障责任的免赔额均值为1.63万元，可报销总额的均值为121.7万元，平均报销比例达到了75.9%。具体来看，在报销限额和报销比例方面，有超过64%的"惠民保"赔付限额在100万元及以下，仅12.7%的产品保额在200万元及以上，还有2款产品不设置封顶线。在报销门槛方面，出于增强运营可持续性的目的，产品起付线在1万元及以下的仅占14.3%，有37.1%的产品设置了2万元及以上的免赔额。值得注意的是，有22款"惠民保"的基本医保目录内责任的免赔额是和基本医保目录外住院责任或特药责任共享，还有18款产品会降低续保参保人的免赔额（部分产品要求续保客户在上一期无理赔记录），这些都在一定程度上提高了产品的普惠性。

表6　"惠民保"对基本医保目录内住院自付费用的保障待遇概况

项目	报销免赔额			报销限额			报销比例		
平均值	1.63万元			121.7万元			75.9%		
范围	1万元及以下	1万元以上2万元以下	2万元及以上	100万元及以下	100万元以上200万元以下	200万元及以上	60%及以下	60%以上80%以下	80%及以上
产品数量(款)	34	115	88	153	54	30	31	64	142
所占比例(%)	14.3	48.5	37.1	64.6	22.8	12.7	13.1	27.0	59.9

资料来源：根据公开资料结合各地"惠民保"官方公众号整理。

其次分析了保障基本医保目录外住院治疗费用的 178 款产品的待遇水平。从表 7 可以看出，所有产品基本医保目录外住院自费费用保障责任的免赔额均值为 1.7 万元，可报销总额均值超过了 105 万元，平均报销比例为 57.3%。具体来看，与保障基本医保目录内治疗费用的责任相比，绝大多数"惠民保"对基本医保目录外责任的待遇水平要相对较低，一方面是保障限额普遍较低，仅有 18.6% 的产品在 100 万元以上；另一方面是报销比例也相对较低，有超过 62% 的产品赔付比例在 60% 及以下。在保障责任的起付线方面，"惠民保"对基本医保政策范围内保障责任和基本医保政策范围外保障责任的免赔额设置则比较接近。

最后分析了特药保障待遇情况。总的来看，与住院保障责任的待遇水平相比，"惠民保"对特药保障力度较大，报销免赔额的均值仅为 0.97 万元，可报销总额的平均值超过了 110 万元，报销比例均值达到了 72.9%。

表 7　"惠民保"对基本医保目录外住院自费费用的保障待遇概况

项目	报销免赔额			报销限额			报销比例		
平均值	1.7 万元			105.7 万元			57.3%		
范围	1 万元及以下	1 万元以上 2 万元以下	2 万元及以上	100 万元及以下	100 万元以上 200 万元以下	200 万元及以上	60% 及以下	60% 以上 80% 以下	80% 及以上
产品数量（款）	26	67	85	145	22	11	111	25	42
所占比例（%）	14.6	37.6	47.8	81.5	12.4	6.2	62.4	14.0	23.6

资料来源：根据公开资料结合各地"惠民保"官方公众号整理。

具体来看，在 211 款设置有特药保障责任的"惠民保"中，近 57% 的产品免赔额在 1 万元及以下，有 27.1% 的产品的报销封顶线为 100 万元以上，近 73% 的产品的报销比例为 60% 以上，更有超过半数的产品的报销比例为 80% 及以上（见表 8）。

表 8 "惠民保"对特定药品的保障待遇概况

项目	报销免赔额			报销限额			报销比例		
平均值	0.97 万元			110.59 万元			72.9%		
范围	1 万元及以下	1 万元以上 2 万元以下	2 万元及以上	100 万元及以下	100 万元以上 200 万元以下	200 万元及以上	60%及以下	60%以上 80%以下	80%及以上
产品数量（款）	120	28	63	154	36	21	58	44	109
所占比例（%）	56.9	13.3	29.9	73.0	17.1	10.0	27.5	20.9	51.7

资料来源：根据公开资料结合各地"惠民保"官方公众号整理。

3. 保障责任发展趋势

考虑到绝大多数"惠民保"产品的迭代版本会保持或者提高原有保障责任的待遇水平，为更加合理地研究"惠民保"保障责任的发展趋势，本报告选取了 2020~2022 年各款"惠民保"首次推出时的最高待遇版本，对其基本医保目录内住院自付费用保障责任、基本医保目录外住院自费费用保障责任和特定药品费用保障责任的设置情况及待遇水平（仅考虑非既往症）进行对比分析。

一是基本医保目录内住院自付费用保障责任。自 2020 年"惠民保"兴起时，对基本医保目录内住院自付费用进行报销补偿即为其基本特征，新推出产品对此项保障责任的覆盖率一直高于 90%（见表 9）。从待遇水平来看，"惠民保"对基本医保目录内住院自付费用的保障额度和报销比例一直相对稳定，且要高于其他保障责任，同时，该类保障责任的平均免赔额近年来呈持续下降的趋势，有助于扩大产品保障覆盖面。

二是基本医保目录外住院自费费用保障责任。通过分析基本医保目录外住院自费费用的产品占当年首次推出产品总数的比例可以发现，"惠民保"保障责任范围呈逐年扩大的趋势，2020 年新推出的"惠民保"产品中仅有 44.4%提供基本医保目录外住院自费费用的保障，但在 2022 年这一比例已

经上升到了 85.0%（见表 10）。在待遇水平方面，基本医保目录外住院自费
费用的平均报销比例始终相对较低，并在近年来呈下降趋势，这可能是由于
部分新推出"惠民保"的地区的经济发展水平相对较差，当地居民的保费
支付能力相对较低，为保证项目运营的稳定性只能限制产品的报销比例，最
终导致当年新推出产品的待遇水平平均值偏低。

表9　2020~2022 年"惠民保"基本医保目录内住院自付费用保障责任的发展趋势

年份	含此责任的 产品总数 *	占当年首次推出 产品总数的比例（%）	平均保额 （万元）	平均免赔额 （万元）	平均报销 比例（%）
2020	80	98.8	120.5	1.81	78.8
2021	77	93.9	117.1	1.78	77.7
2022	76	95.0	124.1	1.58	73.9

* 部分"惠民保"在首次推出的版本中可能未设置此保障责任，所以三年期间含此责任的产品
总数之和与前文分析的 246 款最新版"惠民保"中含此责任的产品数量不相等，后同。
资料来源：根据公开资料结合各地"惠民保"官方公众号整理。

表10　2020~2022 年"惠民保"基本医保目录外住院自费费用保障责任的发展趋势

年份	含此责任的 产品总数	占当年首次推出 产品总数的比例（%）	平均保额 （万元）	平均免赔额 （万元）	平均报销 比例（%）
2020	36	44.4	110.6	1.75	64.9
2021	56	68.3	101.6	1.75	59.8
2022	68	85.0	106	1.77	54.4

资料来源：根据公开资料结合各地"惠民保"官方公众号整理。

三是特药费用保障责任。总的来看，"惠民保"对特药费用的保障情况
一直较为稳定，每年新推出的产品在保障责任的设置数量和待遇水平方面基
本保持一致（见表 11）。值得注意的是，"惠民保"产品平均保障的特药数
量呈现逐年递增的趋势，新推出的"惠民保"平均能够覆盖的特定药品数
量从 2020 年的 25 款增加到 2022 年的 39 款。

表 11 2020~2022 年"惠民保"特定药品费用保障责任的发展趋势

年份	含此责任的产品总数	占当年首次推出产品总数的比例(%)	平均保额（万元）	平均免赔额（万元）	平均报销比例（%）	平均保障特药数量（款）
2020	67	82.7	104.3	0.99	77	25
2021	66	80.5	95.5	1.06	73	27
2022	69	85	101.4	0.94	71	39

资料来源：根据公开资料结合各地"惠民保"官方公众号整理。

（二）"惠民保"的特药保障责任分析

"惠民保"保障特药的形式比较繁杂，在各类责任中均可能涉及，因此，考虑到相关信息的可及性、简洁性和准确性，本报告仅研究通过设置特定药品目录实现特药保障的 211 款"惠民保"产品。

1. 对特药的保障情况

此 211 款"惠民保"的特药清单共涵盖了 6583 款药品（含重复），平均每款产品约含有 31 款特药。进一步分析可以发现，纳武利尤单抗、度伐利尤单抗、阿替利珠单抗、帕博利珠单抗、哌柏西利、达雷妥尤单抗、替雷利珠单抗、维奈克拉、恩美曲妥珠单抗和特瑞普利单抗是"惠民保"实际保障频率最高的 10 款特定药品（同一款"惠民保"产品重复保障通用名相同的药品的情况下该产品仅被统计一次）。如图 5 所示，这些药物至少被 38% 的"惠民保"产品通过设置特药清单的形式纳入了保障范围。在这 10 款药品中，达雷妥尤单抗、替雷利珠单抗和特瑞普利单抗已被纳入了国家医保的乙类目录，其余产品尚未被纳入。"惠民保"保障频率最高的药品是纳武利尤单抗，达到了 67.5%，其适应证主要包括肺癌、头颈癌、胃癌和间皮瘤等。

2. 对特定疾病的保障情况

根据本报告统计，如图 6 所示，在"惠民保"特药保障责任涵盖药品

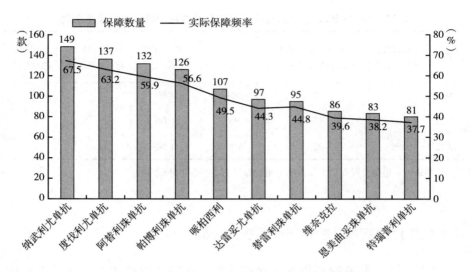

图5 "惠民保"保障频率最高的10款特药

资料来源：根据公开资料结合各地"惠民保"官方公众号整理。

所对应的适应证中，肺癌、乳腺癌、白血病、淋巴瘤、多发性骨髓瘤、前列腺癌、黑色素瘤、肝癌、胃癌和结直肠癌是被保障频率最高的10种疾病，均为肿瘤类疾病。其中，肺癌是"惠民保"特药保障频率最高的适应证，实际保障频率达到了85.4%（同一款"惠民保"产品对同种疾病的保障仅被统计一次），而根据世界卫生组织国际癌症研究机构（IARC）在2020年发布的全球癌症数据，肺癌在中国常见新发癌症和常见死亡癌种中均位列第一，其发病数和致死人数分别占中国癌症新发病例数和全国所有癌症死亡人数的17.9%和23.8%。

此外，本报告还结合相关统计资料分析了"惠民保"特药对罕见病（被收录于我国《第一批罕见病目录》的病种）的保障情况。总的来看，共有120款"惠民保"产品提供了对罕见病药物的保障，在不对罕见病的具体类型进行细化区分的情况下，黏多糖贮积症（全类型）、特发性肺动脉高压、多发性硬化、戈谢病、脊髓性肌萎缩症、克罗恩病、肢端肥大症、遗传性血管性水肿、庞贝病和法布雷病是"惠民保"保障频率最高的10种罕见

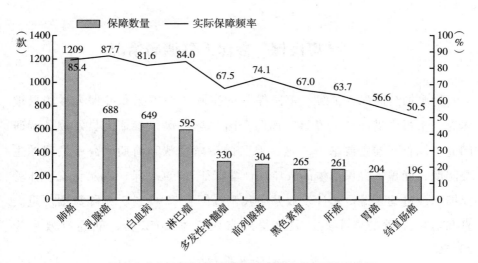

图6 "惠民保"特药保障频率最高的10种适应证

资料来源:根据公开资料结合各地"惠民保"官方公众号整理。

病。在所有涉及罕见病药物保障的产品中,保障黏多糖贮积症(全类型)治疗药物的产品最多,达到了81款(见图7)。

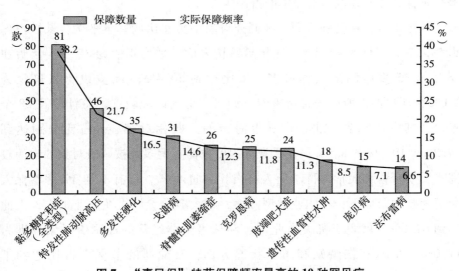

图7 "惠民保"特药保障频率最高的10种罕见病

资料来源:根据公开资料结合各地"惠民保"官方公众号整理。

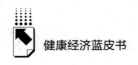

三 "惠民保"参保人群调研情况

为更加全面深入了解"惠民保"的实际发展情况和参保人群的反馈体验,本报告借助"问卷星"面向全国"惠民保"参保人员发放了调研问卷。调查问卷主要基于"惠民保"的运营现状和前期研究中发现的主要问题,涵盖了参保群体的人口统计学特征、"惠民保"购买情况、体验反馈和改进建议等。总计发放并回收调查问卷 2294 份,剔除数据严重失真和前后矛盾的样本后,最终得到有效样本 2052 份,问卷有效率为89.5%。

(一)调研对象人口学特征

总的来看,由于调研问卷通过线上渠道发放,因此较难触达"惠民保"的高龄参保人,使得年龄较小、学历较高、家庭收入较高等特点的"惠民保"参保人在全体调研对象中的占比较大。

具体来看,在性别方面,被调查对象中男女比例基本平衡,女性占比为 54.5%,男性为 45.5%;在年龄结构方面,平均年龄为 32 岁,年龄在26 岁至 35 岁区间的人群最多,占比达到 50.4%,55 岁以上人群仅为2.0%;从参保人所属的省份来看,调研覆盖的区域较广,总计涉及 28 个省份,其中广东省、北京市和上海市的人数相对较多,占比分别达到14.2%、10.5% 和 8.5%;在受教育程度方面,大多数被调研对象的学历较高,大学专科和大学本科学历人群占比超过 80%,仅有不到 3% 的参保人学历为初中及以下;在职业类型方面,绝大多数参保人在企业工作,占比达到 64.0%,就职于机关事业单位和从事个体经营的被调研对象分别为11.0%、9.2%;在婚姻和子女状况方面,有配偶的参保人占比达到了68.4%,而有子女的参保人约占 59.8%,同时有配偶和子女的人群共计58.5%,无配偶也无子女的人群占 28.8%;从家庭年收入来看,仅 12.2%

的被调研对象家庭年收入在 20000 元及以下，59.5% 的参保人家庭年收入超过了 100000 元，更有 32.7% 的家庭年收入超过了 200000 元；在需要赡养的老人数量方面，绝大多数参保人的负担都相对较大，有 66.0% 的参保人需要赡养一位或两位老人，所有参保人平均需要赡养的老人超过了两位；从自评身体健康状况来看，有 23.2% 的参保人认为自身健康状况一般或较差，凸显了"惠民保"项目运营面临的逆选择风险；从基本医保参保类型来看，被调研的"惠民保"参保人大都属于城镇职工医保，占比达到了 66.6%。从除"惠民保"外的商业健康保险购买情况来看，在被调研的"惠民保"参保人中，同时拥有重特大疾病保险的人群占比达到 65.2%，参保其他商业医疗保险的比例高达 84.8%，体现了被调研人群较高的健康风险管理意识（见表 12）。

表 12　调研对象的人口学特征

基本信息	类别	数量（人）	比例（%）
性别	男	934	45.5
	女	1118	54.5
年龄*	18 岁以下	38	1.9
	18~25 岁	543	26.5
	26~35 岁	1034	50.4
	36~45 岁	291	14.2
	46~55 岁	106	5.2
	56~65 岁	36	1.8
	65 岁以上	4	0.2
省份	北京	216	10.5
	上海	175	8.5
	山东	141	6.9
	广东	291	14.2
	江苏	111	5.4
	河北	100	4.9
	河南	100	4.9
	其他	918	44.7

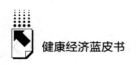
续表

基本信息	类别	数量(人)	比例(%)
受教育程度	初中及以下	60	2.9
	高中、中专或技校	179	8.7
	大学专科	276	13.5
	大学本科	1376	67.1
	硕士研究生及以上	161	7.8
职业类型	机关事业单位	226	11.0
	企业	1314	64.0
	个体经营者	189	9.2
	务农	53	2.6
	离、退休人员	18	0.9
	其他	252	12.3
婚姻和子女状况	有配偶,无子女	203	9.9
	有配偶,有子女	1200	58.5
	无配偶,无子女	592	28.8
	无配偶,有子女	26	1.3
	其他	31	1.5
家庭年收入	20000元及以下	250	12.2
	20001~50000元	260	12.7
	50001~100000元	322	15.7
	100001~200000元	549	26.8
	200001~300000元	410	20.0
	300000元以上	261	12.7
需要赡养老人	无	120	5.8
	1~2位	1355	66.0
	3~4位	558	27.2
	5位及以上	19	0.9
身体健康状况自评	非常健康	460	22.4
	比较健康	1116	54.4
	一般	448	21.8
	较差,未患既往症	19	0.9
	较差,患既往症	9	0.4
基本医保	城镇职工医保	1366	66.6
	城乡居民医保	686	33.4

基本信息	类别	数量（人）	比例（%）
商业健康保险购买情况	重大疾病保险	1337	65.2
	医疗保险	1741	84.8
	护理保险	302	14.7
	失能收入损失保险	331	16.1
	无	149	7.3

* 占比计算结果均四舍五入，故其加总值超过 100%。

（二）调研对象对"惠民保"的购买情况和体验反馈

通过调研"惠民保"参保人对"惠民保"的购买情况和体验反馈，不仅可以了解"惠民保"参保人的参保行为特征，还能够从"惠民保"参保人的角度发掘各地"惠民保"产品存在的主要问题（见表 13）。

从最早了解到本地"惠民保"的渠道来看，受政府宣传影响的人群达到了 33.6%，超过了受保险公司宣传所影响的人群占比，体现了政府渠道对"惠民保"宣传的重要性。除此之外，亲友推荐的占比也达到了 23.6%。在对本地"惠民保"的了解程度方面，仅有 15.0%的人群表示对产品非常不理解或比较不了解，这说明大多数地区"惠民保"的宣传工作发挥了一定作用，但是考虑到绝大多数被调研对象为网络可及性较好的年轻人，因此仍然应当重视使用电视、报纸、广播等传统媒体宣传，提高中老年人对产品保障责任、理赔细则和健康服务等的熟悉程度。从购买本地"惠民保"的主要原因来看[1]，选择政府支持的参保人占比高达 59.1%，有 41.4%的参保人选择承保公司实力雄厚，综合来看说明参保人对"惠民保"的运营稳定性较为重视，充分体现了社商融合的必要性。同时，"惠民保"的产品特征也是吸引参保人的重要因素，例如，保费较低是 56.6%的参保人购买"惠民保"的主要原因之一，而动辄百万的高保额也对 40.6%的参保行为起到了重要作用。

---

[1] 暂不考虑被调研参保人的惠民保为他人购买、工作单位赠予以及公益慈善赠送等情况，下同。

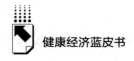

从为家庭成员购买"惠民保"的情况来看,为父母购买"惠民保"的人群占比达到 68.1%,这主要是由于"惠民保"具有保费低廉、不限制年龄、健康状况和既往症等特点,为高龄人群参保的性价比相对较高,同时,有47.4%的参保人为配偶进行投保,而给子女购买"惠民保"的参保人占33.1%。① 在支付方式方面,有 59.2%的参保人使用基本医保个人账户余额购买"惠民保"(共有 66.6%的被调研人群属于职工基本医保),其中,有 91.3%的参保人同时为家庭成员购买了"惠民保",而未使用基本医保个人账户余额的参保人中为家庭成员购买"惠民保"的比率则下降到 72%,这也在一定程度上说明了开放使用基本医保个人账户余额缴费对提高"惠民保"参保率的重要性。

同时,本报告调查了在当地"惠民保"产品基本不变情况下被调研对象的续保意愿,发现"惠民保"续保率不理想。具体来看,仅有 67.6%的被调研对象打算长期续保,有 6.6%的参保人已经明确表示没有继续参加"惠民保"的意愿,还有 25.8%的参保人无法明确是否继续参保,这可能是"惠民保"属于短期健康保险,保险期限仅有一年,在这期间大部分身体健康的参保人无法享受产品的保障服务,获得感不足,导致其缺乏续保意愿。在产品条款的易读性方面,有 87.7%的参保人表示产品条款清晰易懂,这与绝大多数参保人的受教育程度较高存在一定关系,但也说明当前大部分"惠民保"产品条款的说明解读合理,易于非专业人群理解。但值得注意的是,在认为"惠民保"产品条款可读性较差的参保人中,不愿意再次续保或是对续保持犹豫态度的占比达到 73.5%,因此保险公司应当持续优化对产品条款的宣传方式,尽可能提高其易读性,避免因此而影响产品的参保率和续保率。

最后,本报告还调查了参保人对当地"惠民保"运营信息的关注程度。结果发现,有 61.7%的参保人一直较为关注当地"惠民保"的运营情况,有 29.7%的参保人想关注但受限于公开的运营信息较少,仅有 8.6%的参保人没有关注意愿,这提示运营主体应当加快建立健全信息披露制度,及时、全面、准确地通过官方微信公众号等平台公布项目运营的关键信息。

---

① 仅分析有相应家庭成员的参保人的产品购买情况。

表 13　调研对象对"惠民保"的购买情况和体验反馈

问题	类别	数量（人）	比例（%）
最早了解到本地"惠民保"的渠道	保险公司宣传	586	28.6
	政府宣传	690	33.6
	亲友推荐	484	23.6
	工作单位推荐	249	12.1
	其他	43	2.1
对本地"惠民保"的了解程度	非常了解	131	6.4
	比较了解	822	40.1
	一般	791	38.5
	比较不了解	241	11.7
	非常不了解	67	3.3
购买本地"惠民保"的原因	承保公司实力雄厚	849	41.4
	政府支持	1213	59.1
	保费较低	1162	56.6
	可用个人账户缴费	526	25.6
	保额较高	833	40.6
	赔付比例较高	757	36.9
	免赔额较低	453	22.1
	理赔较为便捷	782	38.1
	保障特药数量较多	478	23.3
	不限制年龄	601	29.3
	不限制健康状况	554	27.0
	增值服务较实用	396	19.3
为家庭成员购买本地"惠民保"情况	父母	1398	68.1
	配偶	972	47.4
	子女	679	33.1
是否使用个人账户缴费	是	1214	59.2
	否	716	34.9
	本地产品不支持使用*	122	5.9
产品不变情况下的续保意愿	不打算续保	135	6.6
	犹豫是否续保	530	25.8
	打算长期续保	1387	67.6
"惠民保"产品条款是否清晰易懂	是	1799	87.7
	否	253	12.3

问题	类别	数量（人）	比例（%）
是否会通过公众号等关注当地"惠民保"运营情况	一直关注且公开运营信息较多	1266	61.7
	想关注但公开运营信息较少	609	29.7
	不想关注	177	8.6

＊ 考虑到部分被调研对象不了解本地惠民保使用基本医保个人账户参保的相关措施，此统计结果可能存在一定偏差。

（三）调研对象对"惠民保"的改进建议

本报告调查总结了"惠民保"参保人对产品设计和项目运营的改进建议，以此为"惠民保"运营主体制定优化措施以提高产品参保率和续保率提供参考借鉴（见表14）。

表14 调研对象对"惠民保"优化的意愿情况

编号	优化内容	数量（人）	占比（%）
A	限制承办公司利润率上限	1255	61.2
B	保证将往年部分盈余用于理赔	818	39.9
C	初次参保的客户可享受保费优惠	836	40.7
D	家庭成员同时参保可享受保费优惠	1152	56.1
E	连续参保的客户可享受保费优惠	958	46.7
F	无往期理赔记录续保可享受保费优惠	738	36.0
G	续保的客户可获得保障升级	769	37.5
H	由第三方审计并定期公布运营信息	460	22.4
I	家庭成员可以共享免赔额	807	39.3
J	对运动记录较多的客户给予保费优惠	330	16.1

对能够提高被调研参保人为本人及其家人购买本地"惠民保"意愿的措施进行分析可以发现，受到最多参保人支持的措施是限制"惠民保"承办公司的利润率上限，其比例达到了61.2%，事实上，这类限制措施已经在多个地区（如浙江省）被广泛采用，医保局、银保监会等有关部门会在项目筹备阶段为经营主体设置利润上限，指导保险公司根据理赔工作的开展

情况对产品待遇水平进行动态调整，尽可能保证产品的保障水平和覆盖率。多个家庭成员参保、连续参保和初次参保的客户可享受保费优惠这类优化措施，由于能够进一步提升"惠民保"可及性，也受到了较多参保人的关注，支持相应措施的被调研人占比分别达到了 56.1%、46.7%和 40.7%。除此之外，"惠民保"运营主体实行将往年部分盈余留存用于理赔、家庭成员共享免赔额、续保的客户可获得保障升级等措施，也得到较多居民认可。

对参保人通过额外缴费以升级产品保障责任的意愿和升级内容的偏好进行分析发现（见表 15），有 61.6%的参保人能够接受通过额外缴费的方式升级产品保障责任。具体来看，最受参保人群重视的是基本医保目录内费用保障责任，65.3%的参保人希望提高基本医保目录内费用保障责任赔付比例、64.3%的参保人希望增加基本医保目录内费用保障责任总保额，51.9%的参保人希望降低基本医保目录内费用保障责任免赔额；对于基本医保目录外费用保障责任，参保人支持增加基本医保目录外费用保障责任总保额或提高基本医保目录外费用保障责任赔付比例的占比分别为 45.7%和 46.8%，有 32.9%的参保人选择降低基本医保目录外费用保障责任免赔额；调查发现，参保人对特药费用保障责任的升级意愿相对较低，有 43.2%的参保人倾向于增加特药费用保障责任涵盖的药品数量，35.2%的参保人希望提高特药费用保障责任赔付比例，28.5%的参保人希望降低特定药品费用保障责任免赔额。值得注意的是，除基本医疗费用保障责任外，有 31.0%的参保人愿意付费升级健康管理服务，因此保险公司也可以在保证医疗费用保障水平的基础上探索发展健康管理服务。

表 15　同意付费升级"惠民保"的调研对象的升级意愿情况

编号	升级内容	数量（人）	占比（%）
A	增加基本医保目录内费用保障责任总保额	814	64.3
B	提高基本医保目录内费用保障责任赔付比例	826	65.3
C	降低基本医保目录内费用保障责任免赔额	657	51.9
D	增加基本医保目录外费用保障责任总保额	578	45.7
E	提高基本医保目录外费用保障责任赔付比例	592	46.8
F	降低基本医保目录外费用保障责任免赔额	416	32.9
G	增加特定药品费用保障责任涵盖的药品数量	546	43.2

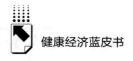
续表

编号	升级内容	数量(人)	占比(%)
H	提高特定药品费用保障责任赔付比例	445	35.2
I	降低特定药品费用保障责任免赔额	360	28.5
J	升级健康管理服务	392	31.0
K	提高对既往症的保障水平	372	29.4
L	提高异地就医赔付比例	373	29.5

对参保人对当地"惠民保"价格的期望进行分析可以发现，仅有11%的参保人提出希望在当前保费的基础上进一步降低价格，36%的被调研对象支持其购买的"惠民保"维持原有价格，值得注意的是，53%的参保人能够接受50元及以上的价格提升，有35%的参保人愿意在当前价格基础之上额外支付100元及以上（见图8）。这主要是由于当前各地"惠民保"的保费定价普遍较低，而大部分被调研人群的家庭收入较高，但也能够在一定程度上说明部分"惠民保"参保人具有较高的商业健康保险购买潜力，值得保险公司进一步发掘（见图8）。

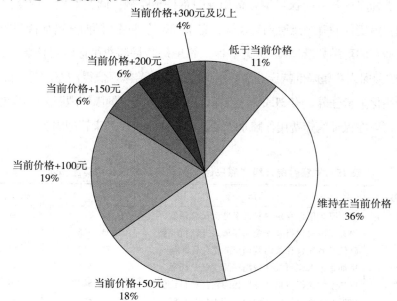

图8 调研对象对"惠民保"价格的意愿情况

四　"惠民保"现存的主要问题及发展建议

（一）"惠民保"现存的主要问题

综合前述研究可见，由于不同地区经济社会环境存在差异，各地政府有关部门和保险公司的经营经验不足，发展过程中缺乏规范性文件的指导，以及产品本身属性存在限制等，各地"惠民保"在迅猛发展的背后存在一系列互相影响且给产品可持续性带来较大挑战的问题。

1. 易引发逆选择

总的来看，除去投保人必须是当地基本医保参保人这一限制条件外，"惠民保"的参保门槛相对较低，对参保人的年龄、职业和健康状况等不设置任何限制，并且绝大多数产品对所有参保人采取统一定价，不会根据参保人的年龄或身体健康状况分档收费，仅对既往症相关的治疗费用降低赔付比例或不予赔付。这固然是"惠民保"产品"普惠性"的体现，能够在一定程度上吸引居民参保，却也更容易引发逆选择，使得部分受年龄、健康和经济状况等约束而不愿或不能加入传统商业健康保险的人群涌入"惠民保"，大大提高了人均赔付成本。

2. 参保状况不理想

从已公开的信息来看，"惠民保"的参保情况在以下三方面仍然存在较大优化空间。

一是参保率。相当一部分"惠民保"的参保人数占当地基本医保参保总人数的比例较小，这可能受当地政府支持有限、居民保险意识较弱、宣传推广效果不足和产品设计不合理等因素的影响。以是否支持个人账户为例，不支持使用个人账户的"惠民保"的平均参保率仅为11.7%，而支持使用个人账户的"惠民保"的平均参保率达到了27.0%。此外，在已经推出"惠民保"的150多个地区中，"一城多保"、产品统筹层次各异（某些地区甚至推出面向本县基本医保参保人的"惠民保"）的情况不容忽视，这些

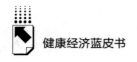

都会造成参保人群的相对分散。

二是续保情况。作为短期健康险的"惠民保"无法保证续保，再加上参保人获得感有限、产品价格上升、政府支持力度减弱等原因，部分"惠民保"的参保人数与首年相比并不理想。比如：茂名市推出的"茂名市民保"在2020年累计参保人数达到了100万人，但在2021年却下降到了80万人；2022年，青岛"琴岛e保"和上海"沪惠保"参保人数分别为2021年同期的76.3%和87.27%。为此，部分地区不得不通过宣布延长投保期等方式提高续保率。

三是参保人年龄结构。从产品官方公众号公开的数据来看，部分地区"惠民保"参保人的老龄人群占比偏大，给项目运营带来了较大的赔付压力，如2021年广州"穗岁康"参保人中60岁及以上占比为23%，而当地常住人口中60岁及以上人群仅占11%；2022年重庆"渝快保"参保人中60岁及以上占比为30%，但其城市常住人口中60岁及以上人群仅占22%；2022年"天津惠民保"参保人的平均年龄高达58岁等。

3. 参保人获得感有限

尽管各地"惠民保"受到了当地政府部门不同力度的支持，但总体来说项目仍然主要由商保公司遵循市场规律进行运营，因此，为了防范经营风险，维持必要的经营利润，产品必须在保障的深度和覆盖面之间进行平衡。然而，在较低保费和较高保额已经成为"惠民保"类产品"固有属性"的情况下，经营主体一般只能通过提高产品的赔付门槛进而降低实际保障覆盖面来保证经营的可持续性。根据对现有"惠民保"产品统计资料的分析，可以发现保险公司主要是通过限制既往症赔付、调高免赔额和设置较窄的保障责任等方式对保障覆盖面进行控制。

首先是产品既往症限制方面。"惠民保"通常会将恶性肿瘤等特定疾病纳入既往症清单，尽管在参保前罹患这些特定疾病的人群仍然可以按照正常的保费价格投保，但对于保障期间既往症及其并发症导致的医疗费用，产品将降低相应的赔付比例或者不予赔付。

其次是产品免赔额方面。大部分"惠民保"的免赔额要高于百万医疗保险等传统商业健康保险，仅有少部分产品的保障责任可以共用免赔额，这就使得大部分参保人的医疗费用支出在经基本医保和大病保险报销后难以达到"惠民保"的报销门槛。

最后是产品保障责任方面。由于绝大多数"惠民保"的产品责任为基本医保目录内保障责任和特定药品保障责任，仅有部分产品保障基本医保目录外责任，这就进一步增加了医疗费用支出符合产品报销要求的难度。

此外，部分"惠民保"的增值服务有待优化，健康体和非健康体的实际体验较不对等。以某"惠民保"的 2022 款产品为例，该项目共有 10 项增值服务，其中面向非健康参保人的有慢病购药折扣、恶性肿瘤多学科会诊、送药上门服务和特药直付服务等 8 项服务，而健康参保人可享受的服务仅有 2 项，分别为重大疾病早筛服务和居家检测服务包，前者是通过问卷调查的方式为被保险人提供重大疾病早筛服务，而后者则是为被保险人线上购买指定监测仪器时提供折扣优惠，实用性较为有限。

因此，就当前产品实际保障的覆盖面和增值服务的实用性而言，绝大多数"惠民保"参保人的获得感和体验感仍存在较大提升空间。

（二）"惠民保"的发展建议

为了尽快推动"惠民保"转型升级，在保证项目可持续性的基础上，以更普惠的形式在多层次医疗保障体系中发挥作用，本节结合前文分析结论，对各地政府有关部门、商业保险机构和第三方管理公司等主体提出了相应建议。

1. 政府层面

（1）探索多元化筹资模式

为了进一步提高"惠民保"的可及性和可持续性，增强群众的投保和续保意愿，医保局、税务局和财政局等政府有关部门可从以下方面着手完善筹资模式。

第一，支持和引导"惠民保"产品丰富支付渠道，以出台政策文件的

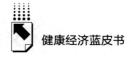

形式允许使用基本医保个人账户余额为本人和家庭成员进行缴费。第二，鼓励企业、事业单位和城乡集体经济组织为其职工和居民购买"惠民保"，对相应支出给予一定的税收优惠。第三，联合乡村振兴局、残联、妇联、慈善组织等有关部门和单位，对特殊困难群体进行参保补贴。

（2）提升数据开放与共享水平

2022年5月，《国务院办公厅关于印发深化医药卫生体制改革2022年重点工作任务的通知》指出，要探索推进医保信息平台按规定与商业健康保险信息平台信息共享。中国银保监会在2022年发布的《关于印发保险业标准化"十四五"规划的通知》中也提出，推动制定商业保险与医疗、社保部门的数据共享和交换标准，促进普惠型保险的健康发展。因此，为了确保"惠民保"的参保条件宽松、保费定价合理、保障责任实用、报销力度充足，政府有关部门可以在明确与市场的界限的情况下提供支持和指导，加快打破数据壁垒，比如医保局可以在保证信息安全的基础上提供必要的数据支持，协助商业保险公司针对本地基本医保政策的待遇水平、居民的医疗费用特征和疾病发病率等情况，持续优化产品方案和定价模型，提高产品开发工作的精准性和合理性，基本医保也可以吸收商保公司在数据精算、大数据安全、保险科技等方面的经验，反哺其自身发展。

（3）加强针对性监督管理

为了进一步规范"惠民保"的发展，金融监督管理局和保险行业协会应当在现有健康保险监管标准的基础上，进一步提高指导监管工作的针对性。

首先，提高商业保险公司（特别是主承保公司）的准入门槛，优先考虑在其他地区有经营经验和风险评级状况较好的保险公司，尽可能提高经营的稳定性。其次，要指导经营主体定期公开和分析赔付金额、赔付人次、资金结余等关键信息，定期开展第三方审计和评估。一方面，可以确保项目运行的公开透明，提高群众的认可度；另一方面，有关部门可以及时根据运营情况指导保险公司对项目进行优化调整，倒逼当地"惠民保"整合升级。其次，要严格规范商业保险机构的宣传行为，避免歧义、纰漏和虚假宣传等现象，严禁夸大政府在项目运营中的作用。最后，为了尽可能避免共保运营可能造成的负面影响，应当指导共保体强化内部联系，建立激励约束机制，持续跟踪各公司对遴选时所做出承诺的履行情况，同时探索将共保体成员公司的项目开展状况纳入保险行业风险评级考核、失信惩戒范畴等。

（4）推动优势资源整合

各地医保局、金融监督管理局、保险行业协会等有关部门和组织应当明确"一城一策"的基本原则，积极引导本地有实力、有意愿的保险机构采取共保模式开发运营"惠民保"项目，或是推动现有多款"惠民保"产品合并统一。在同区域只有一款"惠民保"的情况下，可以更加充分地发挥政府在支持、指导和监督方面的作用，整合不同保险机构的优势运营资源，降低营销成本，避免保险公司之间的恶性竞争，防止参保人群过于分散，提升运营的稳定性等。

2. 企业层面

（1）坚持依法合规运营，避免盲目跟风

尽管"惠民保"已经成为行业关注的热点，但是商业保险公司应该谨慎创立或参与当地的"惠民保"项目，切忌将"惠民保"作为开拓市场的"敲门砖"。商业保险机构应当在评估自身实力的基础上，综合考虑当地的医疗费用水平、人口年龄结构、经济发展水平等实际情况决定是否参与。特别是在作为共保体成员参与项目的情况下，商业保险公司同样应当严格遵守法律法规和共保协议，避免因为自身的消极、推诿等不当行为影响整个项目的平稳运营。

（2）合理设置产品保障责任

一方面，在各地医疗保障待遇清单趋向统一，部分人群将无法享受原有额外保障的情况下，为了切实发挥对基本医保的衔接互补作用，"惠民保"应当聚焦基本医保目录外的医疗费用进行保障。例如，部分罕见病药物的保障成本是相对较低的，商业保险公司可以结合项目运营的实际情况，以确保财务可持续性为前提，在平衡公平性和实用性的基础上探索设置地方性罕见

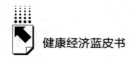

病的相关保障责任。另一方面，运营主体需要根据预期赔付率和国家药品谈判结果等适时调整产品的保障范围、赔付比例和报销门槛，对基本医保目录外特药"白名单"进行动态调整。

（3）升级增值服务，引入健康管理

尽管部分"惠民保"参保人获得感有限，但出于运营可持续性考虑，产品并不能大幅降低赔付门槛，因此商业保险公司可以从产品增值服务着手，开展初级健康管理服务，提升参保人的体验感，包括但不限于：定期分析项目赔付的病种分布情况，向参保人推送高发疾病的相关预防知识；与可穿戴设备厂商合作，向运动情况满足一定标准的参保人给予续保优惠；为参保人群中的既往症患者和高龄人群定制个人健康助理，通过微信平台、短信和电话等渠道提供用药提醒、自助购药、体检预约等服务。

（4）探索允许新市民投保

《2022 新市民金融服务白皮书》数据显示，我国新市民人口数量在 3 亿左右，整体呈现收入不高、社会保障参与度较低的特点。2022 年 3 月，中国银保监会、中国人民银行印发《关于加强新市民金融服务工作的通知》，指出要推动商业健康保险与基本医保有效衔接，开发不与户籍挂钩的普惠型商业健康保险产品，满足新市民多层次、多样化的健康保障需求。目前已有部分普惠型产品打破基本医保参保人的限制条件，将新市民纳入承保范围，但此类产品占比较低。从长远发展角度来看，允许新市民群体加入对"惠民保"的可持续发展具有重要意义，既能扩大惠民保的参保人群，又能改善风险池人群分布，进一步增强其普惠性和规模效应。

（5）积极应用科技，提升产品体验

在产品销售阶段，商业保险公司可以与第三方运营服务商合作，借助短视频平台扩大覆盖面，利用人工智能实现快捷核保评估，应用公众号等平台与参保群众进行互动和开展服务，等等。在产品理赔阶段，可以通过 OCR 图像识别（Optical Character Recognition）等技术进行理赔材料的快速审核，也可以协助当地医保系统和医院 HIS 系统（Hospital Information System）进行改造，实现基本医保、大病保险、医疗救助和项目赔付便捷高效结算。在客户服务方面，可以借助人工智能实现基础问题的全天候讲解、答疑，并将节省的成本通过降低保费价格等方式返利给参保人群。

参考文献

顾海、吴迪：《"十四五"时期基本医疗保障制度高质量发展的基本内涵与战略构想》，《管理世界》2021年第9期。

姜来等：《普惠险特药目录的制定与管理经验研究》，《卫生经济研究》2022年第2期。

金小桃等：《"惠民保"发展模式研究》，《保险研究》2022年第1期。

李华等：《我国惠民保的困境及可持续发展探析》，《卫生软科学》2023年第5期。

苏泽瑞：《普惠性商业健康保险：现状、问题与发展建议》，《行政管理改革》2021年第11期。

孙嘉尉、顾海：《国外基本医疗保险体系中的商业参与——兼论公共物品供给》，《社会保障研究》2013年第4期。

万广圣等：《普惠型补充医疗保险续保意愿及其影响因素研究》，《中国卫生经济》2022年第12期。

许飞琼：《中国多层次医疗保障体系建设现状与政策选择》，《中国人民大学学报》2020年第5期。

于保荣等：《中国普惠式健康险的现状及未来发展建议》，《卫生经济研究》2021年第4期。

余小豆、袁涛：《多层次医疗保障的国际比较与启示》，《中国医疗保险》2019年第3期。

张宗良、褚福灵：《中国多层次医疗保障体系再思考——兼析补充保障的模式创新与协同发展》，《经济社会体制比较》2023年第1期。

郑功成：《多层次社会保障体系建设：现状评估与政策思路》，《社会保障评论》2019年第1期。

朱铭来、王本科、陈召林：《"惠民保"的价值评估和监管模式》，《保险理论与实践》2021年第10期。

国 际 篇

B.12
日本老年认知症应对措施及对我国的启示

朱松梅　黄玮葳*

摘　要： 本报告以日本应对老年认知症相关政策为研究单元，采取政策比较的方法，对日本实施的预防、延迟和减轻老年认知症影响的综合措施进行梳理，并分析我国应对老年认知症的实践进展。日本形成了较为完善的政策体系，并为认知症患者及其家人提供优质的照护服务和支援服务，我国在此方面还有很大提升空间。本报告提出我国应尽快构建包括预防、干预、筛查、诊疗、照护、研究、社会支持等关键内容的老年认知症国家应对策略，完善老年认知症的三级预防体系，降低发病率，扩大筛查服务覆盖范围。同时，构建全社会共同参与、多个部门各类政策协同发力的整合型老年认知症综合服务体系，以更好地适应当前以及未来人口年龄结构的新特征。

* 朱松梅，中共陕西省委党校（陕西行政学院）副教授，主要研究方向为公共管理、社会保障、健康老龄化政策与实践等；黄玮葳，广西医科大学研究生，主要研究方向为公共卫生、老年健康。

关键词： 老年认知症　照护　老年健康　日本经验

在认知症患者的年龄分布中，老年人是主要的构成部分。老年认知症患者数量的增加，是包括中国在内的所有人口老龄化国家和地区共同面临的现实。国家统计局数据显示，2022 年，我国人口总量首次出现负增长。[①] 与此同时，人口老龄化程度继续加深，老年人口总量的增加也会伴随老年认知症患者的增加，照护压力也进一步显著，已成为影响我国老年人口健康和生活质量的严重公共健康问题。

《2018 中国痴呆与认知障碍诊治指南（一）：痴呆及其分类诊断标准》在参考世界卫生组织《国际疾病分类》（*The International Statistical Classification of Diseases and Related Health Problems*）第十版、美国精神病学会《精神疾病诊断与统计手册》（*Diagnostic and Statistical Manual of Mental Disorders*）第五版的基础上，将认知症定义为一种以获得性认知功能损害为核心，并导致患者日常生活能力、学习能力、工作能力和社会交往能力明显减退的综合征。[②]《养老机构认知症老人照顾指南》也采用了这一概念，指出认知症又名障碍症、失智症、痴呆症，包括常见的阿尔茨海默病和血管性痴呆，以及路易体痴呆与帕金森病痴呆、额颞叶痴呆等。[③] 这种减退不是短暂的，而是慢性的、持续的，至今仍然是尚未突破的医学难题。世界卫生组织数据显示，2019 年，全世界认知症患者数量约为 5520 万人，预计 2030 年将达到 7800 万人、2050 年将达 1.39 亿人。[④] 此外，2019 年，全球有 160 万人死于认知

---

① 《中华人民共和国 2022 年国民经济和社会发展统计公报》，国家统计局官网，2023 年 2 月 28 日，https://www.stats.gov.cn/sj/zxfb/202302/t20230228_ 1919011.html。

② 中国痴呆与认知障碍指南写作组、中国医师协会神经内科医师分会认知障碍疾病专业委员会：《2018 中国痴呆与认知障碍诊治指南（一）：痴呆及其分类诊断标准》，《中华医学杂志》2018 年第 13 期。

③ 《养老机构认知症老人照顾指南》（DB44/T 2232—2020），2020 年 4 月。

④ World Health Organization，*Global Status Report on the Public Health Response to Dementia*，2021，https://iris.who.int/bitstream/handle/10665/344701/9789240033245-eng.pdf? sequence = 1.

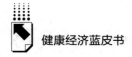

症，认知症成为全球第七大死亡原因。认知症也是老年人依赖他人照料的重要因素之一，据估计，60 岁及以上人口中认知症患者的比例为 5%～8%，这既是老年认知症患者面临的困境，也是摆在照护者、家庭、政府和整个社会面前的现实问题。①

已有研究主要从医学层面讨论老年认知症相关问题，对于如何形成完善的应对策略还略有不足。基于此，本研究从日本老年认知症应对体系入手，从加强认识、促进预防、设施建设、支持家庭护理人员、社会支持等角度全面分析日本老年认知症应对策略，提出我国应对老年认知症的具体举措。

一　日本老年认知症应对：基本情况、政策概览与总体思想

（一）日本老年认知症的基本情况

日本老龄化程度居全球之首，截至 2023 年 9 月 17 日，日本 65 岁及以上人口 3623 万，占比 29.1%。日本也是很早面临老年认知症患者增加问题的国家，厚生劳动省数据显示，早在 2002 年，日本老年认知症患者约为 150 万人，每 2 个需要长期护理的人中就有 1 人受到认知症的影响。② 2012 年，日本认知症患者已达到 462 万人，其中，老年认知症患者 305 万人，③ 每 7 个 65 岁及以上老年人中就有 1 人是认知症患者，约 400 万人患有轻度认知障碍（MCI）、每 4 个 65 岁及以上老年人中就有 1 人患有轻度认知障碍。随着人口老龄化以及高龄化趋势的进一步加剧，预计到 2025

---

① World Health Organization, *Global Status Report on the Public Health Response to Dementia*, 2021, https://iris.who.int/bitstream/handle/10665/344701/9789240033245-eng.pdf? sequence=1.

② 「痴呆」に替わる用語に関する検討会報告書, https://www.mhlw.go.jp/shingi/2004/12/s1224-17.html.

③ 「認知症施策推進5か年計画（オレンジプラン）」（平成 25 年度から29 年度までの計画）, https://www.mhlw.go.jp/file/06-Seisakujouhou-12300000-Roukenkyoku/0000079271.pdf.

年，日本认知症患者将达到约 700 万人，每 5 个 65 岁及以上老年人中就有 1 人是认知症患者。[①]

在这一背景下，日本认为，未来老年护理的核心问题是应对认知症老人，因此，其很早就开始重视相关应对问题，制定并实施了各项措施，能够为我国提供一定的启示。

（二）日本应对老年认知症政策概览

长期以来，很多国家和地区都以"痴呆症"这一词语描述"个人失去曾经获得的智力和精神能力，并且无法恢复原样的状态"。2004 年，日本先后召开 4 次研讨会，专门讨论术语使用的问题，主张用"认知症"作为代替"痴呆症"的新术语，终结可能对老年人的歧视和误解。2004 年，日本制定了《了解认知症并注重社区建设的十年计划》；2008 年，发布《提高认知症医疗和生活质量的紧急项目》，提出了应对认知症的基本措施；2012 年，厚生劳动省认知症政策研究项目组发布的《关于今后认知症措施的方向》提出，为改变"认知症患者很难在家生活，要住进医疗机构或精神科医院"的现状，认知症策略将由"患者行为和心理症状的应对"转向"预防和早期支援"。以此为基础，2012 年 9 月印发《认知症政策推进五年计划》（橙色计划）；2015 年制定《认知症政策推进综合战略——建设老年认知症患者友好社区》（新橙色计划）（2017 年修订），致力于尊重认知症患者意愿并使他们能够继续在习惯居住的良好社区环境中以自己熟悉的方式生活；2019 年发布《认知症政策推进大纲》，成为目前日本老年认知症应对的主要政策。

共生与预防，是日本应对老年认知症的两个基本思想。日本政府提出，要构建一个国民之间相互尊重人格与个性、相互支持的共生社会，只有当每个国民都意识到自己的角色和责任并积极主动地去实现这些角色和责任的时候，"共生社会"才能实现。日本百科词典《广辞苑》将"共生"界定为：一起在共同的地方生活；不同种类生物具有行动上、生理上的联系，在一起

---

① 「認知症施策推進大綱」，https：//www.mhlw.go.jp/content/000522832.pdf。

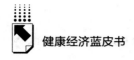

生活的状态等。① 目前，"共生"一词在日本早已超出生物学领域，被广泛用于"人与自然共生""多元文化共生""男女共生""与残疾人共生""与认知症患者共生"等各个领域。

其中，"与认知症患者共生"的思想既关注认知症患者可以有尊严、有希望地生活，也强调认知症患者和非认知症患者共同生活在同一个社会中。"共生"思想主张即使面临生活困境，也仍然要预防认知症病情进一步加重，同时，在周围人和社区的协助下，使认知症患者充分发挥自身能力，尽最大可能维持生活自理和参与社会活动。因此，共生思想的目标是通过加强认知症老人生活支援（软件方面）、建设适合认知症老人生活的环境（硬件方面）、支持认知症老人参与社会活动、保障认知症老人安全等措施，建设一个认知症患者尊严得到维护并能够继续在常住社区生活的社会。

"预防"思想的基调是，努力推迟认知症的发生，或者在认知症发生时减缓其发展速度，而不是追求"不患认知症"。由于增加运动、预防与生活方式有关的疾病（如糖尿病和高血压）、减少社会孤立、通过参与社会活动来保持个人在社会中的作用等，都被认为可能会延缓认知症发病，因此，日本政府提出，要加强预防措施，研究认知症的发生和发展机制以及预防、诊断和治疗方法，用10年时间将70岁老年人的认知症发病时间推迟1岁。

二 日本应对老年认知症的具体措施及其实施进展

2018年12月，日本成立了以内阁官房长官为议长、健康·医疗战略担当大臣以及厚生劳动大臣为副议长、其他13个大臣为成员的"认知症对策推进相关阁僚会议"，经过多次会议讨论，在征求专家、患者及家属等相关人员意见的基础上，于2019年6月制定了《认知症政策推进大纲》，设定了相关KPI并定期组织对指标完成情况进行考核。

总体来看，日本老年认知症应对措施主要包括以下内容。

---

① 田毅鹏：《共生思想与包容性社会政策体系的构建》，《社会科学》2012年第1期。

（一）推动知识普及，促进全民对认知症的认识和理解

日本政府认为，负面认知的消除，既可以为其他患者带来希望，也有助于鼓励人们接受早期诊断，因此通过广告宣传等方式展示认知症患者积极生活的状态，以减少社会对认知症患者的误解与偏见。

1. 促进全民对认知症的理解

一是培训具备认知症相关正确知识、能够在社区和工作场所帮助认知症患者及其家庭的认知症支持者。通过加强支持者对认知症知识的了解，能够在社区或所处工作环境中对老年认知症患者和家庭提供所需的帮助。2005年，日本发布《了解认知症、创造地方十年》的构想，主要目标是使居民了解认知症特征、如果患有认知症如何活出自己的样子、预防认知症的有效措施、如果认为自己患有认知症应该怎么做、患有认知症的应对措施，以及在社区支持认知症患者维持日常生活的重要性和可能性等各类知识。[①] 截至2022年6月，日本已经培训认知症支持者1391万人。[②] 另外，针对零售业从业人员、金融机构服务人员、公共交通设施服务人员、图书馆人员、警察等与老年人接触较多的从业人员，日本也开设了认知症培训课程。此外，日本还为完成培训课程的认知症支持者提供进阶讲座、课堂讨论等机会，以便他们能够开展更多的实践活动。二是收集社区和工作场所开展的富有创意的认知症支持者典型案例并在全国推广，以形成示范效应。三是在小学、初中、高中开展相关教育活动，以增加尚处于人格形成重要时期的青少年对包括认知症患者在内的老年人的理解并促进与老年人的交流。四是在面向医务人员、护理人员等专业人员的认知症应对能力提升课程以及认知症支持者进阶讲座中，增加《认知症患者日常生活与社会生活支持指南》等内容。五是利用世界阿尔茨海默病日（每年9月21日）和世界阿尔茨海默病月（每年9月）的机会，集中举办关于老年认知症的宣传和推广活动。此外，日

---

① 陈祥：《日本对老年认知症的国家战略性探索》，《日本问题研究》2020年第2期。

② 「認知症施策推進関係閣僚会議：認知症施策推進大綱の進捗状況の確認について」，https：//www. kantei. go. jp/jp/singi/ninchisho_ kaigi/dai4/siryou1-1. pdf。

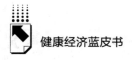

本还将图书馆作为传播认知症信息的重要场所，设置老年认知症宣传角，介绍典型案例。

2. 提供便捷的咨询服务

在社区综合支援中心和认知症医疗中心建立认知症咨询窗口，同时开通网络咨询，为社区老年人提供医疗保健、护理等综合咨询服务。此外，在向社区老年人发放的《认知症护理手册》中，制定了从认知症预防直到人生最后阶段的标准化咨询流程，明确咨询地点、咨询方法等信息，使有需要的老年人准确了解认知症情况、应该前往哪类机构、能够接受什么样的医疗和护理服务。

3. 由认知症患者宣传信息

一是设立"认知症患者大使"。由认知症患者向社区老年人及社区其他居民分享感受与经验，传递积极乐观的生活态度。二是由较早被诊断为认知症的患者，为新被诊断为认知症的患者提供咨询。通过圆桌论坛等方式，鼓励较早被诊断为认知症的人，以同伴身份向新被诊断为认知症的患者分享克服焦虑情绪、积极愉快生活等方面的经验、想法，以此减少不安和恐惧。此外，政府编制的认知症患者生活指南也注重总结认知症患者提出的建议。三是举办"认知症患者会议"，注重认知症患者需求表达。市町村通过举办此类会议，让认知症患者向政策制定者表达愿望和需求，了解认知症患者对政策的意见和建议，并在制定和评估认知症政策时体现这些内容。截至 2021 年底，日本 62% 的自治体、257 个市町村都能够在实施相关措施之前，征求认知症患者的意见。①

（二）加强认知症预防

日本形成了认知症三级预防体系，初级预防是延迟认知症发病和降低发病风险，开展可能有助于预防认知症的活动；二级预防是早发现和早应对；三级预防是防止病情加重、维持功能、预防和应对 BPSD（BPSD 是认知症伴随的精神行为障碍，包括感知、思维、情绪或行为障碍、谵妄、抑郁等）

---

① 「認知症施策推進関係閣僚会議：認知症施策推進大綱の進捗状況の確認について」，https：//www. kantei. go. jp/jp/singi/ninchisho_ kaigi/dai4/siryou1-1. pdf。

行为与心理症状。

其中，在初级预防方面，主要是推动介护保险护理预防项目和健康促进项目合作，降低认知症患病风险，尽量将患病时间延迟；改善运动不足、预防糖尿病和高血压等生活方式相关疾病、消除社会孤立、加强社会参与等，都有助于老年认知症预防。因此，日本在社区中建设了老年人社会活动和学习场所（如公园、社区中心等），加强老年人体育锻炼。2021 年，日本成人每周至少一次体育运动实施率提高到 56.4%①；利用市民农园、森林公园、体育设施、公民馆（公民馆是日本的综合性公共文化设施，以社区居民为服务对象，以开展文化和教育活动为载体，以丰富居民文化生活为目的）等社会教育设施开展讲座，以及大学的公开讲座等，推进认知症预防活动；由家庭医生、公共卫生护士和营养师等在老年人利用率高的场所开展健康咨询等活动；在二级预防方面，由认知症早期支援小组（由医生和专业介护人员组成的多人团队）开展上门走访活动，对疑似认知症患者、认知症患者及其家庭成员进行走访、观察和评估，提供家庭支援等早期支持，并与家庭医生和社区综合支援中心合作，实施早发现和早应对措施；在三级预防方面，在利用介护保险数据库（介护申请、介护认定等信息）的同时，建立新的数据库（CHASE），收集老年人健康状态、护理内容等真实数据，以科学数据为支撑，提高三级预防效果。

（三）完善应对体制，加强设施建设，提高医疗护理人员服务水平

1. 建立早发现早应对体制

日本认知症的早发现早应对体制，涵盖了社区综合支持中心、认知症疾病医疗中心、医院、护理机构、福利设施、超市和金融机构等各类场所和机构，包括认知症社区支持者、家庭医生、认知症专科医生、牙科医生、药剂师、护士、认知症早期支援小组等各类人员，覆盖日本所有市町村。其中，认知症疾病医疗中心是区域认知症医疗服务体系的核心，承担着统筹区域内

① 「認知症施策推進関係閣僚会議：認知症施策推進大綱の進捗状況の確認について」，https：//www. kantei. go. jp/jp/singi/ninchisho_ kaigi/dai4/siryou1-1. pdf。

护理和医疗资源、认知症诊断、对患者及其家属进行诊断后追访、症状恶化期应对、BPSD 和身体并发症急性期医疗等功能；社区综合支持中心为老年人提供保健、医疗、护理等咨询服务；保健师、护士、看护福祉士、社会福祉士、精神保健福祉士等各类医护人员承担着在日常诊疗活动中识别老年认知症患者，并按照认知症专科医生建议提供早期筛查、护理建议等服务；认知症早期支援小组是认知症老年人护理的起点，老年人被诊断为认知症后，该小组在尽可能早的阶段提供支援服务，使其维持在社区的日常生活。此外，每个市町村的社区综合支持中心和认知症疾病医疗中心都配置了认知症社区支持者，帮助认知症老人参与社会活动，并提供各类咨询服务。

2. 提升医护人员认知症服务能力

"以认知症患者为主体、给予充分尊重"被视作日本认知症医疗护理服务的原则。基于此，日本对医院、诊所等各类医疗机构的医生和护士进行培训，使其掌握应对认知症所需的知识和技能，具备准确识别认知症患者类型、病情进展和所处阶段等基本能力；对各类护理人员进行认知症护理培训，发展认知症社区支持者、认知症早期支援小组等。2021 年，日本认知症早期支援小组的实际访问人数达到 16.4 万人。截至 2021 年底，日本已经对 317394 名护理从业人员进行了认知症护理实践培训，以提高其认知症护理服务水平。此外，日本还培训了 49696 名认知症护理实践带头人、2608 名认知症护理指导人员。[1]

3. 加强认知症医疗和护理服务设施建设

一方面，加强认知症疾病医疗中心建设。日本计划在全国建设 500 家认知症疾病医疗中心，以确保每个二次医疗圈都能配置 1 家以上认知症疾病医疗中心（一次医疗圈为居民提供门诊服务，以市町村为单位；二次医疗圈主要提供住院服务，根据人口密度、交通状况、社会经济发展状况、患者流入流出量等要素设立；三次医疗圈主要提供高精尖住院服务，以都道府县为

---

[1] 「認知症施策推進関係閣僚会議：認知症施策推進大綱の進捗状況の確認について」，https：//www.kantei.go.jp/jp/singi/ninchisho_ kaigi/dai4/siryou1－1.pdf。

单位），并促进认知症疾病医疗中心与护理机构、老年福利机构、社区综合支持中心、超市、金融机构等部门之间的合作，及时为认知症老年人及家属提供支持等。截至 2022 年 5 月底，日本已经建成 496 家认知症疾病医疗中心，其中，二次医疗圈 317 家。① 另一方面，建设社区老年认知症护理预防服务设施和护理服务设施。2021 年，日本社区护理预防服务设施 22293 个，其中，认知症共同生活护理预防服务设施 13703 个、认知症日间护理预防服务设施 3445 个，两类设施合计占比超过 3/4；社区护理服务设施 48085 个，其中，认知症日间护理服务设施 3753 个、认知症共同生活护理服务设施 14085 个（认知症老年人集体生活之家），两类设施合计占比超过 1/3。②

4. 形成多样的认知症护理服务模式

在介护保险的支持下，日本初步形成了由家庭护理、日间护理、上门护理、机构短期护理、小规模多功能居家护理、入住收费养老院、入住护理保险服务设施、认知症老人集体生活之家等不同形式的认知症护理模式，2021 年，已有 26 类共计 54 种服务。2021 年，认知症老年人人均接受 5.5 次日间护理预防服务、10 次日间护理服务。③

（1）加强对家庭护理人员的支持

日本利用介护保险减轻家庭成员的护理服务与护理费用负担，确保家庭成员能在兼顾工作的同时，对患有认知症的家庭成员进行护理。同时，开设认知症咖啡馆，组织各类沙龙活动，让患者及家人与社区居民和专家交流并共享信息，以此减轻家庭成员的身心压力。截至 2021 年底，日本 1543 个市町村（占比 88.6%）开设了认知症咖啡馆。④ 此外，日本通过设立护理假、

---

① 「認知症施策推進関係閣僚会議：認知症施策推進大綱の進捗状況の確認について」，https：//www. kantei. go. jp/jp/singi/ninchisho_ kaigi/dai4/siryou1-1. pdf。

② 「認知症施策推進関係閣僚会議：認知症施策推進大綱の進捗状況の確認について」，https：//www. kantei. go. jp/jp/singi/ninchisho_ kaigi/dai4/siryou1-1. pdf。

③ 「内閣官房：認知症施策推進大綱の進捗状況の確認について」，https：//www. kantei. go. jp/jp/singi/ninchisho_ kaigi/dai4/siryou1-1. pdf。

④ 「内閣官房：認知症施策推進大綱の進捗状況の確認について」，https：//www. kantei. go. jp/jp/singi/ninchisho_ kaigi/dai4/siryou1-1. pdf。

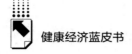

改革办公方式、为用人单位提供补助等方式，使劳动者不因护理家中认知症患者而离职。

2020年，日本借鉴荷兰模式，试点开展由专项补助金支持的认知症综合支援活动，包括对患者的支援、对家庭成员的支援以及对患者和家庭成员的一体化支援等三个支柱。主要做法是各市町村利用公共空间和现有设施等为患者和家人提供共同活动的场所，改善认知症家庭关系，减轻家庭成员负担，从而使认知症患者能在良好的家庭关系中实现居家生活。①

（2）加强社会支持

日本将"共生社会"的理念运用于老年认知症患者社会支持中，在交通工具、购物场所、金融机构、公共设施等各类生活场景和建筑物中推进"认知症无障碍"措施，尽可能避免对老年认知症患者正常生活造成障碍；鼓励各类机构开发认知症无障碍相关产品，提供相关服务；建立搜索协作体制，一旦认知症患者失踪，家属可利用厚生劳动省网站上的特设模块，及时访问受地方政府保护的、身份不明认知症老年人等信息；通过制定举报机制、建立社区快速反应网络等方式，完善防止虐待老年认知症患者等措施；支持保险公司开发认知症疾病保险和以认知症患者及其监督义务人为被保险人的损害赔偿责任保险；为老年认知症患者参与社会活动提供机会，如参与农业生产活动、商品制造和销售活动、食堂运营活动、社区活动、商业活动等。②

三　日本应对老年认知症措施对我国的启示

（一）我国老年认知症的基本情况

我国人口老龄化趋势日益显著，老年人口总量及在总人口中的比重不断增

---

① 「認知症介護研究・研修仙台センター．認知症の当事者と家族を一体的に支援する支援プログラムのあり方に関する調査研究事業報告書」，https：//www.dcnet.gr.jp/pdf/download/support/research/center3/411/s_2022_shienpuroguram_jigyo.pdf。

② 「認知症施策推進大綱」，https：//www.mhlw.go.jp/content/000522832.pdf。

加。与 2022 年相比，2023 年末，我国 60 岁及以上人口增加了 1693 万人，比重上升 1.3 个百分点；65 岁及以上人口增加了 698 万人，比重上升 0.5 个百分点（见图 1）。① 与此同时，我国高龄化程度不断加剧，我国 80 岁及以上人口已经超过 3580 万人，占 60 岁及以上人口的 13.56%。②

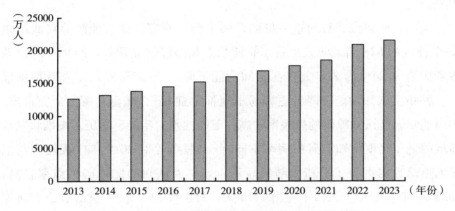

图 1　2013~2023 年我国 65 岁及以上人口变化情况

由于年龄是认知症的主要影响因素之一，我国老年人认知功能状况不容乐观。尤其是随着老龄化、高龄化程度的加深，认知症老人的数量将快速增加。③ 2021 年，中国老龄协会发布的《认知症老年人照护服务现状与发展报告》指出，我国 60 岁及以上人口中的认知症患者约为 1507 万，预计到 2030 年将达到 2220 万，2050 年将达到 2898 万。④ 有调查显示，我国 60 岁及以上人群认知症患病率为 5.3%，⑤ 年增长率已超过全球平

---

① 《中华人民共和国 2022 年国民经济和社会发展统计公报》，国家统计局官网，2023 年 2 月 28 日，https：//www.stats.gov.cn/sj/zxfb/202302/t20230228_ 1919011.html。
② 国务院第七次全国人口普查领导小组：《2020 年中国人口普查年鉴》，国家统计局官网，https：//www.stats.gov.cn/sj/pcsj/rkpc/7rp/indexch.htm。
③ 蔡少华等：《基于健康生态学理论的我国老年人认知功能影响因素分析》，《医学与社会》2023 年第 2 期。
④ 中国老龄协会：《我国老年痴呆患病率近 6.0%，认知症老年人照护服务需求亟待积极应对》，http：//www.cncaprc.gov.cn/llxw/192282.jhtml。
⑤ 李世明等：《中国老年期痴呆患病率 Meta 分析》，《中华老年病研究电子杂志》2020 年第 3 期。

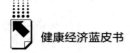

均增长率。我国农村人口认知症患病率（6.05%）明显高于城市人口认知症患病率(4.40%)。① 此外，我国阿尔茨海默病的患病率以及死亡率也呈现不断增加的趋势，其导致的死亡已经排在城乡居民总死亡原因的第 5 位，且我国阿尔茨海默病及其他认知症患病率、死亡率略高于全球平均水平。②

国内一些研究者针对这一群体开展了调查研究，如艾亚婷等对武汉市 13 个社区的 628 名老年人进行了智能状态和抑郁情况调查，结果显示，调查者中有 9.24% 的老年人存在认知功能下降、17.52% 的老年人有抑郁症状，并指出认知功能下降者更容易出现抑郁症状③；张惠玲等的研究指出，中国老年轻度认知障碍的患病率较高，不同性别、年龄、学历、婚姻状况及地域的老年轻度认知障碍患病率不同。④ 韦慧燕等对 2018 年中国健康与老年人追踪数据进行了分析，结果显示，老年人认知功能障碍患病率较高，3523 名 60 岁及以上人口中检出 1110 人，检出率 31.5%。⑤ 此外，还有研究者对沈阳⑥、厦门⑦、太原⑧、成都⑨等地也进行了调查，并得出了相近的结论。

① Longfei Jia, et al., "Dementia in China: Epidemiology, clinical management, and research advances," *The Lancet Neurology*, 2020, 19 (1), pp. 81-92.
② 任汝静等:《中国阿尔茨海默病报告 2021》,《诊断学理论与实践》2021 年第 4 期。
③ 艾亚婷等:《社区老年人认知功能与抑郁水平的相关性研究》,《护理学杂志》2019 年第 16 期。
④ 张惠玲等:《中国老年轻度认知障碍患病率的系统评价》,《中国循证医学杂志》2020 年第 1 期。
⑤ 韦慧燕等:《我国老年人认知功能障碍现状及其影响因素》,《医学与社会》2022 年第 2 期。
⑥ 刘东祺等:《沈阳市社区老年人认知功能障碍现状及影响因素分析》,《护理研究》2020 年第 13 期。
⑦ 袁满琼等:《厦门市老年人轻度认知功能障碍患病情况及其影响因素分析》,《中国公共卫生》2021 年第 1 期。
⑧ 刘路等:《太原市社区老年人认知功能现状及影响因素分析》,《现代预防医学》2020 年第 12 期。
⑨ 伯贞艳等:《成都市社区老年人认知功能受损状况及影响因素研究》,《四川大学学报》(医学版) 2018 年第 5 期。

（二）我国应对老年认知症的相关政策及实践进展

1. 相关政策及进展

为应对老年认知症患者不断增加的健康新挑战，近年来，我国也在不断推进相关工作。2015 年印发的《全国精神卫生工作规划（2015—2020年）》提出，我国"亟需加强对认知症老人群体的干预，将认知症老人作为工作重点"；2019 年发布的《健康中国行动（2019—2030 年）》提出，要降低 65 岁及以上人群老年期痴呆患病率增速，同年印发了《阿尔茨海默病预防与干预核心信息》；自 2019 年开始，将老年健康与医养结合服务纳入国家基本公共卫生服务项目，推动各地为失能老年人提供包括认知能力评估在内的健康评估和服务；2020 年，国家卫生健康委办公厅印发《探索老年痴呆防治特色服务工作方案》，提出鼓励在社会心理服务体系建设试点地区开展老年痴呆防治工作，使公众了解老年痴呆防治知识，同时，依托基本公共卫生服务老年人健康管理项目，对试点地区老年人进行认知功能筛查；2022 年印发的《"十四五"国家老龄事业发展和养老服务体系规划》做出了"鼓励有条件的地方开展阿尔茨海默病、帕金森病等神经退行性疾病的早期筛查和健康指导"等规划；2022 年印发的《"十四五"健康老龄化规划》也提出，要实施老年痴呆防治行动，制定《国家应对老年痴呆行动计划》，推动老年人认知功能筛查干预试点工作，建立老年痴呆早筛查、早诊断、早干预的综合防控机制。2023 年 5 月印发的《国家卫生健康委办公厅关于开展老年痴呆防治促进行动（2023—2025 年）的通知》提出，要广泛开展老年痴呆防治的宣传教育，积极引导老年人树立主动管理脑健康的理念，不断提高公众对老年痴呆防治知识的知晓率，在全社会营造积极预防老年痴呆的社会氛围；指导有条件的地区结合实际开展老年人认知功能筛查、转诊和干预服务，提高老年痴呆就诊率，实现早筛查、早发现、早干预，减少或延缓老年痴呆发生；推广老年痴呆照护辅导技术，提升老年痴呆照护技能，减轻老年痴呆照护负担。该通知提出四项行动内容：宣传老年痴呆防治科普知识、开展老年人认知功能筛查及早期干预、开展老年人认知功能筛查

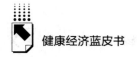

及早期干预、建立老年痴呆防治服务网络。

与此同时，部分试点地区的长期护理保险制度也将失智老年人照护纳入保障范围。如青岛市规定重度失智的参保职工可按规定申请长期照护、日间照护或短期照护，由开设失智专区的护理服务机构提供服务，发生的基本生活照料等相关费用，对应评估等级五级标准结算，月度限额标准为1500元/月（50元/天），日间照护为750元/月（25元/天），参保居民可按规定申请长期照护、短期照护服务；南通市将失能失智预防纳入长期护理保险支付范围；成都市制定了失智失能人员长期照护保险基础照护服务项目和标准等。

尽管我国已经在认知症领域进行了一些探索，但总体进展缓慢，还没有形成正式的认知症应对模式，对预防和延缓认知症发展的认识还较为浅薄，社会公众普遍对认知症缺乏科学了解，对相关预防和治疗知识掌握有限，存在较多的负面认知与误解，也在客观上造成认知症老人及其家属的多元困境。[1] 我国老年人健康素养水平不高，2019年仅为6.95%（近年未公布最新数据）[2]，这与《"十三五"健康老龄化规划》所提出的10%的预期目标还有一定差距，也反映出老年人对认知症预防及干预等健康知识的了解明显不足；在失能老年人认知能力评估方面，基本公卫老年人健康管理项目的内容之一是生活自理能力评估，并非认知能力评估，而侧重认知能力评估的老年健康与医养结合服务目前只是选做项目，并没有在所有省份全面实施，与此同时，基层医疗卫生机构对老年人进行认知评估的能力非常有限，现有经费也难以支撑对评估人员的专业培训；试点中的认知功能筛查，实际上仅覆盖了极小一部分老年人；我国尚缺乏针对老年认知症患者的照护服务体系，相关内容和措施散见于各政策中，试点的长期护理保险制度对失智老年人及

---

① 汪径、陈芷筠：《社会工作介入高龄认知症老人家庭代际支持的个案研究》，《西部学刊》2022年第15期。

② 国家卫生健康委宣传司：《国家卫生健康委员会2019年11月1日专题新闻发布会文字实录》，中国政府网，2019年11月1日，http://www.nhc.gov.cn/xcs/s7847/201911/b01a5ca22bef4570ab44605c12940f97.shtml。

其家庭的照护服务及保障也显著不足；等等。

2. 实践挑战

与一般的失能老年人照护相比，认知症老年人的照护难度显著加大。从实践来看，无论是正式照护人员还是非正式照护人员，在现有的客观条件下，显然都无法提供高质量照护服务。

第一，家庭代际支持对老年人生活质量的维系有着尤为关键的影响，但家庭成员照护认知症老人面临很多挑战。家庭照顾者在支持认知症老年人的福祉和照顾方面发挥着重要作用，但在当前的人口结构下面临诸多挑战。如图 2 所示，我国家庭呈现小型化的趋势，2020 年平均家庭户规模为 2.62 人，并且呈现显著的区域差异，家庭照护能力下降。与此同时，我国老龄化程度还在不断加深，老年抚养比将继续提高。认知症照护难度大与这些因素相叠加，使得认知症老人家庭照护面临长期挑战，影响认知症老年人生活质量。另外，家庭成员缺乏专业照护技能或培训，将属于生活照护底线的吃饭、如厕、防止走失等作为最高照护目标，而对于认知功能训练、核心精神行为症状管理、紧急应变计划等具有专业性的照护基本难以实现。[①] 此外，如果缺乏更加积极有效的公共干预，长期照护认知症老年人，对照护者和被照护者而言都会产生负面的健康结果。

第二，机构照护服务供给不足。日间照料中心、养老院、社会工作机构等是认知症照护的重要场所，尤其养老机构是认知症家庭照护的重要选择，往往也是最后选择。从实践来看，一方面，我国能够提供认知症照护服务的专业机构较少，整体上还处在探索阶段。照护服务机构仍然是以提供养老服务的机构为主，侧重于生活起居照料、助洁、助浴、助餐等日常生活支持方面，接收的要么是自理老人，要么是失能老人，但认知症患者作为一个特殊的群体，对护理人员要求较高，往往容易被忽略。而且这类机构对于基本医疗服务需求的满足尚且存在困难，对认知症老年人的专业照料更是少之又

---

① 王静等：《认知症居家患者高质量照护的内在逻辑与路径选择》，《医学与社会》2023 年第 1 期。

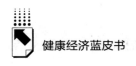
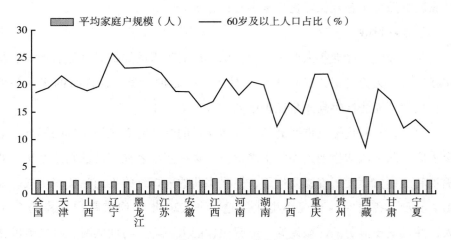

图 2　2020 年我国不同地区家庭户规模及老龄化情况对比

资料来源:《2021 年中国统计年鉴》和《2020 年中国人口普查年鉴》。

少，无法满足认知症老年人的认知功能训练需求以及延缓症状的需求。另一方面，目前提供医疗护理服务的机构在设立认知症老人照护专区和配备专业照护人员方面明显不足。同时，由于专业照护模式的缺乏以及专业照护人员技能水平的限制，各类机构提供的照护服务的质量参差不齐，专业性有待提高。[①]

　　第三，社区为认知症老年人这一特殊群体提供的服务较少。尽管我国正在逐步建立社区综合养老服务，各地也积极利用社区资源为老人提供养老服务，但该类服务对象主要为高龄、空巢和独居老人等。我国大多数社区没有专门为认知症患者提供延续护理服务和照护的设施，仅有个别发达城市的少数社区设置了老年认知症日托中心、心理咨询中心和老年认知障碍友好社区等，如上海市 2019 年启动首批 28 个"上海市认知障碍友好社区"建设试点，杭州市 2022 年启动老年认知障碍友好社区建设试点，旨在完善老年心身疾病早期预防及干预机制，扩大老年人心身关爱行动覆盖范围。但总体来

---

① 杨奕婷、彭凌:《老年痴呆症患者医院-社区-家庭延续护理发展及启示》,《护理学报》2022 年第 24 期。

看，即使是在能够提供老年认知症照护服务或者支援服务的社区，护理人员、康复医师等专业人才也明显存在不足，尚未建立跨学科、专业化的延续护理照护团队，缺乏统一的服务标准和评价标准，无法为老年认知症患者提供连续、全面且专业的照护服务，服务内容和质量参差不齐。①

（三）进一步完善我国老年认知症应对措施的建议

目前，全球已经有 50 多个国家和地区正在制定或已经出台了应对老年认知障碍的国家战略，建立应对老年认知障碍的综合支援体系。② 总体来看，与人口老龄化趋势及现状相比，我国已有政策措施的系统性、协调性、有效性不足，应全面贯彻落实积极应对人口老龄化国家战略，尽快构建涵盖预防、筛查、诊疗、干预、照护、研究、社会支持等关键内容的老年认知症国家应对策略，完善老年认知症的三级预防体系，降低发病率，扩大筛查服务覆盖范围。③ 同时，构建全社会共同参与、多个部门各类政策协同发力的整合型老年认知症综合服务体系，以更好地适应当前以及未来人口年龄结构的新特征。

1. 规范使用相关概念，消除"认知症"污名化

对老年认知症患者的自觉或者不自觉的歧视不仅是中国亟待解决的问题，也是一个世界性问题。"老年痴呆症"这一名称被广泛使用，各类政策文件、研究报告、相关指南等都习惯于以"老年痴呆"描述老年期发生的相关症状，老年人及其家庭也常常以"老糊涂""傻了"等描述这样的状态，认为这样的老年人已经不再是他们熟悉的人，甚至认为，已丧失了人之为人的意义，使认知症老人缺少应有的尊重与自尊，这实际上表明认知症污名化现象的严重性。截至 2023 年 6 月 19 日，在中国知网上以"认知症"为

---

① 李芳：《大力发展认知症老年人专业照护机构》，《中国人口报》2021 年 12 月 3 日，第 3 版。

② 杨奕婷、彭凌：《老年痴呆症患者医院-社区-家庭延续护理发展及启示》，《护理学报》2022 年第 24 期。

③ 王吉彤：《多维建构老年认知障碍友好社区》，《中国社会科学报》2023 年 3 月 15 日，第 5 版。

主题检索国内研究文献，仅检索到 301 篇文献，以"老年认知症"为主题检索国内研究文献，可以检索到 12177 篇文献。无论是研究机构、临床机构还是政策制定者，都应该规范使用认知症这一概念，科学认识这样一种生命的存在形式，消除偏见、观念性歧视和制度性歧视，这在很大程度上会影响人们对认知症的态度和所采取的措施。

2. 加大认知症知识普及力度，推进认知症早预防

缺乏认知症的科学知识和正确认知，是制约老年人进行认知症预防、筛查、诊断的重要因素，也导致有需要的老年人及其家庭无法及时寻求并获得专业人员的帮助和支持。然而，仅依靠卫生健康部门和医疗卫生机构的健康宣教，难以达到全民了解认知症的目标，急需各部门协同、多渠道共同发力，加强科普宣传，制作专项科普手册，通过进家庭、进社区、进单位、进学校、进农村等，打通认知症宣传的"最后一公里"，传播预防知识，倡导健康生活方式，降低患病风险，消除社会孤立，构建一级预防体系，为所有参与者提供行动指引。

3. 健全相关医疗体制

一方面，提高基层医疗卫生机构认知症预防、筛查及干预能力，促进认知症的早发现、早干预。早期对认知障碍进行干预，有助于避免或延缓认知症的发生，进而减轻家庭和社会的负担。[1] 世界卫生组织的一项调查显示，大多数人（74%）在出现认知症相关症状时，首先选择咨询家庭医生，这也是大部分国家的做法，即鼓励居民先在初级保健机构就诊。[2] 我国老年人口基数大并且大部分居住在人口密度较低的农村地区，在这一背景下，为有效应对人口老龄化程度日益加深背景下的认知障碍难题，将基本公共卫生服务中的老年健康与医养结合项目由选做调整为必做项目，以基层医疗卫生机构为主要实施主体，以财政经费为保障，提高家庭医生团队实施城乡老年人

---

[1] 欧阳雁玲、尹尚菁：《我国老年痴呆流行现状及防治策略研究》，《中国软科学》2019 年第 6 期。

[2] 杨旭、马秋平：《基于 CiteSpace 的老年认知障碍研究现状》，《中国老年学杂志》2020 年第 11 期。

认知筛查及早期干预的能力，从而形成二级预防体系，是非常必要且可行的方式。另一方面，提高认知症诊疗能力。可借鉴日本在二级医疗圈建设认知症诊疗中心的做法，依托老年病医院、综合医院老年病科、精神专科医院或综合医院精神科、神经科等，建设专业认知症诊疗中心，在筑牢诊断、急症期治疗服务、延缓疾病进程三级预防体系的同时，为基层医疗卫生机构提供筛查、预防、干预等技术支持和专业培训。

4. 为认知症患者及其家庭提供可实施的"护理处方"

公众排斥认知症筛查的一部分原因是，被诊断为认知症的患者及其家庭没有获得明确的、具体可行的护理路径。因此，应在科学研究、收集国内外案例、医疗护理实践等基础上，开具"认知症护理处方"，为患者及其家庭提供可靠的行动指引，可借鉴日本制作护理手册的方式，如哪些症状对应何种护理、需要就医的指征、可能会出现哪些新的症状、什么情况下需要专业护理机构介入等，从而使患者及其照护人员对未来可能会发生的变化形成合理预期。

5. 加快构建以家庭为基础、社区为依托、机构为支撑的整合型老年认知症照护服务体系

认知症老人并非长期护理个案，而是长期护理需求中的刚需，应该切实增加机构长期护理、日间护理、短期托管、上门照护等不同类型的服务，并以整合的方式供给。[①] 一是支持和鼓励养老机构、医养结合机构、长期护理服务机构等加快建设照护专区，为认知症老人提供长期照护、短期托管等专业照护服务。同时，尽快制定老年认知症照护服务的相关标准。二是加大社区对居家的认知症老人的支持力度。[②] 建立社区认知症照护志愿者队伍、建设社区老年认知症患者活动专区、为老年认知症患者家庭提供临时照护、为家庭照护人员提供支援、加快社区无障碍环境建设等。三是为认知症老人居

[①] Gauthier, S., Rosa-Neto, P., Morais, J. A., & Webster, C., "World Alzheimer Report 2021: Journey through the Diagnosis of Dementia," London, England: Alzheimer's Disease International.

[②] 尹晓彤、朱蓝玉、李春映：《四元联动整合照护在老年失智症患者中的应用进展》，《中华护理杂志》2020 年第 12 期。

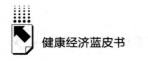
家生活提供便利支持。加强专业医护人员对家庭护理人员的指导,尤其是深入科普各类有助于遏制认知症病情加重的护理技术和方法、心理抚慰方法、特殊情况应对办法、用药指导等,尽量让老年认知症患者继续在熟悉的家庭和社区环境中有尊严地生活。

6. 壮大老年认知症专业医护队伍,加紧提升基层医护人员能力

可参考日本分类培训的做法,由国家尽快制定基于共识形成的、针对不同类型专业人员的认知症培训方案,并纳入专业培训课程体系,提升医务人员、专业服务人员对认知症老人的健康服务能力和照护服务能力。一是加大综合医院、专科医院医务人员的培训力度,使其掌握应对认知症所需的知识和技能,提高认知症临床诊断能力;二是加强康复护理机构、医养结合机构、长期护理服务机构等场所专业服务人员的认知症护理能力,从老年认知症基础知识、护理实践等方面加强培训,了解尊重老年认知症患者和维护其尊严的重要性,并尽可能延缓认知症进展;三是切实提高基层医务人员认知症筛查和干预能力。我国基层医疗卫生机构(尤其是农村基层医疗卫生机构)在老年认知症的防治方面能力不足,应在完善国家老年认知症患者筛查方案和相关量表的同时,通过专业培训,重点提升基层医护人员对认知功能障碍和认知症的早期筛查、早期发现、早期干预能力,并在高血压管理、糖尿病管理、改善运动不足等预防认知症和降低患病风险等方面发挥重要作用。

7. 加大财政投入力度,构建认知症保障体系

一方面,增加基本公共卫生服务经费投入,使老年认知症筛查有稳定、可持续的经费支持,从而确保筛查服务在城乡、区域之间公平均等配置;另一方面,应从顶层设计出发,完善长期护理保险试点方案,指导各试点地区充分考虑老年认知症患者照护需求并提供服务保障,同时,将认知症护理预防纳入长护险支出范围。

8. 建立以人为中心的照护体系

最重要的是,除了围绕认知症本身制定相关的措施外,还应关注与这一疾病共处的人,包括老年人自身及其照护者,从这些群体过去的经历、当下的日常以及对认知症的看法出发，探寻生物医学层面之外的、社会文化角度的有关认知症的解释、分析与应对框架。① 第一，以人为中心的照护强调将患者作为完整的人来看待，应对其人格表示承认、尊重和信任，尽量避免或者延缓患者自我的丧失。第二，关注家庭照护者的照护过程。防止虐待认知症老人非常重要，与此同时，也必须关注照护者的体验，尤其是照护过程中常见的绝望和消极状态。第三，关注专业照护者。专业照护人员不仅是针对疾病的照护者，更应该是一位可以给予患者及其家属情感、道德层面生的希望的照护者。应鼓励照护机构设置社会工作者、心理咨询师等岗位，开展照护者与患者家属之间沟通协调、照护人员的情绪疏导等服务，减小照护人员的心理压力，提高照护人员的成就感，稳定照护人员队伍。②

四　结语

国家统计局数据显示，2022 年我国人口总量首现负增长，与此同时，老龄化程度进一步加剧，而增龄伴随的认知、运动、感官功能下降以及营养、心理等问题是我国老年人面临的基本健康现状。潜在的照护需求及照护负担尤为突出，对生存质量的影响也更加显著。目前的共识是，我国面临老年人口照护的压力，但实际上更大的难题在于对认知症老人的照护。因此，尽早出台老年认知症国家应对方案，构建老年认知症预防及照护服务体系，既是我国当前的紧迫任务，也是积极应对人口老龄化国家战略和健康中国战略的题中应有之义。

---

① 余玉善等：《老年人社区支持与认知功能的关系——中国老年健康影响因素跟踪调查项目的数据分析》，《中国心理卫生杂志》2018 年第 6 期。
② 沈燕：《疾病还是疾痛：认知症研究的人类学反思》，《湖北民族大学学报》（哲学社会科学版）2023 年第 2 期。

B.13
人口老龄化对经济发展与保费规模的关系分析：基于德国、意大利和日本的经验

马清萧　丰志强*

摘　要：　人口老龄化不仅从供给与需求两侧对经济发展潜力与活力产生重要影响，也给经济与保费的可持续发展带来严峻挑战。巨大人口规模是我国迈入高收入阶段经济稳定发展的韧性所在，在老龄化叠加人口负增长的背景下，需要合理把握人口负增长蕴含的各项机遇，完善面向人口老龄化的发展战略，积极应对少子老龄化，促进经济发展与产业结构转型升级。本报告根据研究设计，结合经济水平、社会发展、人口规模等要素选取德国、意大利和日本作为典型国家，系统分析各国人口发展背景、人口老龄化对经济与保费的影响，以期为促进我国老龄化背景下人口与经济社会可持续发展提供启示与建议。

关键词：　人口老龄化　保险费用　德国　意大利　日本

我国一直高度关注人口老龄化问题，采取了系列政策性调整措施以应对人口结构变化、人口老龄化等问题。党的二十大报告更是将应对人口老龄化提升至国家战略层面。2022年，我国首次出现人口负增长，其自然增长率

---

*　马清萧，国家卫生健康委卫生发展研究中心，研究实习员，主要研究方向为理论计量经济学、精算学、博弈论、资产定价、凸优化；丰志强，国家卫生健康委卫生发展研究中心，助理研究员，博士后。

已经跌至-0.60‰,[①] 并在 2023 年达到-1.48‰的新低点。人口老龄化是我国人口发展的大变局，是人口转变和经济社会发展的重要结果。

人口老龄化问题加剧的一个表现即人口负增长，持续的人口负增长将带来人口结构老龄化的进一步加重。当前，人口老龄化已成为发达国家普遍面临的问题[②][③]，但不容忽视的是，发展中国家同时也面临着由出生率不足和人口预期寿命上升导致的人口负增长，从而引发人口老龄化结构加剧的问题。[④][⑤] 中国当前正处于"两个一百年"奋斗目标的历史交汇期、全面建设社会主义现代化国家新征程开局的关键阶段，又正处于人口结构转变的关键时期，人口负增长和老龄化趋势日益明显。这一趋势将对经济社会的各个方面产生深远影响，包括劳动力供给、消费需求、社会保障体系等。因此，亟须前瞻把握我国人口负增长趋势，深入研究老龄化对经济的影响，客观分析人口老龄化背景下健康经济发展的各种机遇，制定适应性的政策和战略，实现人口与经济社会的双向适应。

保费作为金融体系的重要组成部分，与人口老龄化有着密切的联系。随着老龄人口的增加，医疗、养老等社会保障需求将不断增长，这将直接影响保费收入与支出。同时，老龄化对家庭结构和财富积累的影响也将间接影响保险市场的需求和供给。因此，研究老龄化对保费的影响，有助于更准确地评估保险市场的风险与机遇，为保险业的可持续发展提供决策支持。

我国健康经济虽然已经粗具规模，但仍有许多可以借鉴的老龄化与经济发展的关系及规律需要探索。因此，本报告根据经济水平、社会发展、人口规模等要素，选取德国、意大利和日本作为典型国家，系统分析各国人口发

---

① 翟振武、金光照：《中国人口负增长：特征、挑战与应对》，《人口研究》2023 年第 2 期。

② Alders, Peter, and D. Peter Broer, "Ageing, fertility, and growth," *Journal of Public Economics*, 2005, 89 (5-6), pp. 1075-1095.

③ Fougère, Maxime, et al., "Population ageing, time allocation and human capital: A general equilibrium analysis for Canada," *Economic Modelling*, 2009, 26 (1), pp. 30-39.

④ Bloom, David E., David Canning, and Günther Fink, "Implications of population ageing for economic growth," *Oxford Review Of Economic Policy*, 2010, 26 (4), pp. 583-612.

⑤ Shetty, P., "Grey matter: ageing in developing countries," *The Lancet*, 2012, 379 (9823), pp. 1285-1287.

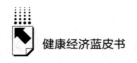

展背景、人口老龄化对经济与保费的影响，并形成相关启示与建议，以期促进我国老龄化背景下人口与经济社会可持续发展。

一 典型国家人口与经济发展情况的背景分析

（一）日本的人口与经济发展情况分析

日本的经济、社会发展在第二次世界大战以后一直处于亚洲发展前列，20世纪80年代前期，日本GDP规模位于世界第二。1985年，随着日本与美国签署《广场协议》条约生效，日本经济遭到了前所未有的破坏。伴随着日元大幅升值，日本国内泡沫急剧扩大，最终在房地产市场引发连锁反应，导致经济泡沫的破灭。自20世纪80年代中后期开始，日本陷入了长达十年的经济停滞，即"失落十年"。本报告系统分析日本经济与人口发展情况，总结其背景如下。

1. 婴儿潮带来的"人口红利"创造了发展的先决条件

1945年战败后，日本便迎来了大规模的"婴儿潮"，二战结束后日本总和生育率高达4.54，每年出生人数达到270万左右，并在1975年之前一直维持在2.0以上，维持了人口的正常更替水平。[1] 由于战败，1945年之后大批滞留海外的军人及家属陆续回国，到1950年，日本国内的人口激增至8320万人，但其中老年人口占总人口的比例低，年龄结构比较合理。在早期，人口激增虽然会给社会经济带来一定负担，但当新增人口逐步转变为劳动力时，又能带来"人口红利"，继而拉动投资、生产和消费。单论人口快速增长是否为日本经济腾飞的主因，如果参照同时期各国的出生率来看，显然是不足以成立的，其必须与人均消费水平相联系。日本的经济腾飞跟其在战后形成的"大众消费型社会"有着更加密切的关系。从1955年到1970年，日本国民的人均消费水平不断提高，人均消费支出从11.8万日元增至35万日元；消费结构不断升级，耐用消费品和文化、保健、教育等各种服

---

① 林为欢：《日本战后经济腾飞原因及启示》，《合作经济与科技》2020年第24期。

务的支出占国民消费支出的比重持续增加。人口快速增长的同时，人均消费支出持续增加，这激发了内需市场的活力，进一步带动了设备投资和生产扩大，而生产扩大反过来又提高了就业率和国民收入，形成了消费、投资、生产的经济内循环，"大众消费型社会"得以长久持续。

2. 技术革新推动经济快速发展

战后，东亚各国陆续建立了工业体系，特别是劳动密集型产业如棉纺织和合成纤维纺织工业得到了不断发展。然而，由于不能再像战前那样通过出口劳动密集型产品实现经济腾飞，日本采取了"产业合理化"政策来调整产业结构。20世纪50年代后期，日本政府颁布了《机械工业临时振兴法》和《电子工业临时振兴法》等产业政策，积极发展机械工业、石化工业和电子信息产业。日本政府主要通过更新机械设备、引进海外新技术，提高工业产品的国际竞争力来实施产业政策。

日本依靠民间高储蓄率，吸收了大量个人储蓄存款，使得政府可以通过银行借贷的方式或促使银行购买新发国债的形式为政府提供了充足资金来实施产业政策。政府利用这些资金通过税收减免和低息贷款等方式进行重点产业的设备投资，推动了重点产业不断进行技术革新。比如钢铁工业更新滚轧设备、引进连续轧钢机和新型熔炼炉等措施，降低了钢铁生产成本，提高了产能，满足了日本工业对钢铁的需求。汽车产业在丰田、本田和日产等车企的努力下，积极与西方车企合作，引进先进的汽车生产技术，并加强自主研发能力，使汽车成为日本的主要出口产业之一，在世界汽车市场占有重要地位。电子信息产业则从实现晶体管国产化开始，通过发展电视、录像和录音等消费类产业，推动了电子产品国产化进程，改变了战后日本民众的消费方式。这些产业发展政策加快了日本国内的固定资本形成，促进了技术革新，推动了重化工业和电子信息产业的发展。这进一步扩大了就业、降低了失业率、提高了国民收入，并促进了社会消费和出口增长，形成了经济发展的良性循环，最终使日本实现了战后经济腾飞。

3. 经济发展的不平衡带来的反噬效果

日本在1985年《广场协议》后，经济遭到了重创。由于日元的对外升

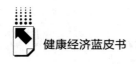

值，日本工业产业、出口货品出现了明显的下降。拉动经济"三驾马车"的"出口"在出现下降后，开始逐步影响到日本的消费和投资。

所以，在经济出现下行后，首先影响了日本国内投资。[①] 因为受到广场协议影响，日元出现升值现象，1985 年 9 月，日元汇率在 1 美元兑 250 日元上下波动，在"广场协议"生效后不到 3 个月的时间里，快速升值到 1 美元兑 200 日元附近。1986 年底，1 美元兑 152 日元，1987 年最高达到 1 美元兑 120 日元。从日元兑美元名义汇率看，1985 年 2 月至 1988 年 11 月，升值 111%；1990 年 4 月至 1995 年 4 月，升值 89%；1998 年 8 月至 1999 年 12 月，升值 41%。从日元实际有效汇率看，1985 年第一季度至 1988 年第一季度，升值 54%；1990 年第二季度至 1995 年第二季度，升值 51%；1998 年第三季度至 1999 年第四季度，升值 28%。

随后，日元急速升值，导致了包括日本在内的投资人、投资机构转向投资其他国际市场，日本国内的投资明显下降。随后，日本出现了进出口额均下降的现象，导致日本对国外经济依赖度下降。同时，日本的进出口价格也出现下降情况，最终影响了日本国内房地产市场，以及根据市场问题，日本银行不得不依据当时的风险等级，进行相关政策调控，导致本国失业率上升、经济下行等经济问题出现。

在日本出现经济萎缩后，日本的就业、毕业生薪酬购买力较萎缩前有很大变化。而且，伴随着日本国民的购买力下降，日本生育率开始急速下降。至今，日本生育率水平仍然低于 1994 年以前的生育率水平。经济形势改变，或可致人口生育欲望下降，从而引发本土低生育率问题，出生率下降导致儿童的数量越来越少，少子化问题日益严重，间接提高了老年人口在人口结构中所占的比例，这又直接导致日本人口老龄化现象的加剧。

4. 伴随经济衰退的人口负增长阶段

日本经济与技术的发展，医疗保障制度的不断完善，以及环境、食品的安全保障，使得日本的人口预期寿命增长的进程不断推进，并逐步进入了人

---

① 王允贵：《"广场协议"对日本经济的影响及启示》，《国际经济评论》2004 年第 1 期。

口负增长阶段。日本的人口负增长可分成以下三个阶段。[①] 第一阶段，1992 年日本的劳动年龄人口占比已经达到顶峰。第二阶段，自 1996 年开始，劳动年龄人口数量达峰。值得注意的是，在 1996 年至 2013 年这 17 年间，其劳动年龄人口的数量是以指数级下降的。第三阶段，从 2009 年开始，日本的总人口数量首次出现负增长，比 2008 年人口总数减少了 52446 人。虽然在 2010 年日本人口总数有些许回升，总人口数比 2009 年增加了 25838 人，但是自 2011 年开始，日本总人口数开始加速下滑，具体如图 1 所示。

就日本的案例来看，人口负增长导致人口结构变化，并直接出现消费水平下降的问题。日本政府为应对这一经济问题，进行了长达 20 余年的财政政策和货币政策调整，目的是依托货币宽松政策、低利率刺激消费。但是，人口负增长引发了资本产出比急剧上升，这意味着人口负增长将带来更低效的投资水平，较高的资本产出比会导致更低的资本边际产品。同时，由于老年人口占比较高，老年人的投资意愿、消费意愿、住房需求都明显低于劳动年龄人口，所以日本的房屋空置率不断攀升。这意味着，日本在面临人口老龄化问题时，财政支出主要用于基础设施建设的投资已经无法达到老龄化问题出现前以投资建设并刺激消费的目的。所以，过度依赖和使用货币、财政的宽松政策并不能带来预期的刺激消费与经济的增长，因为其消费意愿已经发生偏移，所以这类投资政策的效率将会持续下降。[②]

（二）德国的人口与经济发展情况分析

1. 老龄化加剧，就业率下降，参保人数不足

第二次世界大战结束后，世界格局重新构建。德国受战败影响，经济发展逐步放缓，失业率不断上升，人口老龄化逐步加剧。从 1970 年开始，德国正式迈入了后工业化时代。同时，德国也面临着经济增速开始放缓的问

[①] 殷剑峰：《人口负增长与长期停滞——基于日本的理论探讨及对中国的启示》，《中国社会科学》2022 年第 1 期。

[②] Yoshino, Naoyuki, and Farhad Taghizadeh-Hesary, "Causes and remedies of the Japan's long-lasting recession: Lessons for China," *China & World Economy*, 2016, 24 (2), pp. 23-47.

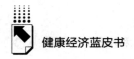
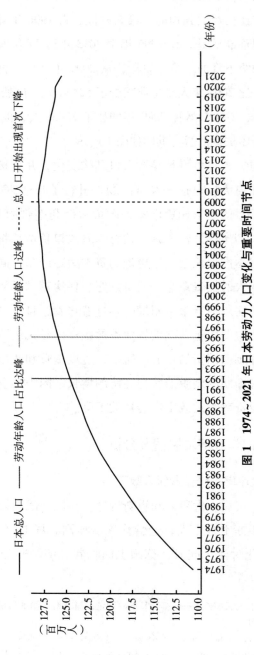

图 1 1974~2021 年日本劳动力人口变化与重要时间节点

资料来源：OECD 数据库。

题。特别是在 1973 年，石油危机对其经济造成了进一步的冲击，导致了经济的萧条。这一时期德国的养老保险参保人数也出现了减少，同时公民的收入也持续下降。[1] 当时，德国面临失业率增加的主要原因有两个：一个是工业发展逐步放缓，服务业逐步崛起，劳动力市场的结构变化导致就业困难；另一个是现行政策的高保护性和高福利性，导致劳动力流动困难。[2]

在人口结构方面，德国也经历了巨大的变化。人均寿命不断增加，20 世纪初为 45 岁，到 20 世纪 70 年代已经超过 80 岁，65 岁及以上的老年人口比例从二战后的 10% 迅速增长到 15.6%，[3] 人口老龄化问题日益突出。这种老龄化趋势对德国的社会和经济产生了深远的影响，如对养老保险、医疗保健等社会福利体系提出了新的挑战，也加大了对家庭和社区支持老年人的压力。

从 20 世纪中期开始实施的一系列提前退休改革政策在德国取得了明显的效果。这些政策鼓励老年劳动者较早地退出劳动力市场，这一举措在一定程度上缓解了德国年轻劳动力的失业问题，因为老年员工的离职为年轻人提供了更多的就业机会，也有助于降低整体的失业率。[4]

然而，随着人口老龄化问题的日益突出，提前退休政策面临着新的挑战。老年劳动力的减少可能会导致某些行业出现劳动力短缺，而年轻人又需要适应更长的职业生涯。从 20 世纪 80 年代开始，德国社保资金的增速逐渐加快，达到了 4.7%，在 20 世纪 90 年代更是增加到了 6.6%。与此同时，德国的经济增速却较为缓慢，仅为 3.9%，这导致社保支出过大的问题逐渐显露出来。

---

[1] 常心怡：《人口老龄化背景下德国里斯特养老金计划的经济效应分析》，硕士学位论文，河北大学，2020。

[2] Franz, W., König, H., "The nature and causes of unemployment in the Federal Republic of Germany since the 1970s: An empirical investigation," *Economica*, 1986, 53 (210), pp. S219-S244.

[3] 王洪斌：《德国养老服务体系的历史分析及经验研究》，《社会福利》（理论版）2020 年第 1 期。

[4] Hess, Moritz, "Expected and preferred retirement age in Germany," *Zeitschrift für Gerontologie und Geriatrie*, 2018, 51 (1).

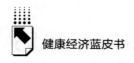

社保支出的增速高于经济增速意味着社保系统的负担日益加重,可能会导致资金紧张和增加财政压力。而随着人口老龄化问题的加剧,养老金、医疗保险等社保支出会进一步增加,这给社会保障体系带来了新的挑战。在应对这一问题时,德国政府需要寻求合理的社保制度改革,平衡资金收支,确保社会保障的可持续性。这可能涉及退休年龄、保险费率、福利待遇等方面的调整。

2. 社保资金不足,可持续问题出现

20世纪90年代,德国养老金支出不断增加。当时的社会保障政策促使大量失业人员不缴纳养老保险。根据这些政策,许多失业者可以领取降低比例的养老金,这进一步增加了财政压力。一些企业甚至让劳动者在有劳动能力的前提下办理失业手续,以便提前领取养老金。这些情况导致了德国养老金支出的不断攀升。到了1995年,养老金支出已经占到国民收入的10%以上。21世纪初,全球金融危机的影响也波及德国,国内生产总值增长率不断下降,进一步加重了养老保险财政支出的压力。

面对不断增加的养老金支出和财政压力,德国政府不得不采取一系列措施来应对这一挑战。这涉及调整养老金发放标准、提高退休年龄、增加社保税收等措施,也需要加强就业政策保障,促进经济增长,以提升社保系统的可持续性。①

对于德国政府而言,主要需要完成三个政治目标。第一,提供工作和退休之间的过渡机制。这样的政策让老年劳动者在退休前逐渐减小工作强度,逐步领取部分养老金。第二,提供选择性延长工作年限的机会。政府可以通过激励措施,鼓励老年人选择性延长工作年限,增加社保缴费时间,减轻社保负担。第三,鼓励老年人再就业。

通过上述措施,可以有效提高社保系统的可持续性,同时帮助老年人保持就业状态,实现养老保险和劳动力市场的平衡。在1996年,德国政府开始推动的部分退休政策(Altersteilzeit,ATZ)规定,对于年龄大于55岁的

---

① 戴卫东、顾梦洁:《德国退休年龄政策改革、讨论及启示》,《德国研究》2013年第2期。

劳动者，可以申请办理部分退休，减少工作时间。这项政策允许在 3 至 10 年内减少 50% 的工作时间。如果在过去五年内，劳动者有超过 1080 天的养老保险缴纳记录，他们将有资格获得法定的退休福利。部分退休的劳动者可以获得至少 70% 的全职工资和至少 90% 的应有退休福利。此外，超过全额工资 50% 的劳动所得将被免税发放。最初，参与部分退休的劳动者在 60 岁时可以享受完全退休金。然而，到了 2004 年，经过修正案，参与部分退休的劳动者的退休年龄逐步推迟到了 65 岁。另外，政府还鼓励企业雇用部分退休劳动者。如果雇主雇用了部分退休劳动者，这些劳动者将有资格获得由联邦津贴提供的 20% 的全职工资以及相应的 40% 的养老金。[1]

在 1997 年和 1999 年，德国进行了两次重要的养老金改革。[2] 1997 年的改革有三项主要内容：第一，彻底废除了 1952 年的失业和女性养老金；第二，在养老金计算中首次引入了"人口结构因子"，使养老金能够适应人口发展变化；第三，引入了能力下降保险金，扩大了能力下降养老保险金的收益额度。在 1999 年的养老金政策改革中，引入了人口因素来计算养老金。由于人口预期寿命的增加，养老金领取年限也被延长。增加的负担由两代领取养老金的人承担。政策包括了逐步将残疾人退休年龄延长到 63 岁，提前退休年龄延长到 60 岁；满足缴纳养老金满 35 年的条件，可以在 60 岁时申请领取全额退休金；逐步减少并最终废除遗属养老金。除了延迟退休相应规定外，还规定了进一步细化措施，以确保养老金发放的精准性。其中包括用分级的工作能力下降养老金取代无职业能力养老金和无工作能力养老金，以细分劳动者的可工作状态，缩小无工作能力范围。其次，在养老金中增加对子女养育的投入，加大力度鼓励生育。最后，促进企业补充养老保险的发展，减轻法定养老保险的支出负担。

在 2001 年，德国实行了里斯特养老金计划。该计划的实行背景主要包括两个方面：一方面，法定养老保险费率增长过快，法定养老保险在公民退

---

① Berg, Peter, et al., "Can policy facilitate partial retirement? Evidence from a natural experiment in Germany," *ILR Review*, 2020, 73 (5), pp. 1226-1251.

② 徐聪：《德国公共养老保险体制改革的经济学分析》，博士学位论文，复旦大学，2008。

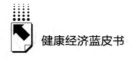
休总收入中的占比过大，超过 85%；另一方面，德国人口持续下降，从 1990 年至 1993 年，人口增长率逐年上升，但从 1993 年至 2008 年，人口增长率逐渐下降，1999 年以后呈负增长。

为了解决法定养老保险占比过大的问题，里斯特养老金计划摒弃了之前的参量式改革，采取了结构性改革的方法。政府通过设立一定的激励机制，建立相应的补充性私人储蓄养老保险。这样的改革转变了原有的现收现付制度，引入了基金积累制。

里斯特养老金计划由四种补贴激励方案构成，包括基础补贴、子女补贴、特别补贴以及税收补贴。基础补贴要求劳动者将前一年工资按一定比例存入养老保险账户，以获取全额基础补贴。子女补贴则进一步鼓励生育，补贴金额根据子女数量逐步提高。特别补贴针对 25 周岁以下的年轻人，为刚参加工作的年轻人提供一次性补贴。税收补贴是对存入里斯特养老保险账户的资金，可以享受减税或免税的特别支出项目。同时，里斯特养老金引入了储蓄机制，使得在人口老龄化加重的情况下，储蓄额不断增加。GDP 增长率与养老保险支出呈负向变动，意味着经济增长不再以扩大财政支出为代价。里斯特保险对补充性商业保险的开发产生了巨大作用。自里斯特保险引入以来，德国法定养老保险占比由 85% 降低至 70%，相应地，补充性保险占比提升了 15%。

3. 老年人就业与延迟退休的窘境

德国于 2007 年进行了可持续性养老金保险改革后，经历了政策缓和期。然而，2010 年，老年人就业形势进一步恶化，能够达到 65 岁退休年龄并领取法定养老金的老年劳动者仅占老年工作人群的 20%。左翼政党联合工会对延迟退休年龄至 67 岁的政策提出反对意见，担忧可能导致更严重的老年失业问题。

2013 年底，默克尔领导的德国大联合政府上台。当时，德国就业市场发展态势较好。养老保险滚存结余达到了 339.8 亿欧元，足以支付全国 1.85 个月的养老金支出。为提高养老金待遇水平，2014 年通过《法定养老保险改进法案》实施了一系列改革措施。该法案规定，缴费满 45 年的劳动者可在 63~65 岁领取全额养老金，并对缴费年限的认定标准进行了宽松处理，将家庭功能和短期失业视为缴费年限。此外，退休年龄也得到循序渐进地延长，对于 1952 年前出生的人，每推迟一年，退休年龄延迟两个月。该法案还推出了专门针对母亲（以及少数父亲）的养老金措施，为 1992 年之前生育孩子的母亲提供额外的养老金。这些措施一定程度上调整了过去紧缩的养老金政策，为缴费满 45 年的人提供了将完全退休年龄调整至 63 岁的保障。2017 年，政府进一步增强了部分退休金政策的灵活性，规定收入超过6300 欧元的部分退休者，其收入只有 40% 可被计入养老金，以鼓励他们延长劳动供给。

总体而言，德国的养老金制度改革取得了积极的成果，老年人的就业率得到了提高，但仍然存在一些问题，包括退休决策与老年人意愿的不一致，特定群体可能被迫延长工作年限，从而引发社会不公平现象。尽管改革政策引起了社会的广泛讨论，但还需要更完善的策略来平衡经济发展和社会公平，以确保养老金制度的可持续性和保障老年人的养老金。

4. 逐步进入人口负增长发展阶段

如图 2 所示，OECD 数据库数据显示，1974~1986 年，德国人口增长虽有一定波动起伏，但整体仍呈长达 20 多年人口负增长趋势。在这期间，德国首先面临老龄化加剧导致的养老（尤其是失能老人）对德国社会保障的严峻冲击，这也影响了德国社会经济的整体发展。针对这类问题，德国政府通过两种措施进行应对：一种是鼓励生育和引入移民进行人口结构调整；另一种是积极投资德国的大健康产业。

在大健康产业的投资与发展中，德国政府更多关注本国医养结合的发展，通过政府引导增加相关产业的融资，以及提升行业自我监督管理的方式极大地增强并推动了德国的医养结合。

除此之外，德国政府也注重养老方式投资的创新性发展。与其他欧盟国家相比，德国的养老产业因受到本国人口老龄化影响，激发了养老供给，使得当地养老院数量在欧盟国家中排在前列。其中，德国最为典型的新型养老方式，即为"老年之家"这种互帮互助的新型养老方式，这种方式的核心

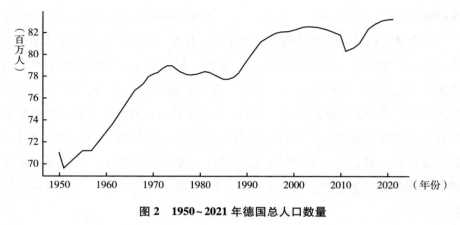

图 2　1950~2021 年德国总人口数量

资料来源：OECD 数据库。

是以老年人的最优选择为基础。同时，德国政府极其注重长期护理保险的投资，以减轻或补偿由老年人所需要的护理而增加的家庭经济负担。当前，长期护理保险已经成为德国第五大险种。[①]

（三）意大利的人口与经济发展情况分析

1. 意大利的经济衰退与人口发展

在 2008 年全球经济危机之前，由于生育率得到恢复和移民数量增加，意大利的人口老龄化速度减缓。由于出生人数增加，因此年轻人在总人口中所占份额增加。由于移民的年龄相对年轻，随着移民数量的增加，意大利的人口老龄化水平降低。全球经济危机发生后，经济波动并未对死亡率的趋势产生实质性影响。因此，死亡率不能被视为一种能够把经济危机与最近的人口老龄化过程联系起来的因素；相反，在同一时期，经济衰退导致生育率和出生人数下降。经济的不确定性导致婚姻家庭减少，并加剧了与住房、工作不稳定和失业有关的问题。

由于陷入经济困境，人们更倾向于将政府用于实行社会政策的资金投入视

---

① 赵雅恒：《人口老龄化背景下大健康产业投资的国际经验》，《科技经济市场》2022 年第 10 期。

为一种成本而不是投资，故对社会政策的负面态度进一步增强。自 2008 年全球经济危机以来，政府用于包括人口、劳动就业、社会保险等改善社会福利的社会政策的资金投入大幅削减，资源被用于偿还国债。[①] 在 2008 年全球经济危机开始后，意大利出生人数较少。尤其在经济衰退期间，真实数量与预期数量相比，出生人数绝对值减小，实际水平低于理论预期水平。同时，净移民人数较少，移民流入量减少，移民流出量增加。如果没有这两个关键因素的急剧下降，2014 年后意大利的人口老龄化水平将会较低。因此，可以认为，经济衰退对意大利人口老龄化速度的影响已经显现。经济困难通过影响人口老龄化的两个关键人口统计学因素，已经影响了其现有的人口老龄化水平。

从政府角度来看，在经济危机之前的讨论仅集中于需要增加生育率和或维持移民数量，而没有深入分析这些变化对当前和未来人口老龄化的重要后果。意大利在采取应对人口老龄化挑战的政策措施方面也一直不成功且缓慢。[②] 得益于政府的相关专家，因为当时正值经济和政治困难的时期，所以专家通过养老金制度改革作为重要手段以期解决由于经济危机加重的与人口老龄化相关的问题。政治家们主要关注的是延迟退休年龄以确保养老金制度的可持续性。养老金改革也导致了老年人的利益与年轻人的利益之间的代际冲突。尽管福利体系基于代际团结，但这往往对年轻人不利。

在面临人口老龄化问题时，为刺激生育率上涨，[③] 意大利主要通过三个步骤进行政策改革：一是开展儿童照护服务；二是出台相关休假制度以及给予有儿童的家庭津贴制度；三是形成鼓励生育的政策体系。同时，为解决人口老龄化给养老金收支带来的问题，[④] 意大利主要采用如下方式：一是上调退

① Reynaud, Cecilia, and Sara Miccoli, "Population ageing in Italy after the 2008 economic crisis: A demographic approach," *Futures*, 2019, 105, pp. 17–26.

② Commission of the European Communities, *Communication from the Commission to the European Parliament, the Council, the European Economic and Social Committee and the Committee of the Regions: A Strategy for ICT R&D and Innovation in Europe: Raising the Game*, Vol. 116, Office for Official Publications of the European Communities, 2009.

③ 王晖：《国际经验借鉴：意大利人口问题应对的启示》，《人口与健康》2019 年第 2 期。

④ 盖红波、尹军：《意大利应对老龄化问题的对策及其启示》，《全球科技经济瞭望》2013 年第 12 期。

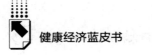
休年龄;二是退休金与通胀指数脱钩;三是采取固定收益制与名义账户制两者综合的混合规则的方式计算养老金;四是出台保护年轻人的养老金制度。

2. 意大利人口逐步进入负增长阶段

在意大利人口进入增长的初始阶段（1950~1975 年），其人口总数显著增长，自 1950 年的约 4700 万增长至 1975 年的 5500 万（见图 3）。出生率在此期间保持较高水平，从 1960 年的 2.41‰先增长至 1965 年的 2.67‰，随后逐渐下降至 1970 年的 2.42‰（见图 4）。

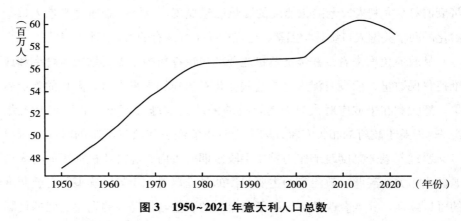

图 3　1950~2021 年意大利人口总数

资料来源：OECD 数据库。

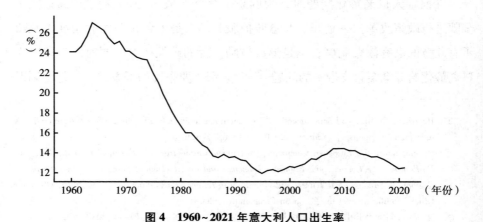

图 4　1960~2021 年意大利人口出生率

资料来源：OECD 数据库。

随后进入人口总数的稳定阶段（1976~2000年），意大利人口总数趋于稳定，保持在5500万至5700万之间。然而，这一时期出生率持续下降，从1976年的2.21‰降至1995年的1.19‰，出生率的降低导致人口增速减缓。

在高速增长阶段（2001~2015年），意大利人口总数开始了自初始阶段以后的第二次高速增长，人口总数自2001年的约5700万增长至2015年的约6022万。其人口总数出现一次快速增长的主要原因在于，意大利的出生率出现短暂的快速爬升。2001~2010年的十年间，出生率自1.25‰提升至了1.44‰。虽然，后续5年有轻微的下降，但整体水平仍然保持在1.36‰及以上。

2015年以后，意大利的人口总数开始出现急速下降趋势，从6000多万逐渐减少，出生率在这一阶段继续下降，从2015年的1.36‰降至2021年的1.25‰。

二 人口老龄化与经济之间影响的实证分析

在本部分中，我们主要利用日本、德国、意大利三个国家65岁及以上老龄人口占比、国内生产总值（Gross Domestic Product，GDP）、保险费用占GDP比例、年医师咨询次数、年平均住院时长的数据，并利用向量自回归（Vector Autoregression，VAR）模型[1]和误差修正模型（Vector Error Correction Model，VECM）进行回归的定量分析。

（一）日本人口老龄化与经济之间影响分析

为了构建VAR模型，我们首先利用增广迪基-福勒检验（Augmented Dickey-Fuller test，ADF检验）对数据进行平稳性检验。[2]

---

① Sims, Christopher, A., "Macroeconomics and reality," *Econometrica*: *Journal of the Econometric Society*, 1980, pp. 1-48.

② Said, Said, E., and David, A. Dickey, "Testing for unit roots in autoregressive-moving average models of unknown order," *Biometrika*, 1984, 71 (3), pp. 599-607.

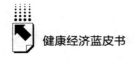

如表 1 所示，在 5% 的检验水平上，所有变量都没有拒绝原假设，所以我们将对数据进行下一步处理，即对所有数据进行对数差分，以使得数据能够具有平稳性并同时具有可解释性。

表 1　日本相关变量平稳性检验

变量	p 值（ADF 检验）
65 岁及以上老龄人口占比	0.9567
GDP	0.5033
保险费用占 GDP 比例	0.0686

如表 2 所示，除了人口变量在对数后一次差分没有达到平稳性以外，其他两项变量均达到了平稳性。为保证统一达到平稳性，所以本报告将选择进行对数后二次差分的数据处理，尝试其是否能够符合所有变量均达到平稳性的要求，对数后二次差分代表各个变量的对数后增速的增加速度，即本报告认为二次差分后仍存在具有研究价值的经济学意义。

表 2　日本相关变量对数后一次差分平稳性检验

变量	p 值（ADF 检验）
65 岁及以上老龄人口占比	0.3723
GDP	0.0029
保险费用占 GDP 比例	5.0814×10^{-6}

从表 3 的结果显示可以发现，所有变量均达到平稳性，按照一般的 VAR 模型的建模过程，我们将继续利用格兰杰因果检验（Granger Causality Test，GCT 检验）[①] 去检验各个变量之间的因果关系。

[①]　Granger, Clive, W. I. , "Investigating causal relations by econometric models and cross-spectral methods," *Econometrica*: *Journal of the Econometric Society*, 1969, pp. 424–438.

表3　日本相关变量对数后二次差分平稳性检验

变量	p 值（ADF 检验）
65 岁及以上老龄人口占比	1.0870×10^{-7}
GDP	1.5184×10^{-5}
保险费用占 GDP 比例	3.1252×10^{-17}

从表4可以看出，首先，GDP 速率增速是 65 岁及以上老龄人口占比速率增速的格兰杰因，65 岁及以上老龄人口占比的速率增速在 10% 的检验水平上也满足是 GDP 速率增速的格兰杰因。其次，保险费用占 GDP 比例的增速变化并不是引起 65 岁及以上老龄人口占比增速变化的格兰杰因，相反地，65 岁及以上老龄人口占比的增速变化却是保险费用占 GDP 比例增速变化的格兰杰因。

表4　日本相关变量的 GCT 检验

变量关系	p 值
65 岁及以上老龄人口占比→GDP	0.0801
GDP→65 岁及以上老龄人口占比	0.0041
65 岁及以上老龄人口占比→保险费用占 GDP 比例	0.0032
保险费用占 GDP 比例→65 岁及以上老龄人口占比	0.4563
GDP→保险费用占 GDP 比例	0.0042
保险费用占 GDP 比例→GDP	0.0321

其中 GDP 的增速变化代表经济的增长速度，当经济衰退、停滞等问题出现时，就业水平、平均收入以及相应的政府投入的下降与减少，可能会导致人口结构出现变化，尤其是老龄人口占比的增速变化，这符合之前一些学者的研究成果。[①] 同时，人口结构变化对经济增长的影响相对会迟滞，效果

[①] Coale, Ansley Johnson, and Edgar M. Hoover, *Population Growth and Economic Development*, *Vol. 2319*, Princeton University Press, 2015; Yao, Wanjun, Tomoko Kinugasa, and Shigeyuki Hamori, "An empirical analysis of the relationship between economic development and population growth in China," *Applied Economics*, 2013, 45 (33), pp. 4651-4661.

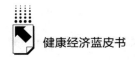
也不显著，所以这里的 p 值仅有 0.0801，也是可以接受的，这与我们的预期相符。

从保费的速率变化与老龄人口结构来看，其中定量分析的因果关系可以解释为人口结构的变化导致保险需求变化，出现老龄人口占比速率变化是保险费用变化的格兰杰因，这符合我们的一贯认知。相反，保险费用占 GDP 比例速率的变化并没有影响老龄人口的变化。所以，在日本保险比例的变化是基于老龄人口结构变化的一种政策性工具，目的是解决人口老龄化带来的问题，而不能直接影响老龄化结构。[①]

除此之外，我们利用赤池准则（Akaike Information Criterion，AIC）、贝叶斯准则（Bayesian Information Criterion，BIC）和汉南奎因准则（Hannan-Quinn Information Criterion，HQIC）进行 VAR 模型的最优滞后项判定。在这个模型中，我们通过对 AIC、BIC 和 HQIC 的整体考量，确定使用 VAR（2）模型进行建模，并生成脉冲响应函数，研究不同变量之间的冲击动态关系。

如图 5 所示，所有变量对自己的冲击都是在起始时就给予了正向的响应，并且几乎都在第二个时点之后没有了后续影响。同时，经济对人口结构变化的动态响应并不明显。但是，当 65 岁及以上老龄人口占比增速加快时，保险费用占 GDP 比例在第二个时点出现了一个极高水平的正向响应，这意味着在面临老龄人口增加时，保险费用将在第二年以几乎 5 倍的速度增加，以应对老龄人口占比增速加快的变化。

（二）德国人口的老龄化与经济之间影响分析

在本部分，我们将通过分析德国的数据情况，以查看德日两国在面临人口老龄化时，经济与保险的响应是否出现相同的结果。

---

① Aaron, Henry, "The social insurance paradox," *Canadian Journal of Economics and Political Science/ Revue canadienne de economiques et science politique*, 1966, 32（3），pp. 371-374.

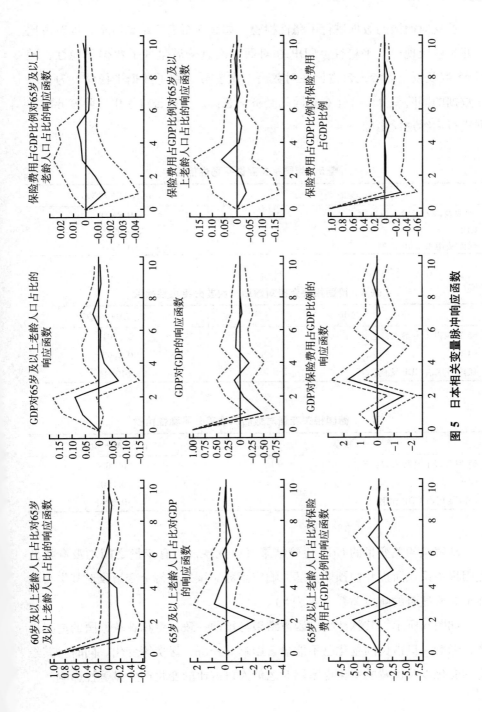

图 5　日本相关变量脉冲响应函数

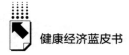

首先对德国的数据进行平稳性检验，如表 5 至表 7 结果所示，保费占比一开始就展现出了平稳性，GDP 在对数一次差分后呈现了数据平稳性，随后 65 岁及以上老龄人口占比在对数后二次差分达到了数据平稳性。为了统一数据的同阶差分，并保有相同的经济学意义，本报告将采用二阶差分的数据进行后续建模步骤。

表 5　德国相关变量平稳性检验

变量	p 值（ADF 检验）
65 岁及以上老龄人口占比	0.9400
GDP	0.9998
保险费用占 GDP 比例	0.0006

表 6　德国相关变量对数后一次差分平稳性检验

变量	p 值（ADF 检验）
65 岁及以上老龄人口占比	0.2201
GDP	0.0003
保险费用占 GDP 比例	2.3610×10^{-7}

表 7　德国相关变量对数后二次差分平稳性检验

变量	p 值（ADF 检验）
65 岁及以上老龄人口占比	0.0074
GDP	0.0001
保险费用占 GDP 比例	0.0041

从德国相关变量的 GCT 检验结果可以发现，所有变量之间均没有格兰杰因果关系，所以我们预期其脉冲响应函数应该呈现每个变量仅对其本身的冲击有着显著的响应关系（见表 8）。

如图 6 所示，其脉冲响应函数结果与预期一致，意味着从德国的情况来看，老龄人口占比的变化已不能显著影响其经济、保费等变化。同时，其经济的变化以及保费的变化也不能对老龄人口占比的变化产生显著性影响。

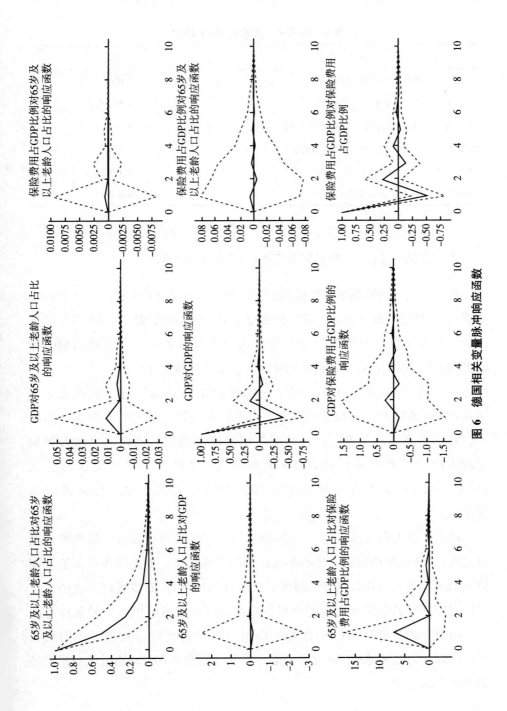

图 6　德国相关变量脉冲响应函数

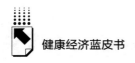

表 8　德国相关变量的 GCT 检验

变量关系	p 值
65 岁及以上老龄人口占比→GDP	0.9281
GDP→65 岁及以上老龄人口占比	0.5710
65 岁及以上老龄人口占比→保险费用占 GDP 比例	0.1733
保险费用占 GDP 比例→65 岁及以上老龄人口占比	0.9113
GDP→保险费用占 GDP 比例	0.7982
保险费用占 GDP 比例→GDP	0.8900

（三）意大利人口的老龄化与经济之间影响分析

对于意大利的数据平稳性检验情况，如表 9 至表 11 所示，GDP 和保险费用占 GDP 比例在对数后一阶差分通过了平稳性检验。然而，65 岁及以上老龄人口占比直至对数后二阶差分才通过平稳性检验，且其他两项，即 GDP 和保险费用占 GDP 比例也同时通过了平稳性检验。

基于表 12 的结果可以发现，在检查 GCT 检验结果时，所有变量之间在 5%拒绝域内，均未通过格兰杰因果检验，这意味着所有变量之间均不存在格兰杰因果关系，这一情况与德国情况类似。换言之，意大利的老龄人口增长速度的变化在 5%拒绝域内，已经与其经济增速的变化（GDP）和保险费用占 GDP 比例的增长速度变化没有显著性的因果关系了。

然而，意大利与德国还有一些不同，根据表 12 可以发现，虽然各个变量之间在 5%的拒绝域内，并不存在显著的因果关系，但是如果将拒绝域调整至 10%，可以发现经济增长速度的变化（GDP）与 65 岁及以上老龄人口占比增长速度的变化有显著的因果关系。同时，在相同拒绝域的条件基础上，GDP 的增速变化与保险费用占 GDP 比例增速变化存在格兰杰因果关系。所以，通过脉冲响应函数检查各个变量之间是否存在动态效应关系也是必不可少的一步。

表 9 意大利相关变量平稳性检验

变量	p 值（ADF 检验）
65 岁及以上老龄人口占比	0.7150
GDP	0.9087
保险费用占 GDP 比例	0.6437

表 10 意大利相关变量对数后一次差分平稳性检验

变量	p 值（ADF 检验）
65 岁及以上老龄人口占比	0.1746
GDP	3.2877×10^{-6}
保险费用占 GDP 比例	4.5860×10^{-7}

表 11 意大利相关变量对数后二次差分平稳性检验

变量	p 值（ADF 检验）
65 岁及以上老龄人口占比	0.0010
GDP	0.0013
保险费用占 GDP 比例	3.3806×10^{-11}

表 12 意大利相关变量的 GCT 检验

变量关系	p 值
65 岁及以上老龄人口占比→GDP	0.1861
GDP→65 岁及以上老龄人口占比	0.0914
65 岁及以上老龄人口占比→保险费用占 GDP 比例	0.7743
保险费用占 GDP 比例→65 岁及以上老龄人口占比	0.3311
GDP→保险费用占 GDP 比例	0.0892
保险费用占 GDP 比例→GDP	0.1763

图 7 呈现了意大利 65 岁及以上老龄人口占比增长速度的变化、GDP 增长速度变化和保险费用占 GDP 比例增长速度变化的脉冲响应函数。可以发现，每个变量均仅与自身有动态效应关系，但都不受到与自身变量之外的变化的影响。

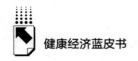
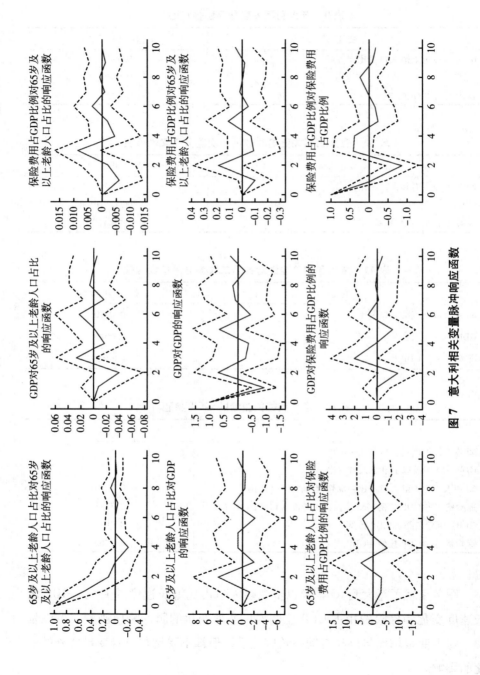

图 7 意大利相关变量脉冲响应函数

具体来看图 7 中三种变量的脉冲响应函数呈现的动态关系，对于 65 岁及以上人口占比来讲，在一阶之后的影响均在 0 上下波动，且其 95% 置信区间内的范围值包含了 0，这表明其与自身一阶之后的关系并不显著，无法确定具体的正负相关性。所以，其与自身一阶之后关系的影响为正相关，而与其之后的变化无关。相反，GDP 会受到自身一阶滞后的正相关影响，但也会受到二阶滞后的负相关影响，表明前两期的 GDP 增长对当前期的 GDP 增长有抑制作用。这可能是因为经济系统中存在某种周期性或调整机制。对于保费占 GDP 比例而言，其也会受到二阶滞后关系的影响，与 GDP 相同，保费占 GDP 比例的一阶滞后关系为正相关，而二阶滞后关系为负相关，表明前两期的保费占比增加对当前期的保费占比有抑制作用。这种关系可能反映了保险市场的某种周期性变化或市场调整。

三　各国经验总结与对我国的启示

（一）各国发展经验总结

日本对抗老龄人口占比速度加快的主要手段是增加保费投入，以满足老龄人口的相关需求。但同时应该注意的是，保费增速变化将直接影响到之后的 GDP 增速变化。所以，与老龄人口相关的所有保费的投入，应根据我国经济情况适度逐步进行，并控制好投入量与投入频次，以确保对经济的影响最小化。从德国的经验来看，德国的保费投入、经济发展速度的变化与德国老龄人口占比已经没有显著的因果关系，这意味着经济调整以及相关保费的增加与老龄人口占比的变化已经无关。其可能的原因有二：一是德国政府已经着手通过其他手段来应对老龄化问题，例如引进移民等；二是德国政府希望通过相关经济手段解决当地老龄问题，但其相关政策工具已经失效。而从意大利的经验来讲，意大利虽然也出现了类似德国的情况，即经济手段已经对老龄化占比增速变化失去了显著的影响，但在一定程度上，其手段仍然具

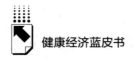

有一定的因果关系。

借鉴各国经验，我国应该在后续老龄人口占比突然增加而导致的相关保费增加、经济负担加重等问题上提前布局与防范。而且，从日本的数据也可以看出，保费的增加也仅仅是应对人口老龄化的一种手段，但不足以解决或改变老龄化的进程。所以，仍需要通过其他手段配合老龄设施及相关服务的实施，一方面解决老龄化问题加重带来的社会需求增加；另一方面从根源上解决人口负增长的趋势，从而从根本上解决人口老龄化问题。

然而，最近几年各国经济增速均呈下行状态，在增速下行期间，我国也应同时防范出现与意大利相似的情况，即由于经济增速下行，生育率有可能加速降低，从而导致老龄化问题逐年加重。所以，我国在制定人口老龄化相关政策时，在使用政府资金投资解决老龄群体保障等问题和解决养老保险支出问题的同时，应该对年轻人就业进行保护，否则很容易陷入更大的支出陷阱的恶性循环中，即政府加大老龄人员的保障投资力度以及延长退休年龄以实现养老金的支出减少，但这种行为将会导致年轻人的就业环境变差，使得年轻人的生育意愿再次下降，从而导致老龄人口占比逐年增加。

（二）对我国发展的启示与建议

基本养老保险制度具有经济与社会双重属性。从经济属性看，养老保险的目标是提高经济效率，通过改变劳动力市场资源配置来促进经济高质量发展；从社会属性看，养老保险的目标是公平，通过发挥其收入再分配功能提高社会福利水平，进一步为经济高质量发展提供稳定的社会环境。基于效率视角，一方面，养老保险产生的福利效应通过增加劳动力供给数量和提高劳动力供给质量来改变劳动力市场资源配置，进一步促进经济高质量发展。同时，高人力资本积累促进技术创新能力的提升，利好经济高质量发展。另一方面，养老保险支出主要通过提高家庭未来预期收入来降低家庭储蓄率，促进消费。即使养老保险可能存在对劳动力的挤出效应、保障水平不足以及制度碎片化等问题，导致养老保险资源的"群体性错配"，从而不利于社会经济发展，但养老保险制度的正向经济效应已被广泛证实。① 基于公平视角，养老保险支出主要通过促进权利公平、机会公平、规则公平来进一步提高居民福利水平，为经济高质量发展提供稳定的社会环境。如养老保险制度可保障社会成员在老年时期的生存权与发展权，实现权利公平；城乡居民基本养老保险制度使全体社会成员平等地参加养老保险，平等地享有养老保险待遇，且养老保险的再分配功能对分配结果进行矫正，实现机会公平；可通过养老保险制度的普惠性特征确保规则公平。

人口老龄化与养老保险支出同时对劳动力市场产生重要影响。当人口老龄化程度较低时，还未出现较为明显的劳动力短缺与老化现象，且比例较低的老年抚养比还未造成养老保险基金的不可持续性。此时，养老保险作为一种生产要素反哺经济，养老保险对劳动力同时产生收入效应与替代效应，个人的最终选择取决于收入效应与替代效应的相对大小。伴随人口老龄化进程的不断加快，其直接导致劳动力供给数量的减小与质量的下降，老年抚养比的上升也势必增加对养老保险的需求，打破养老保险基金收支平衡，此时人口老龄化的负效应凸显。即使增加的养老保险支出可能表现出对经济高质量发展的促进作用，但过高的养老保险支出将导致养老保险基金的不可持续性，政府财政压力加大，可能出现"拆东墙补西墙"现象。宏观层面上，养老保险支出的增加对投资产生挤出效应，不利于经济高质量发展。可见，人口老龄化程度的加深逐渐弱化了养老保险支出的经济效应。

应进一步完善养老保险支出体系，促进地区间养老保险支出与经济发展相适应，实现包容性协调发展。可进行养老保险基金收支预测，合理规划财政补贴，在确保收支能够达到平衡或者基本平衡的基础上，增加养老保险支出。可通过增加养老保险支出提高老年人消费能力，刺激经济，但不能盲目增加养老保险支出，要与经济发展水平相适应，把握养老保险水平的适度性。

---

① 郑伟、孙祁祥：《中国养老保险制度变迁的经济效应》，《经济研究》2003 年第 10 期；汪伟：《人口老龄化、养老保险制度变革与中国经济增长——理论分析与数值模拟》，《金融研究》2012 年第 10 期。

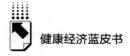

　　人口老龄化与人口负增长的叠加关系，致使劳动力数量面临下降问题。所以，需要两种方式协同发力共同发展：一种是着力于劳动力的高质量发展，加强人才培养，以确保劳动生产力的先进性[1]；另一种是促进技术创新以弥补短缺的劳动力供给。人力资本与技术创新是经济发展的动力源泉，应增加教育与创新投入力度，进一步提高劳动生产率，这是实现经济可持续发展的重要举措。[2]

　　总体而言，我国应致力于实现市场经济的健康发展，强调合理性与平衡性的并重，通过精准运用政府的宏观调控手段，有效干预市场运行，以确保我国经济在稳定中持续增长。在构建应对人口老龄化的战略时，我们需将青年人的就业和生育环境的优化与老年群体的全面保障视为同等重要的双轮驱动，力求保障老年群体的福祉的同时，也保障社会活力的可持续性。

---

[1]　刘伟：《科学认识与切实发展新质生产力》，《经济研究》2024 年第 3 期。
[2]　中国社会科学院经济研究所课题组等：《结构变迁、效率变革与发展新质生产力》，《经济研究》2024 年第 4 期。

Abstract

The "Annual Report on China's Healthy Economy Development (2023 – 2024)" provides an in-depth analysis of the macro-structure, industry status, future trends, and challenges and opportunities faced by China's health economy, offering significant insights for a comprehensive understanding and promotion of the high-quality development of China's health economy. Through a cross-disciplinary analytical framework, the book systematically reviews the latest developments and cutting-edge trends in various fields of the health economy.

The general report indicates that against the backdrop of increasing health demands from residents and the continuous release of policy dividends, the health economy has become an important force in driving the transformation and upgrading of China's economy. The report predicts that with technological progress, consumption upgrades, and model innovation, the health economy will develop in directions such as strengthening the foundational role of medical and health services, emphasizing the health contributions of non-medical services, highlighting innovation-driven development, and enhancing the concept of comprehensive health services.

The report delves into the development status of several sub-sectors of the health economy. The digital health sector is driving continuous innovation in medical service models through the accelerated integration of advanced technologies such as big data and artificial intelligence, but it still faces urgent issues such as data security and privacy protection. The food industry's market size continues to expand, with consumers' demands for healthy and nutritious foods becoming increasingly urgent, making food safety supervision and technological innovation key. The market demand for foods for special medical purposes is growing rapidly,

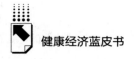

but the regulatory standards and supervision system still need improvement. Health home products, such as environmental and health home appliances, show a broad market prospect due to their characteristics of improving the living environment and enhancing the quality of life.

At the same time, the report focuses on actively responding to the strategy of population aging, with a special analysis of China's exploration of emerging integrated health economic formats such as medical and health care integration and smart health care for the elderly. The smart health care industry for the elderly is developing rapidly under policy guidance and technological innovation, but there are still issues that need to be addressed, such as the level of product intelligence, integration, and service adaptation to the elderly. Although certain achievements have been made in the health management services for the elderly, personalized and precise services still need to be strengthened.

The report also pays high attention to emerging fields such as internet health communication, smart health products, and commercial health insurance. Internet health communication has innovated the tools and forms of health education; smart health products, such as wearable devices, provide convenient and efficient solutions for health management, which have driven the vigorous development of these products and services. The introduction of commercial health insurance, especially the "people-friendly insurance," has effectively alleviated the medical burden on the public, and also promoted the promotion and use of innovative drugs and devices, but there is still a significant room for improvement in the strength of its protection.

In addition, the report also summarizes the successful experience of Japan in dealing with elderly cognitive disorders, as well as the research results of countries such as Germany, Italy, and Japan on the impact of population aging on the economy and insurance premiums, to provide references for China to formulate comprehensive strategies to promote the harmonious coexistence of health economy and society.

This blue book is a think-tank achievement that can provide important references for government decision-making, industry planning, and social participation. It not only shows the vitality and potential problems of various sub-sectors of the health economy but also actively explores effective paths to address population aging and promote the welfare of comprehensive health security for all, pointing the way for the sustainable development of China's health economy.

Keywords: Health Economy; Healthy Aging; Digital Health; Health Insurance

Contents

I General Report

Abstract: China's aging population is accelerating, and as residents' health consciousness and knowledge improve, the demand for health services is rapidly increasing, presenting substantial opportunities for the health economy's growth. This report compiles and analyzes recent policy documents and data, exploring four pivotal aspects of the health economy: its essence, distinctive features, primary sectors, and developmental importance; the current state of China's health economy; the challenges impeding its growth; and prospective trends. Given the findings, ample room for advancement remains in China's health economy. Six strategic areas for development are recommended: enhancing a health-centric approach; fostering technological innovation to propel economic growth; increasing the productivity of health human capital; extending the health industry chain and establishing industrial parks; leveraging macroeconomic policies to optimize development strategies; and upholding a coordinated, green, open, and shared development philosophy.

Keywords: Health Economy; Health Industry; Aging

II　Industry Reports

B.2　The Status, Issues and Countermeasures of China Digital Health

Li Xingming, Guo Junjun / 047

Abstract: With the proposal of Healthy China and Digital China construction, digital health is getting more and more attention. Through a literature review, this report describes the connotation of digital health and the progress in the field of digital health from the perspectives of digital health definition, characteristics and application, and analyzes the difficulties and blockages that constrain the development of digital health. which is currently booming in China in the areas of health management technology, smart medicine industry, artificial intelligence technology, etc. But there are still difficulties in the interoperability of health data, imbalance in the regional development, lack of industry standardization and ethics. This report suggests improving the top-level design, solving the problem of "information silos" in terms of technology and policy, and promoting data development and sharing, formulating relevant laws and regulations, and strengthening the establishment of industry standards and industry supervision, strengthening the protection of personal information and privacy, setting up a Digital Health Ethics Committee to review ethical issues, optimizing digital healthcare services.

Keywords: Digital Health; Healthy China; Artificial Intelligence

B.3　Market Size, Development Opportunities and Future Challenges of China's Food Industry

Wang Tongshuai, Zhou Wenhong, Wang Xiaoqian and Zhou Bangyong / 074

Abstract: This report of the 20th CPC National Congress emphasizes the promotion of the building of a healthy China, and places the protection of people's

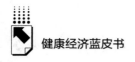

健康经济蓝皮书

health in a strategic position of priority development. The food industry is related to the national economy and the people's livelihood, and it is necessary to follow the policy orientation, play a leading role in the industry, and balance the industrial development to face the opportunities and challenges. This report summarizes and analyzes the industry scale, industrial structure, market supply and operation profiles of major sub-sectors of China's food industry in recent years, showing the strong potential and momentum in healthy economic development of the food industry, especially healthy food. Under the guidance of the Healthy China strategy, the food industry has made every effort to ensure food safety, actively carried out technological innovation and product upgrading in key areas including basic industries, cross-border integration and special food, and achieved fruitful results and expanded new market formats. This report also analyzes the opportunities and challenges facing the food industry in the new development landscape. Through the investigation and study of the domestic and international situation, industrial status and technological development, this report puts forward suggestions including strengthening and completing the industrial chain, strengthening supervision, talent cultivation, and strengthening technological innovation, so as to promote the high-quality development of the food industry and constantly meet the needs of the people for a better life.

Keywords: Healthy China Strategic; Food Industry; Food Safety; Nutrition and Health

Ⅲ Special Topics

B.4 Integration of Medical and Nursing Care: The Practice of
　　　Healthy Aging in China

Hao Xiaoning, Zheng Yanhui and Li Yanjing / 101

Abstract: This report systematically reviews the evolution of policies related to integration of medical and nursing care in China, noting that the scope and depth of these policies have been significantly advanced since 2013. It introduces typical cases to illustrate various models of integration of medical and nursing care in China, including "nursing homes with medical facilities" "medical institutions with nursing facilities" "medical and nursing care collaboration (or cooperation) " and home-based services, and analyzes them from the perspectives of service providers, service recipients, service content, and characteristics. It then analyzes the current status and trends in the development of integrated medical and nursing care in China, including the continuous expansion of institutional scale, the strengthening of talent team building, the obvious improvement of service capacity and content, the formation of a diversified service system and service models, the basic establishment of a multi-party participation service pattern for healthcare and nursing integration, and community-based home care integrated services are continuously evolving. However, there are still issues, such as the need for further improvement of supporting policies, the urgent need to enhance financing mechanism, enrich service content and modes, improve the professional talent training system. Therefore, efforts should be made from the perspectives of strengthening top-level design, improving relevant policies, promoting diversified funding channels, enriching the content and modes of integrated medical and nursing care, and strengthening talent team building to further advance the high-quality development of integrated medical and nursing care in China.

Keywords: Healthy Aging; Integration of Medical and Nursing Care; Elderly Care Services

B.5 The Development, Policy Guidance and Practice Progress of Smart Health and Elder Care Industry in China

Wu Xin, Qiao Kai and Shi Lingyan / 123

Abstract: This report comprehensively analyzes the development of China's Smart Health and Elder Care Industry from several dimensions, including policy

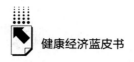

systems, industry size, products and services, model applications and industry ecosystem. It founds that, with the active promotion of the government and the concerted efforts of the whole industry, remarkable progress has been made in recent years in the development of China's Smart Health and Elder Care Industry. However, there are still major issues to be addressed, such as the need to strengthen policy coordination, to enhance the intelligence level, the integration level and the elder-oriented level of the products and services, to fill up the gap in the field of standard, to stimulate the value of data, to explore the mature business model. According to the "Action Plan for the Development of Smart Health and Elder Care Industry (2021–2025)" introduced by the Ministry of Industry and Information Technology, the Ministry of Civil Affairs, and the National Health Commission, the report analyzes the key development directions of the industry from the perspectives of technological innovation, market demand and the industry ecosystem. Finally, the report takes the "Internet and Integrated Elderly Care Service Platform" in Chengdu Hi-Tech Industrial Development Zone, "the Elderly-Friendly Digital TV Platform" developed by the Beijing Billy Information Technology Co., Ltd., and the "Smart Nursing Home Platform" developed by Beijing Cuncao Chunhui Elderly Care Service Management Co., Ltd as examples to introduce the practical explorations of the government and enterprises in the field of smart healthcare and elderly care, aiming to provide insights and references for promoting the industry.

Keywords: Aging; Smart Health and Elder Care Industry; Health Management ; Elderly Care Services

B . 6　Analysis of Current Status and Practical Progress of Elderly Health Management Projects in China

Liu Zhi, Zhu Songmei, Hao Xiaoning and Chen Baojun / 151

Abstract: In order to understand the organization, implementation, and progress of health management projects for the elderly in various regions, as well as the formulation and implementation of relevant policies, the research team conducted a survey on the implementation of elderly health management projects in 19 community health service centers and 13 township health centers in 17 counties (districts) of six provinces (cities) including Gansu Province, Yunnan Province, Guangdong Province, Anhui Province, Hubei Province, and Beijing from 2009 to 2018. It was found that rural elderly health management projects were better than urban elderly health management projects in terms of filing rate, health management rate, health examination rate, and classification processing. However, in terms of resource allocation, rural elderly people were inferior to urban elderly people. Therefore, it is necessary to further optimize the supply of elderly health management services and formulate the content of elderly health management projects according to local conditions.

Keywords: National Basic Public Health Service Programs; Health Management Service Programs; Healthy Aging; Service Satisfaction

Ⅳ   Hotspot Chapters

B.7 The Current Status and Outlook of the Internet Health

Communication Industry

Zheng Yanhui, Xu Jinpeng, Hao Antai and Zhang Limin / 194

Abstract: Health communication is an interactive activity that must be carried out in the process of social development, a key way to improve the health of individuals and society, and an important part of the construction of China's healthcare system. The Internet has a unique advantage in disseminating health information and creating a healthy environment due to its multiple channels of communication, instantaneous information, diverse forms, and two-way interaction. Under the environment of national policy support, Internet technology development, and market demand expansion, China's Internet health communication industry has developed considerably, creating considerable social and

415

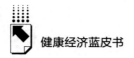
economic benefits in the areas of "health website + health communication", "health App + health communication", "social media + health communication" and so on. However, on the whole, China's Internet health communication industry is still facing many difficulties, which are mainly reflected in the problems of too much homogeneous content, varying quality of content, lack of effective industry regulation, excessive commercialization pursuit, and neglect of the needs of elderly groups. It is urgent to promote the sustainable and high-quality development of the Internet health communication industry by guiding the public to change their unhealthy behaviors and lifestyles, starting from multiple perspectives, such as the communication subject, content, channels, modes, and objects.

Keywords: Internet Health Communication; Health Education; Health Information

B.8   The Development and Future Prospects of Smart Health Products:

A Case Study on Wearable Health and Medical Devices

Zhang Heng, Yang Zhaofang, Chen Chen, and Chen Dongyi / 219

Abstract: Recently, wearable technology has emerged as a pivotal instrument in transforming healthcare paradigms due to its non-invasiveness, portability, and capability for dynamic spatiotemporal measurements. This report delves into the evolution of wearable health technologies, examining the functionalities and technologies of related products, along with their prospective application potential. Currently, wearable health devices, centered around sensors, actuators, data analytics, and application platforms, are extensively employed in monitoring vital signs, managing cardiovascular disease and diabetes, improving sleep and respiratory health, and enhancing emotional and cognitive wellness. They are also pivotal in maternal, neonatal, and infant health management. These devices serve as potent tools for facilitating diverse and rapidly evolving health management solutions in both domestic and international markets. Despite challenges such as ensuring the security of users' biometric data privacy, addressing product homogenization, and enhancing medical practical value, advancements in technology continue to push the boundaries. Enhancements in medical functions, integration and precision, cloud-based data processing, optimization of user interaction experiences, remote diagnostic techniques, and the trend of all technological progress are propelling these products towards greater intelligence and specialization. Consequently, these developments are poised to create new opportunities for more comprehensive healthcare services and personalized health management.

Keywords: Wearable Technologies; Health and Medicine; Wearable Health-Monitoring Devices

B.9 Current Situation and Development Direction of Special Dietary Food Industry: Taking Special Medical Formula Food as An Example *Li Yahui, Fan Liuping* / 256

Abstract: Special medical purpose formula food (hereinafter referred to as special medical food) refers to formula food specially processed and prepared to meet the special nutritional or dietary needs of people with restricted eating, digestive and absorption disorders, metabolic disorders, or specific disease states. It mainly includes special medical purpose infant formula food and special medical purpose formula food. China has a huge population base, an accelerated aging population, and a continuously increasing number of patients with chronic diseases related to nutrition. The demand for special medical foods is increasing, and the development prospects are broad. This report summarizes the development overview and supervision and management system of the special medical food industry at home and abroad, analyzes the key bottleneck problems in the development process of China's special medical food industry, analyzes the development trend of China's special medical food from the perspectives of big health industry policies, market demand, and health economics effects, and proposes strategic paths and regulatory suggestions to promote industrial development, in order

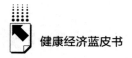

to provide reference for high-quality industrial development.

Keywords: Special medical purpose formula food, food safety, formula food, health needs

B.10   Current Status and Market Prospects of Health Household

Products: Taking Environmental and Health Appliances as an

Example   *Sun Peng, Zhang Qingling, and Qi Xiaomei* / 287

Abstract: This report deeply analyzes the development trends, opportunities and challenges of the household appliances with functions to improve home environment and health based on a survey of the current development status, a summary of main products and an analysis of the standard system. This report finds that the functions of household appliances with functions to improve home environment and health in China are mainly health safety, health management and health protection and promotion. The product types are relatively rich and the standard system is becoming more and more perfect. The development of environmental and health home appliances shows a trend of diversification in functions, forms, application scenarios, user groups and fields. The main challenges in the future are smart home technology, changes in the global trade environment and changes in consumer trends.

Keywords: Health Household Products; Environmental and Health Appliances; Health Management; Health Protection

B.11   Current Status, Issues and Development Suggestions for City-

customized Medical Insurance Commercial Health Insurance

Zhu Minglai, Wang Benke / 320

Abstract: This report conducts an in-depth study based on the data of 246

"City-customized Medical Insurance" products launched by the end of 2022. Firstly, it analyzes the current development status of "City-customized Medical Insurance" from the perspective of business operations and key product characteristics. Secondly, it examines the scope of coverage, benefit levels, and development trends of "City-customized Medical Insurance" policies, and reviews the coverage of specific drugs and diseases. Thirdly, based on the survey data of "City-customized Medical Insurance" policyholders nationwide, it analyzes their feedback and suggestions. The results indicate that "City-customized Medical Insurance" has developed rapidly with the support of local governments, featuring generally low enrollment thresholds and continuously upgraded coverage responsibilities. However, it faces issues such as the risk of adverse selection, suboptimal enrollment conditions, and limited satisfaction among policyholders. The report suggests exploring diversified funding models, enhancing data openness and sharing levels, strengthening targeted supervision and management, promoting the integration of advantageous resources, and encouraging enterprises to operate legally and compliantly. It also recommends setting reasonable coverage responsibilities, upgrading value-added services, exploring insurance options for new urban residents, and actively applying technology.

Keywords: City-customized Medical Insurance; Social Insurance; Supplemental Medical Insurance; Commercial Insurance

V International Reports

B.12 Countermeasures for geriatric cognitive disorders in Japan and its enlightenment in China　　*Zhu Songmei, Huang Weiwei* / 356

Abstract: Summarize the main measures taken by Japan to address cognitive impairment in the elderly, including knowledge dissemination, prevention of cognitive impairment, medical and nursing service capabilities for cognitive impairment, support for family caregivers, and social support. Japan has formed a

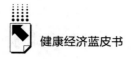

relatively complete system for coping with cognitive impairment in the elderly, which helps to better cope with the aging population. Suggestions include building a primary prevention system, improving the cognitive disorder medical service system, issuing nursing prescriptions, improving the integrated care service system, and strengthening the professional medical team to improve the response measures for cognitive disorders in the elderly in China. At the same time, we will build an integrated comprehensive service system for geriatric cognitive disorders with the participation of the whole society and the coordination of various policies of multiple departments, so as to better adapt to the new characteristics of the current and future age structure of the population.

Keywords: Geriatric Cognitive Disorders; Care; Elderly Health; The Japanese Experience

B. 13 Analysis of the Relationship between Population Aging and Economic Development and Insurance Premium Scale: Based on the Experiences of Germany, Italy, and Japan

MaQingxiao, Feng Zhiqiang / 378

Abstract: Population aging not only significantly impacts the economic development potential and vitality from both the supply and demand sides but also poses serious challenges to the sustainable development of the economy and insurance premiums. China's large population size provides resilience for stable economic development as it transitions into a high-income stage. Against the backdrop of aging and negative population growth, it is necessary to reasonably seize the opportunities presented by negative population growth, improve strategies for development in the context of an aging population, and actively address the challenges of low birth rates and an aging society to promote economic development and industrial transformation. This report, based on its research design, selects Germany, Italy, and Japan as typical countries, considering factors such as economic level, social development, and population size. It systematically analyzes the demographic development backgrounds of these countries and the impact of population aging on their economies and insurance premiums, aiming to promote sustainable development of population and socioeconomy in the context of aging in China.

Keywords: Population Aging; Insurance Premiums; Germany; Italy; Japan

社会科学文献出版社

皮 书

智库成果出版与传播平台

❖ 皮书定义 ❖

皮书是对中国与世界发展状况和热点问题进行年度监测，以专业的角度、专家的视野和实证研究方法，针对某一领域或区域现状与发展态势展开分析和预测，具备前沿性、原创性、实证性、连续性、时效性等特点的公开出版物，由一系列权威研究报告组成。

❖ 皮书作者 ❖

皮书系列报告作者以国内外一流研究机构、知名高校等重点智库的研究人员为主，多为相关领域一流专家学者，他们的观点代表了当下学界对中国与世界的现实和未来最高水平的解读与分析。

❖ 皮书荣誉 ❖

皮书作为中国社会科学院基础理论研究与应用对策研究融合发展的代表性成果，不仅是哲学社会科学工作者服务中国特色社会主义现代化建设的重要成果，更是助力中国特色新型智库建设、构建中国特色哲学社会科学"三大体系"的重要平台。皮书系列先后被列入"十二五""十三五""十四五"时期国家重点出版物出版专项规划项目；自2013年起，重点皮书被列入中国社会科学院国家哲学社会科学创新工程项目。

皮书网

（网址：www.pishu.cn）

发布皮书研创资讯，传播皮书精彩内容
引领皮书出版潮流，打造皮书服务平台

栏目设置

◆ 关于皮书

何谓皮书、皮书分类、皮书大事记、
皮书荣誉、皮书出版第一人、皮书编辑部

◆ 最新资讯

通知公告、新闻动态、媒体聚焦、
网站专题、视频直播、下载专区

◆ 皮书研创

皮书规范、皮书出版、
皮书研究、研创团队

◆ 皮书评奖评价

指标体系、皮书评价、皮书评奖

所获荣誉

◆ 2008 年、2011 年、2014 年，皮书网均
在全国新闻出版业网站荣誉评选中获得
"最具商业价值网站"称号；
◆ 2012 年，获得"出版业网站百强"称号。

网库合一

2014年，皮书网与皮书数据库端口合
一，实现资源共享，搭建智库成果融合创
新平台。

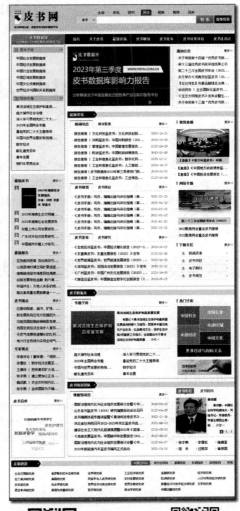

皮书网

"皮书说"
微信公众号

权威报告·连续出版·独家资源

皮书数据库
ANNUAL REPORT(YEARBOOK) DATABASE

分析解读当下中国发展变迁的高端智库平台

所获荣誉

- 2022年，入选技术赋能"新闻+"推荐案例
- 2020年，入选全国新闻出版深度融合发展创新案例
- 2019年，入选国家新闻出版署数字出版精品遴选推荐计划
- 2016年，入选"十三五"国家重点电子出版物出版规划骨干工程
- 2013年，荣获"中国出版政府奖·网络出版物奖"提名奖

皮书数据库

"社科数托邦"
微信公众号

成为用户

登录网址www.pishu.com.cn访问皮书数据库网站或下载皮书数据库APP，通过手机号码验证或邮箱验证即可成为皮书数据库用户。

用户福利

- 已注册用户购书后可免费获赠100元皮书数据库充值卡。刮开充值卡涂层获取充值密码，登录并进入"会员中心"—"在线充值"—"充值卡充值"，充值成功即可购买和查看数据库内容。
- 用户福利最终解释权归社会科学文献出版社所有。

社会科学文献出版社 皮书系列
SOCIAL SCIENCES ACADEMIC PRESS (CHINA)

卡号：558258356733
密码：

数据库服务热线：010-59367265
数据库服务QQ：2475522410
数据库服务邮箱：database@ssap.cn
图书销售热线：010-59367070/7028
图书服务QQ：1265056568
图书服务邮箱：duzhe@ssap.cn

S 基本子库
UB DATABASE

中国社会发展数据库（下设 12 个专题子库）

　　紧扣人口、政治、外交、法律、教育、医疗卫生、资源环境等 12 个社会发展领域的前沿和热点，全面整合专业著作、智库报告、学术资讯、调研数据等类型资源，帮助用户追踪中国社会发展动态、研究社会发展战略与政策、了解社会热点问题、分析社会发展趋势。

中国经济发展数据库（下设 12 专题子库）

　　内容涵盖宏观经济、产业经济、工业经济、农业经济、财政金融、房地产经济、城市经济、商业贸易等 12 个重点经济领域，为把握经济运行态势、洞察经济发展规律、研判经济发展趋势、进行经济调控决策提供参考和依据。

中国行业发展数据库（下设 17 个专题子库）

　　以中国国民经济行业分类为依据，覆盖金融业、旅游业、交通运输业、能源矿产业、制造业等 100 多个行业，跟踪分析国民经济相关行业市场运行状况和政策导向，汇集行业发展前沿资讯，为投资、从业及各种经济决策提供理论支撑和实践指导。

中国区域发展数据库（下设 4 个专题子库）

　　对中国特定区域内的经济、社会、文化等领域现状与发展情况进行深度分析和预测，涉及省级行政区、城市群、城市、农村等不同维度，研究层级至县及县以下行政区，为学者研究地方经济社会宏观态势、经验模式、发展案例提供支撑，为地方政府决策提供参考。

中国文化传媒数据库（下设 18 个专题子库）

　　内容覆盖文化产业、新闻传播、电影娱乐、文学艺术、群众文化、图书情报等 18 个重点研究领域，聚焦文化传媒领域发展前沿、热点话题、行业实践，服务用户的教学科研、文化投资、企业规划等需要。

世界经济与国际关系数据库（下设 6 个专题子库）

　　整合世界经济、国际政治、世界文化与科技、全球性问题、国际组织与国际法、区域研究 6 大领域研究成果，对世界经济形势、国际形势进行连续性深度分析，对年度热点问题进行专题解读，为研判全球发展趋势提供事实和数据支持。

法律声明

"皮书系列"（含蓝皮书、绿皮书、黄皮书）之品牌由社会科学文献出版社最早使用并持续至今，现已被中国图书行业所熟知。"皮书系列"的相关商标已在国家商标管理部门商标局注册，包括但不限于 LOGO（▧）、皮书、Pishu、经济蓝皮书、社会蓝皮书等。"皮书系列"图书的注册商标专用权及封面设计、版式设计的著作权均为社会科学文献出版社所有。未经社会科学文献出版社书面授权许可，任何使用与"皮书系列"图书注册商标、封面设计、版式设计相同或者近似的文字、图形或其组合的行为均系侵权行为。

经作者授权，本书的专有出版权及信息网络传播权等为社会科学文献出版社享有。未经社会科学文献出版社书面授权许可，任何就本书内容的复制、发行或以数字形式进行网络传播的行为均系侵权行为。

社会科学文献出版社将通过法律途径追究上述侵权行为的法律责任，维护自身合法权益。

欢迎社会各界人士对侵犯社会科学文献出版社上述权利的侵权行为进行举报。电话：010-59367121，电子邮箱：fawubu@ssap.cn。

社会科学文献出版社